中原历代中医药名家文库

现当代卷

崔公让

主　审◎崔公让

主　编◎崔炎　张榜

总　主　审◎毛德西

总　主　编◎郑玉玲　朱光

副总主编◎禄保平

河南科学技术出版社

·郑州·

**图书在版编目（CIP）数据**

中原历代中医药名家文库. 现当代卷. 崔公让 / 崔
炎，张榜主编. -- 郑州 : 河南科学技术出版社，
2024. 12. ISBN 978-7-5725-1819-5

Ⅰ. R249

中国国家版本馆CIP数据核字第2024XW1067号

---

出版发行：河南科学技术出版社

地址：郑州市郑东新区祥盛街27号　邮编：450016

电话：（0371）65788613　　　65788629

网址：www.hnstp.cn

策划编辑：马艳茹

责任编辑：杨　莉

责任校对：董静云

整体设计：张　伟

责任印制：徐海东

印　　刷：河南瑞之光印刷股份有限公司

经　　销：全国新华书店

开　　本：787 mm×1 092 mm　1/16　印张：19　字数：320千字

版　　次：2024年12月第1版　　2024年12月第1次印刷

定　　价：98.00元

---

中原历代中医药名家文库·现当代卷

总　主　审　毛德西

总　主　编　郑玉玲　朱　光

副总主编　禄保平

中原历代中医药名家文库·现当代卷

崔公让

主　审　崔公让

主　编　崔炎　张榜

副主编　曹建春　吴建萍　崔涵　李桓
　　　　孙莎莎　刘阳　王永志

中原大医

惠济百姓

九二三更 季振华

## 崔公让教授简介

崔公让（1938—），男，汉族，河南郾城人。河南中医药大学第一附属医院主任医师，教授，硕士生导师。出身于中医世家，1962年毕业于河南中医学院，师承张望之、司万青等中原名医。首届"全国名中医"，第二、四批全国老中医药专家学术经验继承工作指导老师。曾获得"河南省先进工作者"、郑州市"五一劳动奖章"等荣誉，1992年起享受国务院政府特殊津贴，2008年获"河南省中医事业终身成就奖"。

历任中国中西医结合学会周围血管疾病专业委员会主任委员，中华中医药学会外科专业委员会顾问，中华中医药学会脉管专业委员会副主任委员，河南省中医外科学会名誉会长，河南省中西医结合学会周围血管疾病分会顾问，《中国中西医结合外科杂志》编委会副主任，《世界中医药》杂志编委会顾问，河南省文史馆馆员，河南省政协委员等。

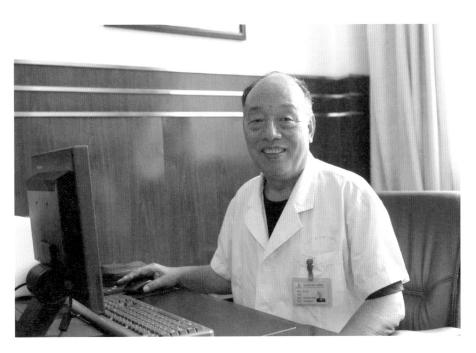

崔公让教授

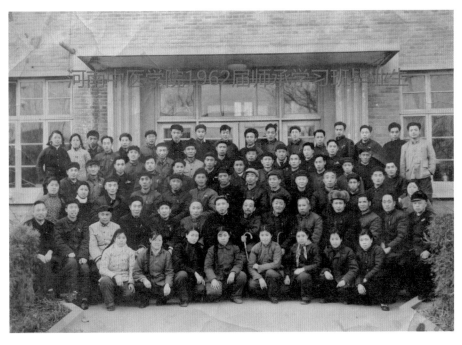

1962年毕业于河南中医学院学徒班（最后一排右七）

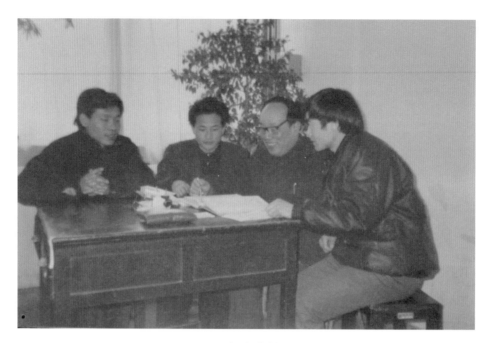

1985年临床带教

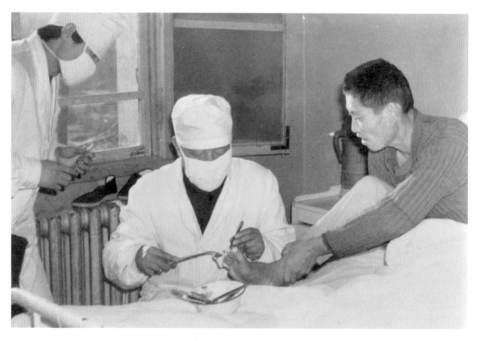

20世纪80年代给脱疽患者外科换药

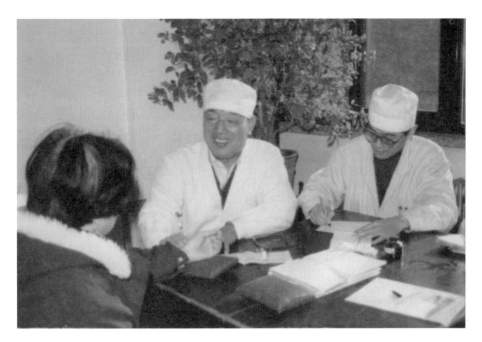

20世纪90年代门诊带教诊病

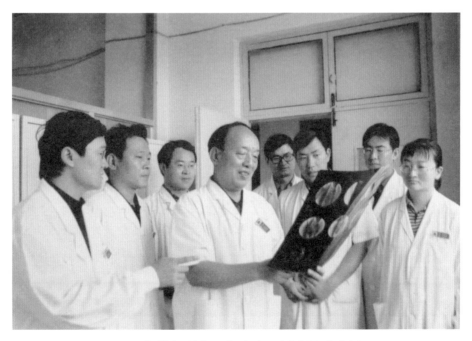

1995年带领科室医师查房，讨论疑难病例

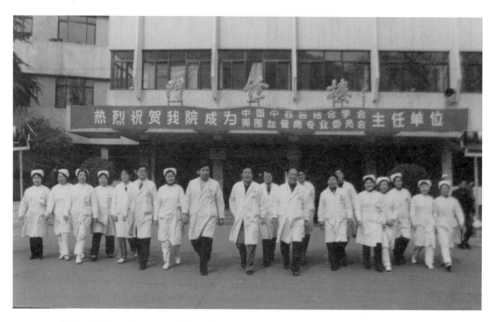

1999年担任中国中西医结合学会周围血管疾病专业委员会第五届主任委员

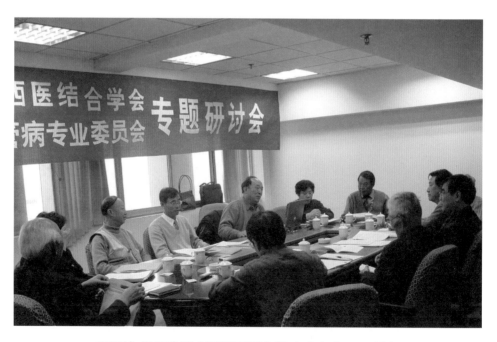

2003年组织我国中西医周围血管疾病专家召开制定

国内第一个《糖尿病肢动脉血管体闭塞性》诊疗标准

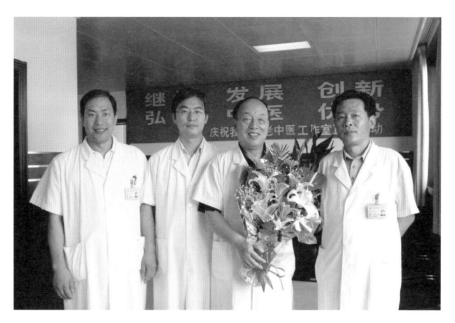

2008年成立崔公让名医工作室

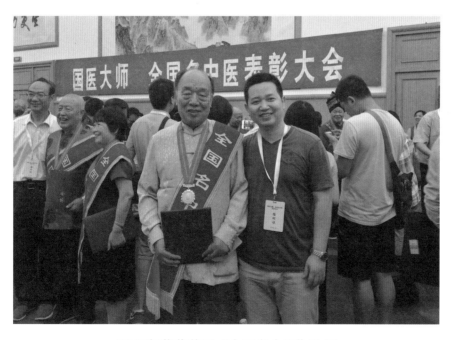

2017年荣获首届"全国名中医"称号

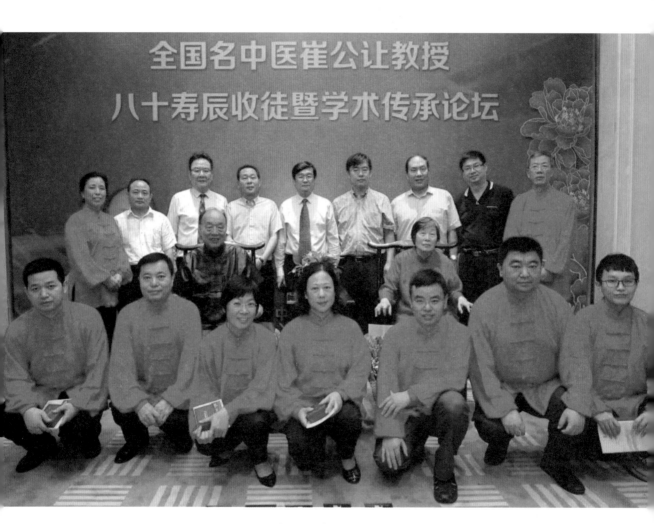

2017年八十寿辰收徒时师徒合影

中医药学历史悠久，源远流长，涌现出灿若繁星的医药学家。正是由于他们的辛勤耕耘与绵延传承，才使得中医药学在世界医学体系中独树一帜，影响寰宇并造福人类。

河南地处中原，人杰地灵，是中华民族优秀文化的重要发祥地之一，自古及今医药大家更是层出不穷。诞生于河南南阳的张仲景，被后世尊崇为"医圣"，以其巨著《伤寒杂病论》及其独特的辨证论治思维，深远地影响着中医学的传承与发展，至今仍然在指导着中医理论研究与临床实践。其后，河南历代名医名著辈出，比较著名的如褚澄的《褚氏遗书》、王怀隐的《太平圣惠方》、郭雍的《伤寒补亡论》、张子和的《儒门事亲》、滑寿的《十四经发挥》、李濂的《医史》、景日昣的《嵩崖尊生书》、吴其濬的《植物名实图考》、杨栗山的《伤寒瘟疫条辨》等，对中医药学的发展和提高，发挥了承前启后的推动作用，产生过重要影响。

中华人民共和国成立以后，河南的中医药事业又得到了长足的发展，在业内占有较重要的地位。著名中医学家李振华是第一批国医大师，我与他交好多年，深知他理论功底深厚，临床经验丰富，治学严谨，桃李遍天下，他对河南中医药学的教育、科研、临床工作，做出了非凡贡献；还有石冠卿、吕承全、赵清理、邵经明、杨毓书等，都是闻名全国的中医药学家。

中医药这一伟大宝库有三个组成部分：浩如烟海的典籍，名老中医的经验，民间的验方绝技。其中名老中医的经验是最接近临床实践的，是理论与实践相结合的典范，也是我们亟待传承的中医精华。而随着时间的流逝，名老中医越来越少，中青年能用中医思维去认识疾病、防治疾病的也越来越少。所以现在的问题是抓紧将这些名老中医的经验继承下来，学习他们的学术思想，学习他们的临床经验，学习他们的医德医风。这是时代的需要，是发展中医的需要，是培养年轻一代名中医的必由之路。

我过去曾讲过要做一名"铁杆中医"，有人对此产生误解，认为这是"保皇党"、保守派。我所说的"铁杆中医"，就是要立足自身，坚信中医，坚守中医，同时要做好中医与现代尖端科学的结合。中医本身就是尖端科学，两个尖端科学结合，那就是更好的医学。中医药在治疗SARS中的作为、国医大师王绵之教授对航天员的养生调护及特效药应用，不是很能说明一些问题吗？我所说的"铁杆中医"，不是不学习科学，而是要站在现代科技的尖端层面，这样结合，中医就会发展。我们应该相信，只要特色不丢、优势常在、传承不息，中医药必将为呵护人类健康再立新功。

要学习好中医，就要从经典入手，因为经典是中医学之根，是后世各家学说之源头，必须下一番功夫才能学好。"不经一番寒彻骨，哪得梅花扑鼻香！"而要学习好经典，还必须注重临床实践。老百姓之所以对中医信赖，是因为中医疗效是肯定的，是经过几千年临床实践所证明了的。临床实践是中医的生命线，离开临床实践，就无从证明中医理论的正确性。中医学的方法论，是完全符合唯物辩证法的实践论、符合哲学的系统论的。

十年树木，百年树人。要发展中医，就要抓紧抢救老中医学术经验，许多老中医带徒、办名医传承班，这是很好的传承方法。抓紧时间整理老中医的经验，上对得起祖宗，下对得起百姓，这不但是对中医学术发展的贡献，也是对人类健康事业的积极奉献。希望更多的名老中医毫无保留地将自己的学术经验撰写出来，传承下去；也希望更多的中青年学子虚心地、踊跃地加入师承的队伍，使岐黄之术薪火相传，不断发扬，更好地为全人类的健康服务！

说起来，我在河南有两位祖宗，一位是医圣张仲景，算是我们中医人的共同祖宗；一位是邓氏的祖宗，邓氏祖地在河南邓县（现邓州市），从中原南迁广东珠玑巷，我是第25代，500年前我们是一家。所以我对河南有一种自然的亲切之感，对河南中医更是有着特别的关注之情。

今闻河南同仁计划编纂《中原历代中医药名家文库·现当代卷》，我非常高兴，这不但是河南中医界的盛事，也是我们国家中医界的盛事。这部巨著，是为名老中医学术经验的传承做了一件大好事，值得庆贺。在其出版之际，聊述几句，以表一位期颐老者的意愿心境。

是为序！

国医大师
2017年11月

# 前　言

中华医药，肇之人祖，岐黄问对，仲景垂法。

中原大地，是中华灿烂文化的重要发祥地，也是中医药文化的发源地、医圣的诞生地。在这片沃土上，有两部著作名垂青史，流传千古。一部是《黄帝内经》，它是中医学第一部经典大作，为中医学的传播与发展奠定了理论基础。其具体编著者虽无可考，但与中华民族的先人——黄帝是密不可分的。书中采用黄帝与大臣岐伯等对话的方式，对人类生命科学进行了详尽而科学的讲述。而黄帝出生于河南新郑，他的智慧使得中医药学跻身于世界医学之林。另一部是《伤寒杂病论》，该书创立了中医基本理论与临床实践相结合的辨证论治体系，为中医临床学科的发展开辟了无限法门。其作者是东汉时期河南南阳人士张仲景，他的治学态度是尊重先人，尊重实践，独立思考，敢于创新，用他的话说就是"勤求古训，博采众方……并凭脉辨证"。书成之后被奉为中医经典之作，张仲景则被后世尊为"医圣"，为人们所景仰。

继"医圣"张仲景之后，中原大地以其悠久的历史及丰厚的文化底蕴，为中医药事业的继承与发展做出了卓越贡献。当我们站在黄河岸边回溯历史的时候，历代名医包括他们的名著犹如灿烂的星光闪烁在我们面前。比较著名的如南朝时期的褚澄与其《褚氏遗书》，隋代甄权与其《针经钞》，唐代孟诜与其《食疗本草》，宋代王怀隐与其《太平圣惠方》，金代张子和与其《儒门事亲》，元代滑寿与其《十四经发挥》，明代李濂与其《医史》，清代杨栗山与其《伤寒瘟疫条辨》、吴其濬与其《植物名实图考》等，还有近代陈其昌与其《寒温穷源》、陈青云与其《痘疹条辨》、刘鸿恩与其《医门八法》、龙之章与其《蠢子医》等，他们为河南乃至全国中医药事业的发展与提高做出了不可磨灭的贡献。

中华人民共和国成立以后，河南中医药事业得到了长足的发展。随着河南中医药大学（原河南中医学院）及各级中医院的先后建立，一大批名家出现在教学与临床岗位上，他们为河南中医药的教育、医疗和科学技术的发展，倾尽心血，可谓"鞠躬尽瘁，死而后已"。他们中的杰出代表有国医大师李振华，国家级名医石冠卿、赵清理、杨毓书、高体三、吕承全、邵经明、武明钦、郭维淮、乔保钧等。他们秉承张仲景、孙思邈"大医精诚"之旨，怀仁心仁术，志存高远；为人民服务，任劳任怨；教年轻学子，挑灯备课；为患者除恙，废寝忘食；他们学术渊博，通晓经典，经验丰富，技术精湛；他们在百姓心中，犹如华佗再世，高山景行。他们教书育人，桃李满天下，我们为有这样的先辈、老师，感到骄傲、自豪。

时光荏苒，岁月飞逝。一批老前辈已经驾鹤西去，健在的专家、学者多已垂垂老矣。如何将他们的学术思想与临床经验记载于史，传给后人，将是摆在我们面前的迫切任务。我们要以抢救"国宝"的紧迫感去承担这项任务，以敬畏的心态去承担、去做这件事。初步统计，急需整理的全省著名专家有近百名，我们将分批整理，全部出版问世需五六年时间。这次整理工作必须以严谨的科学态度，精细的工作程序，一丝不苟地去设计，去编撰。要坚持"信、达、雅"的写作态度，做到内容准确可信，行文畅达通顺，词语得体文雅。而要做到这一点，认真是第一位的。正如中医大家岳美中先生在《名老中医之路》第二辑"序"中说，对于编辑老中医经验这样的书，要有"手里如同捏着一团火"的责任心，看准了的事就要做到底，做出成果来，精心设计，虚心征求，细心组织。

对于本丛书的学术与临床价值，我们总编委员会在召开第一次会议的时候，就有所评议。这种评议是从20世纪80年代出版的《名老中医之路》谈起的。当时中医宿老吕炳奎在该书"序"中写道，"这有利于鼓励广大青壮年中医师进一步下苦功深入研究和精通中医药学，有助于当今一代名中医的成长，而这正是青壮年同道们应当努力的方向"。该书"编者的话"中谈到，这样的书有利于一代新名医的成长，有利于改善中医教育工作，有利于中医学术"与时俱进"地发展。反复阅读老前辈的话语，如同当面教诲，沁人心脾。本丛书虽然只是记载河南省现当代名医的经验，但它的影响会波及全国，甚至于海外。这对于传承中医、培养中青年中医名家，是教科书，是经验书，是师承必读之书，必将在河南中医药事业发展史上留下浓墨重彩的一笔。

对于本丛书的编写与出版，还有一位老人在默默地关心着，他就是为这套丛书作序的国医大师、年高一百零一岁的邓铁涛教授。丁酉初秋，在总主编郑玉玲教授的带领下，我们一行四人南下羊城，专程拜访了邓老。当天上午10时许，邓老在其子邓中光教授的搀扶下，高兴地在客厅接见了我们。只见邓老红光拂面，精神矍铄，在我们问候邓老之后，邓老开口道："丛书进程如何？"又问道，"何时可以出版？""希望这套丛书能走向全国！"邓老的关心使我们非常感动。回郑后，总编委员会及时召开了会议，对邓老的关怀做了传达。并表示，不辜负老前辈的关心与期望，希望尽快能让邓老看到这套由他作序的丛书。

在此，谨对邓老表示诚挚的谢意！并遥祝邓老椿龄无尽，福寿康宁！

同时，对河南中医界的老前辈，关心中医药事业发展的老领导，关心、参与丛书编著、出版的同仁，表示衷心的感谢！

《中原历代中医药名家文库·现当代卷》总编委员会

2017年国庆

# 目 录

第一章

# 医家传略

崔公让，男，汉族，1938年出生于河南省郾城县。幼年丧父，青少年时期，随母亲辨识中草药，学习中医基础理论知识，对中医产生了浓厚兴趣。中学期间，受生活所迫两次辍学。17岁参加工作，担任小学教师，闲暇之余勤读古籍。1959年考入河南中医学院学徒班，上午跟师临床，下午系统学习中医理论知识，夜间苦读中医经典，同时坚持每天早晨到省业余文学班进修古典文学。期间得到中原名医张望之、司万青先生亲授，尽得真传。1962年毕业后留在河南中医学院附属医院从事中医外科工作，开始接诊脉管炎患者。1963年受医院委派，先后前往天津市血液病研究所、河北沧州地区人民医院、山东中医学院附属医院中医外科参观学习。1965年，受河南省卫生厅中医处委派，赴南阳市邓县（今邓州市）跟随中医扶阳派名家周连三先生学习并总结其临床经验。1972年，开设河南省首家周围血管病专科，担任科室主任，同年参加国家卫生部在济南举办的血栓闭塞性脉管炎学习班。1973年，在河南省卫生厅支持下主办河南省首届"脉管炎诊疗学习班"，并担任主讲。1978年晋升为主治医师，同年受邀参加在济南市召开的周围血管疾病学术交流会，结识国内中西医界血管外科领军人物王嘉桔教授、王书桂教授、尚德俊教授，通过交流学习，受益匪浅。1981年参加中国中西医结合学会在西安举办的周围血管疾病专业委员会筹备会，当选为第一届委员。1986年晋升为副主任医师，1992年晋升为主任医师。1998年退休，后被原单位返聘，担任周围血管病科名誉主任，工作至今。1999—2009年，担任中国中西医结合学会周围血管疾病专业委员会主任委员，主持全国周围血管疾病防治工作。

1993年10月，因其为我国高等教育事业做出突出贡献而受国务院表彰并享受政府特殊津贴；1996年1月被河南省人民政府聘为"河南省文史研究馆馆员"；1997年12月获得河南省人事厅、卫生厅、中医管理局颁发的"河南省中医工作先进工作者"荣誉证书；1999年2月获郑州市总工会"职业道德建设十佳职工"称号、五一劳动奖章；2000年12月获人事部、卫生部、国家中医药管理局颁发的第二批全国老中医药专家学术经验继承工作指导老师贡献证书；2003年8月获得河南省中医管理局颁发的继承型高级中医人才指导老师突出贡献证书；2008年6月获得河南省卫生厅、中医管理局颁发的"河南中医事业终身成就奖"；2009年11月获中华中医药学会授予的"全国先进名医工作室"称号；2008年，在河南中医学院第一附属医院成立"崔公让名医工作室"，2010年，"崔公让名医工作室"被国家中医药管理局确定为首批全国名老中医药专家传承工作室；2012年9月获人力资源和社会保障部学位委员会、教育部、卫生部、国家中医药管理局颁发的第四批全国老中医药专家学术经验继承工作指导老师贡献证书；2017年6月，获人力资源和社会保障部、国家卫生和计划生育委员会、国家中医药管理局颁发的首届"全国名中医"荣誉证书。

崔师曾历任中国中西医结合学会学术部第五届、第六届理事，中国中西医结合学会周围血管疾病专业委员会第五、六届主任委员，第七、八届名誉主任委员，中华中医药学会外科分会顾问，中华中医药学会脉管专业委员会副主任委员，河南中医外科学会名誉会长，河南省中西医结合学会周围血管疾病分会顾问，《中国中西医结合外科杂志》编辑部副主任，《世界中医药》杂志编辑委员会顾问，河南中医药大学第一附属医院学术委员会委员，洛阳市第一中医院特聘专家，仲景学院国医讲师，寻医问药网医学专家顾问，河南省卫生技术人员中医专业高级职务评审委员，郑州市干部保健特聘专家，河南省政协第八届委员，郑州市金水区第七、八届人大代表，河南省文史研究馆馆员等。

# 一、幼承家学，立志岐黄

1938年，正值中华民族最苦难的年代。崔师于此年农历九月二十五日出生于郾城县一个偏僻的农村，自幼丧父，靠母亲开的一家小药铺和祖父、叔父种田务农的接济维持生计。

村庄虽小，但传统文化底蕴深厚，曾于晚清时期出过文、武举人各三人，崔师的曾祖父即是当时的文举人之一。祖父崔荣身精通阴阳之术，对中华传统文化深有研究。至民国初期，家道逐渐没落，父亲崔岐山、叔父崔俊卿应征入伍，参加抗日战争。崔师幼时常听祖父讲故事，如《孔融让梨》《孟母三迁》等，接受传统文化思想熏陶。崔师记忆最深的是如何做人做事的家训，如其祖父所言："人的一生，可以不识钱过日子，但不识人是寸步难行的。""人求学问，应该像农民种庄稼一样，越能精耕细作，庄稼越能根深叶茂。"这些让他自小懂得做人、求知之道。

崔师的母亲黄丽卿，出生在中医眼科世家。其曾祖父黄福兴，郾城人，曾在郑县（今郑州市）前街行医，以治疗眼科病为主，所配制的"珍珠清凉散""朱砂拨云散""珊瑚紫金膏"治疗眼疾，效果颇佳，后开设"舍和堂"医馆，誉满城乡，人称"黄家眼药"，在《郾城县志》《郑州管城地方志》均有记载。其祖父黄延庆是当地有名的儒医，黄氏自幼随其学习医理及治疗眼疾的理法方药。新中国成立前，黄氏在郾城开一中药铺维持生计，同时配制黄家眼药，治病救人，惠及乡邻。黄氏具有传统东方女性善良、节俭的美德，同时为人谦和，视患者如亲人；一生坎坷多艰，做事勤勉，任劳任怨。这些都对年幼的崔师产生了很深的影响，尤其是其"不争""谦让"的美德，使崔师受益终身。

新中国成立前后，由于多年战乱，经济萧条，社会生产力落后，卫生医疗条件差，尤其是农村缺医少药，农民看病更是困难，加上瘟疫流行，穷人一旦病倒，没有钱治病吃药，死亡率很高。青少年时期的崔师，常常跟随母亲在小药铺里给患病的乡亲抓药，抄写处方，耳濡目染，慢慢地了解到不少中药的性味和功用，并且产生了浓厚的兴趣。母亲见他勤快且善于学习，就于闲暇之时教他一些中医基础理论知识，让他逐渐背诵一些入门医籍，如《医学三字经》《药性赋》《汤头歌诀》等，逐渐帮他打下了中医学的基础。自初中起，寒暑假期，崔师便跟随母亲侍诊抄方，学习临床辨证技巧，夜间炮制中药，学习水飞法研磨配制眼药。自幼生活在社会底层的崔师，在饱尝人间疾苦后暗暗下定决心学好祖国医学，要像母亲一样治病救人，悬壶济世，"不为良相，便为良医"。

然而，崔师的学医之路却充满坎坷。当时，母亲一人打理小药铺维持生计，虽是医术精湛，在当地颇有名气，来诊的患者络绎不绝，但善良的母亲仅收取微薄的医药费，遇到贫穷的患病乡亲，往往赠药相助，小药铺也因此难以维持，生活逐渐拮据。作为家中长子，崔师不忍母亲常年劳累，在读完初中后，就主动辍学务工，恰逢空军征召，顺利通过体检，后却因社会关系问题而与之失之交臂。当时年仅17岁的他，被郾城县人事局分配到十五里店小学担任语文教师。一年后国家实行第二次工资改革，家里稍有节余，母亲便规劝他继续求学。但好景不长，1958年，刚读完高二的他再次辍学，后经高中师长推荐，远离家乡赴省会郑州市发展，在清真寺小学担任语文老师、班主任。眼看着自己离当初学医济世的理想渐行渐远，崔师每每于夜深人静时心中阵阵苦痛。

1959年7月的一天，崔师至今记忆犹新，正是因为这一天改变了他一生的命运。这一天，同事在闲聊中得知他出身中医世家，便提醒道："咱们学校后面的中医学院正招生呢，听说有学徒班，可以边学习边上班，你怎么不去报名啊？"

当他得知这个振奋人心的消息后，马上让同事帮忙带路过去报名。当天上午，填写完报名表后又背诵了几篇"汤头歌诀""伤寒条例"，几位中医老师一致认为他中医基础扎实，可以录取。得到录取消息的崔师，兴奋得差点蹦起来，但一想到家里的拮据，忙向领导追问："我可不可以选择上师承班，这样可以接济家里。"领导告诉他："可以，师承班每个月有30元钱的生活补贴，比你小学教师工资仅少0.5元，你就安心学习吧。"就这样，崔师成了河南中医学院第一批师承班学员，顺利地迈入梦想中的高等中医院校殿堂。

# 二、勤求博学，中西汇通

上学期间，崔师深知机会来之不易，因此学习如饥似渴。当时师承班的教学模式是上午跟师侍诊，问诊、把脉、抄方，下午学习中医基础理论、中药学等内容。他上课时专心听讲，认真做好笔记，侍诊时善于理论联系实际，活学活用，对于不懂的地方，勤向师长请教。还常利用课余时间苦读医书，潜心研究岐黄之术，对中医四大经典，反复研读、吟诵，重要内容烂熟于胸，打下了坚实的中医诊疗基本功。崔师在后来教育研究生时，常回忆说："正是这样的勤学苦读，才能加深对中医经典的理解，才能在以后的工作中转化为有源之活水，灵活应用于临床，受益终身。"除了夯实理论基础，崔师还向医院内其他老师借阅书籍来充实提高自己，如《脾胃论》《儒门事亲》《丹溪心法》《外科正宗》《血证论》《医林改错》《傅青主女科》《小儿药证直诀》《医学衷中参西录》等著作，勤读精思，师事百家，博采历代医家之精华。随着知识的不断丰富，他的视野越来越开阔，这为他后来的学术创新奠定了坚实的基础。

崔师告诫弟子，读书要有自己的方法，中医古籍众多，穷尽一生也难以读尽，因而读书要带有针对性，而不能漫无目的。同时，读书的关键在于"悟"，将书本内容、他人经验进行"沤化"，变为自己真正的知识。崔师的读书方法是"以经典为纲，广猎外科、杂病"，经典为各家立说之本，必须细读、精读，再带有目的性地去读专业性的各家医典。崔师坦言，欲从事中医外科，《外科正宗》《外科证治全生集》《疡科心得集》《赵炳南临床经验集》是必读书籍，《血证论》《医林改错》《医学衷中参西录》是他的最爱。

大学期间他刻苦学习，各科成绩优异，同时还经常参加学校里的各项活动，常获得学校老师的表扬。他生活上勤俭节约，工作上勤恳踏实，热心帮助同学们解决困难，深受大家的拥戴，虽然在班上年纪不大，但被同学们亲切地称为"老崔"。毕业后顺利被推荐在河南中医学院附属医院从事中医外科工作。参加工作后，临床实践让崔师更加体会到学习先进知识的重要性，每个月微薄的工资，先扣除伙食费，剩下的都用来购买名家医案和专业前沿书籍。

1962年临近年末的一个下午，寒风凛冽，崔师正准备下班的时候门诊来了一位特殊的患者。患者姓王，20多岁，男性，是一名小学教师，双下肢发凉疼痛，足趾端发黑坏死，病情十分严重。崔师接诊后详询病史，根据临床症状诊断其为中医的"脱疽"病，但当时他对于这种病的认识仅限于书中"发于足趾，名脱疽，其状赤黑，死不治"，治疗更是毫无经验可借鉴。患者自述因病已走遍全国多个省市，中医、西医均治过，但均没有改善。患者所提到的"脉管炎"这一西医名词对于当时的崔师来说也十分陌生。当时对这样的疑难病症，崔师也不是很有信心，本想婉言拒绝，可患者说了一句话："崔大夫，请你以革命的名义替我们这些患者想想办法吧！"在那个激情澎湃的时代，这句话激起了他心中的波澜。崔师接受了该患者的请求，自此昼夜查阅资料，跑遍当时郑州市的所有图书馆。他一面学习、思考、探索，一面大胆尝试给患者采用中医药治疗，并亲自熬制汤药、给伤口换药。最后经过一个月的精心治疗，患者的疼痛明显缓解，伤口逐渐愈合，肢体缺血情况得到很大的改善。后来该患者康复后，又推荐了全国各地的十几位"脉管炎"病友前来就诊。崔师按照初步的诊治经验对这些患者进行治疗，均取得了较好的疗效。这件事引起了整个医院、学院的重视，主管中医的河南省卫生厅领导考察后，特令河南中医学院附属医院设立"脉管炎专科"，并设病床5张。自此，河南省首家"周围血管科"的前身"脉管炎专科"成立。

崔师在以后的查阅资料过程中，逐渐认识到西医在某些疾病诊疗方面的系统性、先进性，感到自己在临床解剖、病理生理等方面知识的局限，他下定决心"要做一名懂西医的中医大夫，像偶像张锡纯先生一样衷中参西地诊治疾病"。

1963年，崔师听说河南省卫生厅要办一个西医学习班，即"河南省职工业余医大"，以夜校的形式培养一批医学专科生，这对迫切希望了解西医知识的他来讲真是喜出望外。他在打听到教学地点后，就每天下班早早地到教室后排听课，认真记笔记。西医老师的讲解，大大丰富了他的西医知识。后来当授课老师发现这个"外来生"后，对他说："同志，这里是大学医学专科班，是不许外来人随便进出的。"并劝他离开，急得崔师赶紧求情："我是省中医院的一名中医大夫，想学西医知识来丰富临床，更好地救治患者。我愿自交学费来旁听，请您留下我吧。"就这样，他白天查房、手术，夜间上夜校学习西医理论，风雨无阻。4年间，崔师学完了西医的解剖、病理、生理、生化、药理、诊断、免疫等课程，打牢了现代医学基础。待到学习西医临床课时，因"文化大革命"的开始而中断，但这段学习经历，为他以后坚定走中西医结合之路铺平了道路，影响深远。

1965年，崔师受河南省卫生厅中医处委派到河南邓县中医院跟随扶阳派代表周连三先生学习并总结临床经验，后来又按照医院安排到天津市血液病研究所、河北沧州地区人民医院脉管炎科、山东中医学院附属医院中医外科等有治疗脉管炎经验的单位参观学习。通过学习，不仅掌握了国内先进的诊疗手段，更坚定了他走中西医结合道路从事周围血管疾病诊疗的信念。1976年，崔师撰写的《中西医结合治疗血栓闭塞性脉管炎71例临床观察》一文发表，报道中显著的临床疗效在当时国内引起了广泛的影响。

1981年12月，崔师与国内著名专家冯友贤、顾亚夫、王嘉桔、尚德俊、奚九一等教授在西安一起筹备成立了中国中西医结合学会周围血管疾病专业委员会，并被推选为委员。至此，国内首个周围血管、血管外科学术团体成立，实现了该专业领域内的中西医学术交流。1989年在济南学术交流会上，当时几位国内的权威人士如王嘉桔、王树桂等教授谈及5-羟色胺对外周动脉血管疾病的影响等医学前沿问题，各抒己见，气氛非常热烈，当时崔师作为一名中医在旁聆听。当别人发言后，崔师被教授们点名站起来说两句。崔师从分子生物学观点出发，将国外关于腺嘌呤单核苷酸与腺嘌呤鸟核苷酸对5-羟色胺的最新研究，加上自己的理解一一阐述，令在场的专家们备感意外，又无比敬佩。这次精彩的发言归功于崔师平日的孜孜不倦、勤学苦读，他的博学和严谨的态度，使同仁们加深了对他的认识，也促进了他在专业学术领域内的快速成长。

谈起中西医结合，崔师感触颇深，在这条道路上，他是走在时代前列的践行者。崔师认为中西医由于各自的地域背景、文化的不同，两者有着极大的差异。中医属传统医学，世界卫生组织在第八次会议上将传统医学定义为："是现代医学传播与发展以前就已存在几百年的有生命的医学实践，而且至今还在应用。这些实践由于各国社会传统和文化不同存在着很大差异。中医属世界传统医学中最为丰富的传统医学。"西医是自然科学和社会科学相结合的结晶，由于其借助现代科学，所以发展异常迅速，属当今世界的主流医学。这两种医学在思维方法、研究对象、研究内容、观察方法诸方面有着极大的差异，所以将两者融为一体是较困难的事情。中医是经验医学，产生于经验医学的时代，西医现已发展到实验医学时代；中医的思维方式是自然哲学模式，西医是生物医学模式；中医研究方法为观察法、直接领悟法、取类比象法，西医的研究方法为试验与分析；中医特别注重天人合一、心理因素、诊疗的个体化，西医特别强调局部的微观变化。在周围血管疾病诊疗的临床工作中，两种医学均不可偏废，可以形成一个既对立又统一的整体。

在诊疗疾病中，崔师强调中医、西医各有优点，衷中参西，合理搭配。如中医强调"通则不痛，痛则不通"，肢体动脉栓塞或闭塞及静脉血栓患者，疼痛的病因是"不通"。解决这个问题的方法是"通"。"通"的方法可以采用中药活血化瘀，也可采用现代医学的方法如导管取栓术、血管旁路术等。按照崔师的观点，现代医学的治法也符合中医"通则不痛"的治疗原则。在急症时，中医的宏观治疗必须与西医的微观处理有机结合。如急性动脉栓塞发病急，病情变化快，延误诊疗时间，即可造成不可逆转的肢体坏疽。所以在治疗这类疾病时，西医的手术和介入是快捷的治疗方法。在临床实践中，崔师特别强调，应以患者为本，衷中参西，不可拘泥于一方。

通过多年的临床，崔师逐步形成了自己独特的中西医结合诊疗思想：中西医结合治疗周围血管疾病，必须以中医基本理论为指导原则，以中医辨证为基础。在规范中医证型的基础上，将中医中药的研究，逐渐提高到分子生物学水平及基因证型水平。由于周围血管病病程长，并发症多，在治疗过程中，也不排除某个阶段的西医介入，但需将西医的治疗规范化。在中医宏观调控的基础上，结合现代医学的微观处理，如血管外科手术的介入治疗、血管旁路、血管腔内外科等，最好是将两者的治疗方法融为一体。在内治的基础上，充分发挥中医外治疗法的优势，进行内治与外治相结合、中医与西医相结合、临床治疗与康复相结合的整体治疗。

1997年，崔师撰写的《中西医结合防治周围血管疾病工作设想》发表于《中国中西医结合外科杂志》。文中肯定了中西医结合在周围血管疾病防治工作中的重要性和取得的突出成果，并展望了发展前景和将面临的困难，以及设想的解决方法，获得国内专家们的赞同。2001年又先后发表《中西医结合动脉硬化闭塞症今后研究方向与思路》《中西医结合周围血管疾病研究思路与方向》《动脉硬化闭塞症中西医结合治疗的必然性与可行性》系列文章，为当时国内对周围血管、血管外科疾病的防治指明了方向。

有一次，在崔师主持的全国中西医结合治疗周围血管病专业学术研讨会上，谈到中医与西医该怎样做到有机结合的话题时，崔师会心一笑，引用元代管道升的《我侬词》道："'把一块泥，捻一个你，塑一个我。将咱两个，一齐打破，用水调和，再捻一个你，再塑一个我。'中西医结合，就要做到'我泥中有你，你泥中有我'。"顿时，会上的几百名全国各地的中医、西医专家一起鼓起掌来。

# 三、受益名师，勤于临床

要想成为一个精于临床的医生，就离不开名师的教诲。名师的教诲可以使人获得很多宝贵的间接经验，学会良好的治学方法、思维方式，少走弯路，进而缩短成才的路程。在行医从业的路上，崔师总是谦虚地向同仁们求教。"三人行，必有我师焉。"崔师常教导学生，"只要他人有一技之长，就值得我们学习。不仅要学习老师的临床经验、诊疗思维方法，更要学习老师为人处事的学问。"

在崔师的人生中，有许多这样的名师以身作则，对他影响很大。中学期间，崔师就读的河南省立郾中，早在新中国成立初期即闻名于河南省，是民国时期的一所国立中学。校园内聚集着当时许多名牌大学的优秀毕业生，他们饱读诗书，满腹经纶。当时，他最崇拜的一名老师是时任校长的周祖训先生。周先生是近现代著名的教育家，毕业于民国初期南京国立大学，人品端正，学风正派。周先生知识渊博，讲课深入浅出，常以启迪式教学引导学生思考。时任班主任的郭振乾，虽年轻但教学认真，治学严谨，对同学们的关心无微不至。这两位老师的教诲，让年轻的崔师树立了正确的人生观、世界观，形成了良好的学习习惯及谦和大方正直的处事风格。

大学期间，学院里的张望之、司万青老师是河南省著名的中医学家。张望之老师在医院从事眼科专业，教课程疗法一科，善于理论联系实践，深入浅出，课堂生动活泼。张师在临床上善用辨证疗法，每遇沉疴怪疾，运用经方治疗药到病除，并将诊治的奥妙之处毫无保留地口传心授。张师为人谦恭，行医严谨，在眼科成就斐然，创"眼病多郁"学说，临床治疗主张"开郁导滞"，善用活血化瘀药物加减。张师言传身教，对崔师启发很大，尤其对于崔师"治瘀贯穿周围血管病始末""疏肝解郁法治疗痛风"等学术思想的形成产生了深远的影响。司万青老师从事中医外科，老先生为人正直，医术精湛，尤在中医外用药配制上经验丰富、见解独到。当时医院提倡"以科室为家"，所有外用药物都是自己配制，崔师跟随他学习中医外用药物配制方法，司万青老师倾囊相授。通过中药配制过程，崔师熟练掌握了中医外用药的丸、散、膏、丹配制工艺，并亲自操作实践，至今在崔师身上尚可看到配制丹药试验时留下的瘢痕。在以后的工作中，崔师拟方自配"抗绿生肌散""仲景药霜""愈创速药霜"等外用药取得显著的临床疗效，这都与这段学习经历密不可分。这种宝贵的经历，对他们这一代中医外科医生来讲亦是为数不多。如今因多种原因，中医历代医家积累的外用药配制工艺也逐渐丢失，后继乏人，甚为可惜（有些迫于药物政策、法规问题无法生产研究，有些由于药源困难无法生产）。崔师多次在中华中医药学会学术会议上提出，中医外用药物品种越来越少，处于亟待抢救状态，如不积极地开发研究和应用，很可能会在不久的将来名存实亡，并呼吁国家的重视和支持。

1965年，初从事临床工作的崔师，受河南省卫生厅中医处委派，赴南阳市邓县跟随周连三老先生学习临床经验。周连三先生是河南省有名的扶阳派老中医，平生深研《黄帝内经》《难经》，对仲景著作极为推崇，对黄元御学说研究颇深。周连三先生认为："阳虚之证十之七八，阴虚之证十无二三。"平生喜用温剂，尤善用附子、干姜、肉桂。崔师跟随周老先生侍诊，白天诊治患者，抄写方药，晚上总结周老经验，好学善问。一个月的跟师学习，不仅抢救性地总结保存了周老的宝贵医案、临床经验，让崔师获益匪浅，还与周老的高徒唐祖宣结为一生的挚友。通过周老的言传身教，崔师继承其真武汤合理中汤加黄芪治疗脱疽的经验，拓宽了临床中医思辨方法。崔师在以后的治疗脱疽思路上，更加坚定温煦肾阳治疗脱疽的诊疗方法，灵活运用大剂量附子、肉桂，通常肉桂用至20g、制附子用至12g，且无须先煎。

对他影响颇深的同仁有王嘉桔、尚德俊、奚九一教授等人，崔师称他们"亦友亦师"。特别是王嘉桔教授，他治学严谨，敬业精神强，宽以待人，严于律己，是崔师的偶像。崔师在《我心目中的王嘉桔教授》一文中，称其"上善若水、厚德载物、学而不厌、老骥伏枥"。在崔师从事周围血管疾病的研究过程中，也常常遇到一些难题和疑惑，有时候思虑再三而拿不准主意，就与王嘉桔教授通过书信探讨，王嘉桔教授往往不辞劳苦，能帮他审视利弊，提出独到的建议。在崔师心目中，王嘉桔教授如师如兄，如今王教授年逾九秩，鲐背之年，但每年都有学术论文发表，几乎每次全国性会议他都有新的见解。30多年的风雨同行，王教授的身影如"东北的雪松"，从精神上、学术上，让他受益终身。尚德俊教授和奚九一教授都是我国首批"西学"中的学者，对学术研究勤思精研，执着追求。尚德俊教授做事严谨，踏实认真，一丝不苟；奚九一教授善于将西医的逻辑思维与中医的形象思维相结合，在诊病时将宏观辨证与微观辨病相结合。这些同仁都对崔师的中西医结合之路影响颇深。

在治学的道路上，崔师不仅善于向书本学习，还经常向他人学习。崔师年轻时候，在一次学术会议休息时间，和外省的一位专家闲聊，发现这位专家在结核病防治领域研究颇深。在探讨临床上的疑难杂症时，这位专家有独到的见解，并提出多种疑难病可能与结核病密切相关，而这一观点当时并不被同仁们重视。不过，他独到的学术见解引起了崔师的兴趣，为了学习结核病相关的并发症问题，崔师虚心请教。会议前后，崔师端茶倒水，软磨硬泡，并主动拿出自己临床经验中的"秘方"分享。就在会议结束，即将分别的那一刻，这位专家握着崔师的手说："崔主任，您求学好问的精神深深打动了我，我把待出版的书稿留给你，希望对你的临床有所帮助。"正是这种勤学好问的精神，使崔师在临床中从外科到内科、妇科、儿科，均积累了丰富的经验和许多药到病除的妙方。

"熟读王叔和，不如临证多。"学医之路没有捷径，也没有坦途，没有数十年的临床经验积累，终究难以有所建树。中医学既有丰富的系统理论，典籍浩如烟海，又是易学难精的临床经验医学，博大精深。师徒相传是名医成长的必由之路，但难免"心中了了，指下难明"。只有通过临床，理论联系实践，才能慢慢领悟、感受，真正有所认识、体会并掌握。崔师经常教导学生："学到的理论和知识，要在实践中不断验证、总结，才能成为自己的经验。"

崔师对王守仁的"心学"，尤其是"知行合一"观十分推崇。王守仁认为在知与行的关系上，强调要知，更要行，知中有行，行中有知。二者互为表里，不可分离。知必然要表现为行，不行则不能算真知。崔师认为"知"可来源于书本知识、社会承继、自己经验的积累，"行"则表现在临床实践上，不仅要践行"知"，更要以"行"促"知"。崔师常讲："但知不行，如空中画饼；但行不知，如水中浮萍。"

崔师勤于临床，时时刻刻站在临床的一线。他曾响应国家号召，到基层为人诊病。崔师每年多次主动下乡驻村，走遍了河南多数的贫困地区，边实践，边学习，在为广大患者解除疾病的同时，也积累了丰富的临床经验，练就了扎实的基本功。在积极探索应用中医药诊疗疾病的同时，逐渐成为当地的"名医"，常有十里八乡的患者慕名前来，崔师总是不辞劳苦，细致耐心地为广大农民患者施以针药。闲暇之时，他苦读经典医学书籍、记读书笔记，对四大经典及现代医学的发展做了深入的研究。十年时间，他写的读书笔记及卡片就有一大木箱之多。

1972年，崔师在河南省率先成立第一家周围血管疾病专科。1973年，应省卫生厅的邀请，崔师在河南省主办第一批"脉管炎诊疗学习班"，学员30多名，学期两周。课程由他一人主讲，他毫不保留地将自己积累的丰富临证经验传授给学员，使河南的脉管炎疾病防治工作走在国内的前列。1985年，崔师通过临床积累了大量的脱疽经验和病案，组织河南省内唐祖宣、李在明等专家编写《脱疽》一书，详细介绍了该病的病因病理、诊断、治疗、护理、临床验案；2000年，崔师和挚友谭鸿雁合编《动脉硬化闭塞症》一书，也是相关领域的前沿专著。崔师先后获得"郑州市职业道德建设十佳职工"称号、五一劳动奖章等荣誉。在崔师的带领下，科室也逐渐从小到大，发展为河南中医学院周围血管疾病研究所、河南省中医周围血管疾病诊疗中心、国家级重点临床专科。

如今崔师已退休返聘工作20年，年逾八十，但每周一、三、五上午的固定门诊，从不轻易停诊。有时候院内开会或者外出讲学，都要求时间安排尽量避开门诊时间。门诊的这半天，全国慕名而来的患者有四五十人，而崔师都要逐个仔细问诊、把脉，四诊合参，审明主症，切中肯綮，不厌其烦。临床中，崔师要求学生们多看多动手，知行合一，不仅要仔细观察，还要亲自动手查体触诊，并且言传身教。门诊常见的中医外科疾病以疮疡、皮肤病损居多，崔师每次总是亲自靠近观察溃疡的颜色、渗出、肉芽及上皮变化，并触摸皮损的温度、硬度、大小。崔师讲："不要以为外科疾病是'一眼病'，绝不是简单地看一眼而已。只有亲自查体，认真观察，才能掌握真实可靠的病情。溃疡面的每一次换药前后细微的变化，都能提示病情及预后。只有仔细观察和辨认，才能做到一眼认准。"他不顾年事已高,仍坚持工作在临床一线,工作勤勤恳恳、兢兢业业,常令年轻人自叹不如。

崔师在诊病过程中,四诊合参,必详询病史,细致查体。并告诫弟子们,医学关乎生命,必至精至微,要养成严谨、认真、细致、一丝不苟的素养。2011年,有位右下肢肿胀1周的患者慕名来诊,当地医院彩超影像显示:右下肢肌间静脉丛血栓。在当地住院按静脉血栓治疗,1周未有明确疗效。崔师详细询问病史,发现患者发病时正在田间劳作,忽然转身时小腿部像是被小砖头击中,传来一阵刺痛的感觉,接着很快就出现下肢肿胀疼痛,遂去医院检查,发现肌间静脉丛血栓。崔师问诊完后,让患者抬高右下肢,查体后用油笔标记,并拿出20mL的注射器针刺后抽吸,果然抽出来10mL多的暗红色瘀血,患者立诉肿胀疼痛减轻。最终证明病症是血肿,而非血栓。崔师告诉弟子们,临床上千万不要"眼高手低",一味盲目相信理化检查而忽略基本的体格检查。不单是血肿与血栓的鉴别,常见的扁平足引起的足部疼痛,也会出现类似动脉硬化闭塞症、腰椎间盘突出症、膝关节病等的症状,这个时候,除了详细的问诊,就需要让患者脱掉鞋子,认真检查下脚弓。看似简单,但这样的患者常被误诊。对此,崔老常叹:"不忽于细,必谨于微,方不失为良医。"

近几年,崔师在门诊察觉到颈肩腰腿痛的病患日渐增多,遂在"执两用中"理念的指导下,创造出"崔氏快速针灸镇痛"方法。该方法以中医气血、经络理论和人体解剖学为基础,确定循环系统、运动系统、神经系统等疾病在人体反应的"中点",并围绕"中点",在相对应一端,施以针刺手法治疗。如通过针灸手部穴位治疗颈肩腰腿痛,针感强,见效快,且无须留针。在2016年的河南省中医外科学会年会上,崔师登台示范,并邀请会场中患有颈肩腰腿痛的专家委员和十多名患者,一起学习体验。其中一名叫Tom的外国小伙,诉右下肢从臀部沿大腿后侧、小腿外侧疼痛多年,CT检查报告称腰椎间盘膨出,也曾到多家医院保守治疗,经针灸、推拿、艾灸等多种手段治疗均无明显好转。崔师当众示范,共取双侧手部各四个穴位,行独特的针刺疗法。前后不过10秒钟针灸完毕,患者来回行走十多米,兴奋地说:"哎呀,好了,太高兴了。"其余专家有诸症者纷纷要求亲身体验,效果也是立竿见影。其"执两用中"崔氏快速针灸镇痛法,经学会推荐,已逐步在全国推广应用。

退休前,崔师办公桌玻璃下常压着一段座右铭:"三年时光一度,回思胸中空无，幸喜前方有路，争渡，争渡，科学顶峰之路。"以此来激励自己不懈"争渡"，努力进取，勇于攀登科学顶峰。在周围血管疾病中医药诊疗技术上，崔师提出遵循《黄帝内经》"病在脉，调之血；病在血，调之络"的内治法则，创立"控制感染，由湿转干，分离坏死，促使愈合"的脱疽外科处理原则。并研制出"通脉丸""补气活血通脉丸"内服中成药和"仲景药霜""抗绿生肌散"外用药，取得良好的疗效，如今成为河南中医药大学第一附属医院的常备之药。另外，"针刺听宫快速镇痛"、自拟赤芍甘草汤治疗下肢静脉血栓、栓后综合征、绑扎烘烤法治疗淋巴水肿等，均取得较好的临床疗效，并得到基层医院的广泛推广。

崔师通过临床实践，不断总结，善于分析，潜心钻研，积累了丰富的诊疗经验。主要著作十余部，发表的临床学术论文70余篇。不仅在周围血管病领域，在中医外科、眼科、妇科、内科均卓有建树。经弟子们总结报道的临床经验40余篇，独特的治疗方法20余种。其中"疏肝解郁"法治疗痛风性关节炎，快速针灸镇痛治疗颈肩腰腿痛，自拟祛痹通络方治疗腰椎间盘突出症，自拟"生发酊"外用治疗斑秃，研发"三叉神经中药贴"治疗三叉神经痛，自拟"雄冰酊"治疗蛇串疮，等等，均在临床上取得显著的疗效。

# 四、继承创新，引领风骚

中医是建立在传统文化基础上的经验医学，没有继承，就没有根基，没有创新，就没有活力。崔师认为在继承学习前辈经验的基础上，要抛弃崇古泥古、故步自封的观点，要敢于创新，开拓进取，不全于故纸中求学问。正如张锡纯曰："吾人生古人之后，贵发古人所未发，不可以古人之才智囿我，实贵以古人之才智启我，然后医学有进步也。"

崔师对张锡纯的严谨科学态度和衷中参西的学术观点甚为推崇。张锡纯对中药的研究充满着科学的实验精神，"仆学医时，凡药皆自尝试，自我尝试仍不得真知，则求助于他人之体会。"为了研究小茴香是否有毒而求证于厨师。其他药物毒如巴豆、硫黄，峻如甘遂、细辛、麻黄、花椒等，均验之于己，而后施之于人。在对中药药性及毒理的认知方面，崔师曾多次效仿张锡纯"以身试药"。

临床上，崔师根据脱疽阳虚血瘀的病机，采用温阳化瘀法治疗效果显著，并研制中成药"通脉丸"缓以治其本。在研发的过程中，为达到最佳疗效且确保价格低廉，崔师大胆选用马钱子、洋金花二药。一药苦寒，一药辛温，本意相使为用，但二者均是《中国药典》中记载的大毒药物，内服丸散用量仅限为0.3~0.6g，难以恰当把握用量。民间更是形象地说："马钱子，马钱子，马前吃过马后死"，即言其有剧毒，服之可数步毙命。查阅历史上南唐后主李煜所服的"牵机药"，金庸武侠《天龙八部》中所载的"三笑逍遥散"等药物组分均与此药有关。虽是毒药，但这两味药效力非常，张锡纯在《医学衷中参西录》中说马钱子"开通经络，透达关节之功远胜于他药"；清代《外科十三方》曰："马钱子、枳壳二味研末，以酒调敷患处，却能止痛愈伤，神验无比。"药理研究洋金花有效成分为东莨菪碱，可以解除血管痉挛，改善微循环及组织器官的血液灌注。在针对脱疽病肢体疼痛、血管痉挛、闭塞的临床症状上，如能将两药相使为用，定能起到非凡的效果。考虑到两药的毒性，有药学同事建议放弃，选用名贵的鹿角胶、全蝎等药来代替。崔师思虑再三，认为科学如要创新，就需大胆尝试，要勇于做第一个吃螃蟹的人。崔师认真查阅文献资料，深入了解中毒剂量、症状反应、抢救措施后，决定"以身试药"，先小剂量服用来体验药性。一天下午，崔师端坐在护士站办公桌旁，备好一杯凉开水，将配制好的药丸从初始剂量开始，放置到口中，并体会自己身体的反应。第一天"相安无事"，第二天开始增加药量，以此类推，待到第七天崔师服用常人4倍的剂量后，开始出现口紧、舌头麻木等中毒症状，立即服用一杯凉开水后，叮嘱旁边医师密切观察。就这样，崔师以身试药，准确掌握了通脉丸的最佳配伍比例和最小中毒量，为该药的研发配制以及后来的临床使用，提供了第一手临床资料。至今，通脉丸已在河南中医药大学附属医院使用30余年，销量在100万盒以上，救治了数以千计的脱疽濒临截肢的患者。

崔师临证时善用温阳活血通痹药物，且部分药物用量很大，如内服制马钱子2g，水蛭20g，肉桂20g、赤芍60g、两头尖12g、细辛12g等，均超药典指导剂量，处方需要双签字，患者才能取到药。如细辛辛香透窜、解表通窍温脉之力皆强。然自古医家多有"细辛用不过钱"或"用不过五分"之说。医圣张仲景在《伤寒论》运用细辛共计6方，均为1~3两（相当于今之3~10g）。如今《中国药典》中指导用量也是1~3g。现代药理实验亦证明，细辛挥发油可致呼吸麻痹而死亡，临床过大剂量使用细辛应慎重。崔师告诉弟子们，之所以如此大胆使用，是自己对这些药物的深入了解并"验之于己，而后施之于人"的结果。

不仅在药物的药性药理认知方面，在诊治方面，崔师也善于追求简便价廉的治疗方法，并"验之于己，而后施之于人"。一次，崔师因为足部感染入院，他感到足部疼痛难忍，想到专科疾病"脉管炎"患者肢体缺血"抱足而泣"的痛苦，尝试在自己身上找到可以快速镇痛的穴位。为此，崔师在住院期间，床尾墙壁上挂经络图，依据十二经络走行，用棉签按压身上的穴位，感受每个穴位的针感和传递，并在本子上逐一标记。经过1周的摸索和旁人的帮助，体验完人体365个穴位，最终确定针刺3个穴位对足部有显著的止痛效果。考虑到脱疽患者足部疼痛剧烈，崔师招募脱疽患者亲自针刺穴位治疗，最终确定听宫穴止痛效果最佳，但进针的方向、深度以及捻转手法，均与传统方法不同，崔师命名为"脱疽镇痛1号穴"，并将详细治疗方法示范给弟子们。目前该治疗技术在科室临床应用30余年，脱疽镇痛效果堪比"哌替啶"，如今已在河南省大范围推广应用。

"尽信书，则不如无书"，泥古不化，故步自封，就不能推陈出新。崔师喜读清代王清任的《医林改错》，认为王清任是继承创新中医学的典范。王清任敢于问难于经典，阐发自己的气血观点，不顾虑自己的名利，不怕别人的攻击，善于理论联系实际，创立多首名方，对后世医家影响巨大。崔师每读其书，都对其创新精神叹服，临床上，崔师不仅喜用前人革新的成果，也勤于思考，敢于创新。

中医研究的关键是疗效，因此要根于临床，勤于实践，仔细观察，善于思索，不断整理提高。在对脱疽病的诊治上，早在20世纪80年代，崔师总结前人经验，并根据自己多年的临床经验，敢于提出自己的观点：脱疽发病过程整体分为四个阶段：①肾阳虚为该类疾病发病之本；②脾阳虚为本病发病之关键；③心阳虚，血脉瘀阻为本病发病之表象（症状体征）；④瘀久发热，热盛肉腐是本病发病之传变过程。"四段论"认识简洁明快地揭示了该类疾病发病规律，为中医整体化治疗确立了方向，提供了明确的思路与思维方法。在诊治痛风过程中，崔师发现情绪的变化对痛风的诱发很重要，发作期的痛风患者，往往带有负面情绪，如情绪激动、焦虑、抑郁等，遂大胆采用"疏肝解郁"的治疗大法，均取得良好的效果。这种治则在既往史书中均未提及，为中医治疗痛风开辟了新的诊疗思路。

崔师提倡创新，认为如果每个中医师能创新一种治疗疾病的方法，就能解决成千上万个医学难题。崔师将创新的过程总结归纳为三个必要条件：敏感性、洞察性、创造性。例如，早年脱疽患者的坏死组织溶脱成了一大难题，有一次，崔师在一篇报纸中见到国外采用硝酸银溶液治疗烧伤痂块的报道，但并无应用浓度及配制方法的介绍。出于对该问题的敏感性，崔师决定自己尝试配制出治疗脱疽的溶脱剂。崔师活用数学中的"黄金分割法"，计算出配制的最佳浓度，并且克服了配制过程中易污染、不易保存的难题。最终成功配制出的治疗脱疽的"硝酸银溶脱液"，在临床应用中具有痛苦小、溶脱效果好等优点，成为科室的特色制剂。

在长期临床诊疗痛风的过程中，确诊的患者多为痛风疾病阶段的发作期，崔师深感患者关节炎发作而带来的苦痛。为达到"不治已病治未病，不治已乱治未乱"的目的，崔师通过长期观察患者的体征变化，用中医的诊断思维发现疾病早期在人体外在的特异性改变，创造出一种独特的痛风早期诊断方法——"崔氏观手指诊痛风"。通过大量痛风患者手指形态的收集观察，敏锐发现患者双手除拇指外，其余手指第一指关节背侧皮肤形态与常人相异，且具有共同特征，遂采用先进的双源CT尿酸盐结晶影像检查手段予以验证，结果发现有97%的高符合率。通过初步的临床试验，"崔氏观手指诊痛风"检查技术无创、简便、价廉，可运用于痛风的早期诊断，指导临床治疗，给予患者生活中早期干预，这将有效地减少痛风与并发症的发生。该项检查技术成果申报了我国"十二五"科技支撑攻关计划项目子课题，并且取得理想的预计成果。

不仅在治疗方法上，在中医理论方面，崔师也敢于大胆创新。对于中医"血瘀"的理解，《证治准绳》《皇汉医学》中提出污秽之血为血瘀；清代唐容川在《血证论》中创新性地提出，离经之血为血瘀；《医林改错》《临证指南医案》中指出：久病入络为血瘀。外周动脉血管疾病发病之初，肢体瘀血缺血较轻，尚未坏疽者，属于中医"痹"的范畴，其症状是肢体不温、皮肤干燥、爪甲枯槁，属"不荣"。崔师根据临证经验，针对脱疽患者肢体动脉狭窄闭塞引起的末端缺血性疼痛，创新性地提出"痛为血瘀"。"既已成瘀，应予散瘀，瘀去则风寒湿热就无遗留之迹点。"《素问·至真要大论》言："血气者，喜温而恶寒，寒者泣而不流，温则消而去之。"又云："结者散之，留者攻之。"《素问·三部九候论》亦言："必先去其血脉，而后调之。"崔师在治疗血瘀证时，总原则为"疏通气血，令其条达"，即遵循《素问·调经论》的"病在脉，调之血；病在血，调之络"，并以此创立"治瘀贯穿周围血管疾病的始末"的学术思想。崔师主张的血瘀理论及内治原则，得到国内同行的普遍认可，制订的诊疗标准化方案在国内多家三甲中医院推广，普遍提高了国内的周围血管疾病诊疗技术。

崔师认为，在临床诊疗实践中，存在着诸如气虚、血瘀、不通、不荣、脉痹等内涵和外延较为模糊的病名。在现代医学迅速普及的今天，要求临床诊断基本明确，有一定病理生理变化规律可循的病名。中医着重辨证，强调整体观念，往往在治疗中就会缺乏针对性，所以中医的辨证论治就需要和西医的辨病施治相结合。由于时代的限制，中医在辨证时偏重于疾病外在表现的归纳综合，缺少利用科学手段对疾病内涵的病理生理分析，而这些表现在外的症状往往可以掩盖内在的病理生理变化。如发生肢体畏寒、怕冷、缺血症状时，我们不能仅局限在"不通""不荣"等概念上，还应该采用现代的医学手段，做出定性定位诊断，分析其病理变化，方能对这种肢体缺血的患者做出精确的诊断。在中西医结合中，还必须遵守以中医的宏观辨证为主，西医的微观辨病为辅。这种模式才能分析患者的禀赋和寒热虚实，给予其更合理的治疗方案。

在科研领域，早在1978年，崔师带领学术团队开展的"中医药治疗血栓闭塞性脉管炎临床研究"，取得重大科研进展，先后获卫生部科学技术进步奖二等奖、荣获河南省科学技术奖。在1991年的全国中西医结合治疗周围血管疾病学术会议上，崔师应邀做"微量元素与脉管炎关系的研讨""从免疫学观点研讨脉管炎的发病原因"两篇学术报告，取得了很大的反响，获得全国大会优秀论文奖。在1992年，崔师主持"周围血管疾病与微量元素关系的研究"，发现周围血管疾病在不同阶段微量元素的含量呈规律性变化，微量元素的检验对判断病情的严重程度及预后有重要的临床意义。该项成果先后获河南省教育委员会科技进步奖二等奖、获河南省科技进步奖三等奖。在2003年，崔师主持了"药物注射硬化复合手术疗法治疗下肢静脉曲张的实验与临床研究"，研究发现，将磷霉素钠粉针剂溶解于50%葡萄糖作为硬化剂治疗下肢静脉曲张，疗效显著。而且具有残留少，有利于防止细菌感染等优点，具有重要的临床应用价值。该成果获河南省教育厅科技成果奖二等奖。

在科室管理方面，崔师自1972年主持开设河南省首家周围血管疾病专科并担任科室主任以来，坚持中医特色诊疗法，结合现代医学，以提高治愈率、降低致残率为目标，把发展专科、发挥中医特色放在抓内涵建设的首位，先后建立河南中医学院周围血管病研究所、河南省中医周围血管病诊疗中心；同时，总结出一套独具特色、行之有效的理法方药，其中自拟处方十多个，自主研发内服外用制剂"通脉丸""补气活血通脉丸""抗绿生肌散""仲景药霜"等十余种，均取得显著的疗效。崔师带领的科室团队诊疗技术处于国内领先水平，科研成果蜚声海内外。他还悉心培养了一批骨干作为接班人，在国家"十五""十一五"期间，使河南中医药大学第一附属医院周围血管科成为中西医领域规模最大、综合实力强劲、影响力广泛的国家级重点专科。

同时，为了降低肢体缺血性坏死造成的高致残率，在当时西医治疗手段有限的情况下，崔师在理论和实践的基础上，创立了"控制感染，由湿转干，分离坏死，促使愈合"的脱疽外科处理十六字方针，以及"蚕食""鲸吞"的坏疽处理规范。该外科处理原则和方法，丰富了中医和西医的外科理论，提高了当时外科诊疗水平，大大降低了脱疽的致残率、截肢率，在国内学术界取得广泛的影响。

1999年，崔师被推举为中国中西医结合学会学术部委员、周围血管疾病专业委员会主任委员、中华中医药学会外科分会顾问。在主持全国周围血管疾病中西医防治工作十多年间，先后组织国内百位专家制定血栓闭塞性脉管炎、动脉硬化闭塞症、下肢深静脉血栓形成、糖尿病性肢体闭塞性动脉硬化等疾病诊疗标准。崔师作为当时国内本专业的学术带头人，面对国内周围血管病诊治水平较国外低下的局面，10年间相继组织了12次国内学术会议，并于2003年起联合《中国中西医结合外科杂志》组织6期周围血管疾病专家论坛，系统总结了我国当时周围血管疾病的中西医结合防治、病因病理、临床诊疗领域的现状、不足及未来发展方向。这在国内学术界尚属首次，使我国的中西医防治周围血管疾病技术飞跃发展。崔师又组织编写了我国第一套《中西医结合周围血管疾病诊疗丛书》，制定了国内中西医学术界的第一个《糖尿病肢体闭塞症的临床诊疗标准》，使我国糖尿病足的防治正式走向规范化，这在我国中医外科事业发展中起到里程碑作用。

# 五、德术兼备，桃李芬芳

崔师认为中医文化与传统中华文化一脉相承，并深受儒家思想影响，对孔孟之道甚为推崇。特别强调为医者要施仁术，需以"仁"的思想来对待患者。在具体的诊疗过程中，处处体现着他的医者仁心。

崔师对待患者，不论身份、职位，均一视同仁，"见彼苦恼，若己有之"。

外科常见的脱疽患者，多伴有末端肢体坏死，散发一种腐臭异味。一次，病房医生办公室在开晨会，外院转入一位动脉栓塞造成肢体坏死的患者，护士安排他先到换药室等候，患者家属遂把患者的患肢暴露出来等医师处理。顿时，整个病区空气中弥漫着一种无比恶臭的气味。正在主持晨会的崔师快速做完指导，带领医生们去查看。到换药室后，崔师马上备好换药包，戴好口罩和帽子，亲自清创并检查坏疽情况。换药室的恶臭令人不敢呼吸。发黑的创面被打开后，里面流出许多污秽脓液，还有多条小蝇蛆在扭动。经过半个小时的清创、反复冲洗干净，恶臭味才慢慢消散。崔师视病患如亲人的态度，令在场的每一个医师和护士都深深敬佩不已。事后崔师给弟子们说道，坏疽的患者多半是家境贫困，不舍得就医而致病情一拖再拖，对这样的患者，我们更应该一视同仁，潜心施治。

在诊治方面，崔师提倡简便、低廉、有效的治疗方法，反对过度治疗。崔师经常告诫弟子们，能用简单有效的方法，就不要折腾患者去做些无关的理化检查；能口服药物治疗的疾病，就不要让患者打针输液；可以保守治疗的脱疽患者，就不要动不动推荐患者去做介入、放置支架。门诊接诊了一位20多岁的男性患者，常年嗜烟造成下肢血管狭窄闭塞，在某省级西医院确诊后行介入治疗，先后导管取栓后放置5个支架，血管直接变成"钢管"，术后当天效果明显。但没过3天，再次出现血栓致使血管闭塞，病情加重出现足部踇趾端发黑坏死，面临截肢风险。无奈之下，经主治医师建议慕名而来寻求中医药治疗。该患者在门诊持续治疗半年多，病情逐渐稳定好转，最终坏死部位干性脱落，保存了患足。这样的脉管炎病例很多，见到崔师后往往一边痛诉病史和诊治过程，一边哭诉医疗花费巨大。崔师叮嘱弟子们，对于脉管炎这样的疾病，一定要认清其发病机制，不能罔顾炎性发作期的事实，单纯为了演示自己所谓"高超的球扩、支架技术"，徒增患者医疗费用，而没有实际的临床疗效，最终加剧医患矛盾。更何况脱疽患者大多来自农村，家境贫寒，更应该想到患者的艰辛。崔师以身作则，在治疗方面从不开"大处方"，往往10味左右的中药即可药到病除。并且主张方小药专，能用草类药物，就不用虫类昂贵药物；能用浙贝母，就不用川贝母。崔师之所以对大部分的毒类药物应用具有独到经验，甚至以身试药，主要是考虑这些药物除功效可靠外，价格相对便宜，能有效减轻患者长期服药造成的经济负担。崔师在门诊对贫困的患者进行针灸治疗后，通常对侍诊弟子说："患者从农村来不容易，免收治疗费吧。"正是"仁术"思想，促使了崔师在临床上不断提高诊技的同时，创新发明一些"简、便、廉"的治疗方法，如自制烘烤绑扎仪器，指导淋巴水肿患者回家自己做、自己用；调配"生肌白玉膏"，免费给久治不愈的疮疡患者使用；等等。

"莫道桑榆晚，为霞尚满天。"崔师退休后，被医院返聘继续工作在临床一线，每天大量的患者从全国各地慕名而来，每年门诊诊治患者多达1万人次。崔师不顾年岁逐年增高和自身健康，每次都坚持诊完最后一名患者才下班，经常误了吃饭时间。后来医院领导多次劝阻，让他以身体健康为重，并对他这位"国宝级"老专家进行门诊限号。这样一来，有许多外地初诊的患者，早早地来医院排不上号，就群集在诊室外求号。崔师每每不忍心，常叮嘱侍诊弟子给予照顾、加号，结果加号的数量远超限号，每个半天门诊就会看到多达50人。跟师的弟子们实在不忍心看到自己的恩师，这样一位耄耋之年的老人如此辛苦，多次建议崔师"实在是不能加号了"。崔师往往语重心长地说："外地人大老远来慕名看病不容易，有许多外省的，尤其是农村的患者。好多患者跑遍了北上广，看遍了西医、中医，最后好不容易抓到你这根稻草，咱别让患者寒心啊。"崔师不仅具有精湛的医术，更有高尚的医德，得到了广大患者的赞誉，形成了较大的社会影响力。

崔师说，母亲是他第一位老师，教会了他踏踏实实做事，坦坦荡荡做人，不慕虚名，与世无争。许多学术会上，主办方都会征求崔师的个人简介。如果认真整理，其荣誉称号、学术兼职种类均有数十种，逐一介绍需要10分钟左右。崔师都会跟主办方说："别介绍那么多虚名，就介绍我是一名老中医、老先生就可以了。"崔师常讲"上善若水，水善利万物而不争"，认为水既具有柔和上善的品德，同时又具有不受任何阻碍而勇往直前的精神。水在没有路的时候，会以坚韧不拔的精神，开辟出新的道路。水生生不息，涓涓细流，汇成江河湖海，不仅自身得以净化，还能净化浊物，能与万物相合，其"上善"之德造福万物。正因为如此，老子言水近乎道。记得2013年申报国医大师时，河南中医学院第一附属医院学术委员会一致推荐崔师作为单位第一推荐人。领导向崔师报"喜讯"，崔师一听说，当时就婉言谢绝了，建议推荐其他名老中医，并且说："名是身外之物，我现在已步入暮年，能多看几个病人，就心满意足了。"后来医院组织填写申报书，弟子们一起去崔师家咨询核实相关情况，崔师讲道："咱们医院比我优秀的同志很多，你们不要有争的思想。"正是崔师的"不争"，心无旁骛，全心全意扑在诊病救人和提高专业技术上，淡泊明志，宁静致远，才成就了他卓越的学术成果和高尚的医德仁术。

崔师长期被聘为河南中医药大学教授、硕士生导师、传承型导师，每年带2~3名研究生，十多名进修生、实习生，并担任第一临床医学院"入学第一课"主讲教授，为中医外科研究生授课。崔师对学生和侍诊弟子总是循循善诱，不厌其烦，悉心指导，毫无保留。每年的第一临床医学院本科生的"入学第一课"，通常是崔师主讲。面对刚步入医学校园，对医生这一神圣职业充满幻想的学生们，崔师总是将自己的人生经验、学习成才的方法等一一讲解给同学们，同时鼓励他们多多读书，勤学好问。崔师讲"智者做事，慧者做人"，"智"就是一个人的理性思考能力、判断和解决问题的能力，"慧"就是想明白一切事物的因果关系。在学医的路上，要养成严谨、慎思的好习惯，他说："学医不精，不若不学医。"在临床中带教，提倡根据每个学生的能力，因材施教，做到"放手不放眼"，努力给学生创造临床实践操作的机会。崔师在侍诊弟子跟师一段时间后，会考察其对常见病的诊疗思路的理解吸收程度，对合格者采取放手实践、自己开方的办法。由弟子接诊患者，进行望闻问切、书写病例，并阐述自己的辨证思路，开出方药。崔师在一旁指导，并对接诊中存在的问题一一指出，如望诊的内容，问诊中的语言特点，复杂辨证中的"舍脉从证"或"舍证从脉"，处方中的治则、配伍、药物加减等。对于弟子中卓有成效的观点则大加赞赏，并鼓励弟子尝试治疗，观察疗效，总结经验。

在学术继承方面，崔师重视培养中医后继人才，提倡院校教育与师承相结合。在河南文史馆年会上，曾多次向河南省人民政府提出建议，重视河南省中医学历史文化的传承及发展，建议政府组织各相关单位采集河南省中医流派及中医世家信息，开展收集整理工作。在国家中医药发展高层论坛——"珠江论坛"学术研讨会上，他提出"中医药的继承与发展，应注重师承"，"中医外科外用药物应解固释困"等建议，受到了国家中医药管理局的重视。

1997年，崔师先后被国家人事部、卫生部、国家中医药管理局联合确定为第二批全国老中医药专家学术经验继承工作指导老师，带徒1人。退休后被周围血管病科室返聘为名誉主任，每周四带领科室年轻医师和进修医生查房，结合典型的病例，将自己多年宝贵的经验毫不保留地传授给他们，并培养中西医结合的思辨方法。1999年崔师被聘为研究生导师，开展研究生高等教育，带领学生做课题、搞科研。2007年，担任国家"十一五"科技支撑计划之《崔公让名老中医临床经验、学术思想研究》课题组指导老师，组织团队整理优势病种诊疗方案5种，临床有效方药、诊治经验数十种，先后发表国内中文核心论文15篇。2008年被确定为第四批全国老中医药专家学术经验继承工作指导老师，带徒2人，同年在河南中医学院第一附属医院组建崔公让名医工作室及传承团队。2009年，崔公让名医工作室获得"全国先进名医工作室"称号。2010年，崔公让名医工作室成为首批"全国名老中医药专家传承工作室"，团队成员扩展到160多人，其中高级职称50余人并建立了工作室网站，传播学术思想、科学养生理念。工作室每年开展国家级继续教育，参加学员200余人；培养研究生10多名，接受进修医师20多名。2016年起筹办"崔氏学术传承"微信公众号及研讨群组，使上万基层医务人员受益。

"桃李不言，下自成蹊。"崔师先后临床带教上千名学生，培养出许多优秀的毕业生、临床医学专家。如今崔师弟子遍布国内外，有主任医师数十名，均成为业内骨干，在国内学术界有一定的影响力。主要传承人如崔炎教授，如今已为主任医师、博士生导师、二级教授，兼职有中国中西医结合学会周围血管疾病专委会副主任委员、河南省中医药学会外科分会副会长等；周涛教授，主任医师，兼职有中国中西医结合学会周围血管疾病专委会副主任委员、河南省中西医结合学会周围血管疾病分会主任委员等；张玉镇教授，主任医师、医学博士，兼职有河南省中医药学会外科分会常委等职；何春红教授，硕士生导师、河南省名中医，兼职有河南省中医药学会外科分会副会长、河南省中西医结合学会周围血管疾病分会副主任委员等；马立人教授，硕士生导师，第六批全国老中医药专家学术经验继承工作指导老师，兼职有中华预防医学会组织感染与损伤预防控制专委会慢性创面治疗基层专家委员会组长等；曹建春教授，主任医师，兼任中华中医药学会外科分会常委兼秘书长，国家中医药管理局文化科普巡讲专家等。

第二章

学术思想

# 第一节　学术渊源篇

崔师深受中华文化影响，将老子、孔子等的学术思想与阴阳五行、天人相应、脏腑经络等中医理论结合起来，突出大中医学概念。"人法地，地法天，天法道，道法自然。"道者，即自然变化的法则与规律，生物生存最重要的物质如空气、水、土与大自然息息相关，人类赖以生存的衣食住行都来源于此，中医治病所用之药来源于大自然，人类应当顺应天道，顺势而为。

老子的"有生于无""弱之胜强，柔之胜刚""上善若水"等哲学观点，强调了认识自然，为人处世，养生治病的道法术，对崔师影响颇深。人是自然的产物，诊疗疾病也应遵循自然法则和社会规律。

孔子云："己欲立而立人，己欲达而达人""己所不欲，勿施于人"。孟子云："仁者爱人。"医生接触的是患者，要用"仁"的思想对待患者，即和谐与平衡。在诊疗过程中，要认真体查、对症施药、关心爱护。

"法于阴阳，和于术数。"在理法方药施治中，阴阳五行、辨证论治，是中医学充分应用东方哲学的体现。在诊疗疾病时，首先要察色按脉，辨析阴阳，同时还要结合现代医学的解剖、病理、影像学等诊断方式，利用好现代诊断学的优势，两者各取其长，和而不同。

# 第二节　学术思想篇

## 一、忠恕之道，为医之本

崔师认为中医学是中华文化的结晶，研究中医应首先研究中华传统文化。传统文化中儒家和道家学说影响最深。儒家的中庸思想对中医学有着深远的影响，元代王好古在《阴证略例·序》说："《中庸》曰：'致中和，天地位焉，万物育焉。'而况医乎！"《黄帝内经》很重视《中庸》"和"的思想，强调维持正常生命活动应"法于阴阳，和于术数"，认为疾病是气血不和所致，"气相得则和，不相得则病""血气不和，百病乃变化而生"，主张治疗时"必先岁气，无伐天和""疏其血气，令其调达，而致和平"。老子的《道德经》所提出的整体观、万物的互根互用、"法于自然，和于术数"等诸多思想，指出阴阳的对立统一，互根互用，重视人与天地、人与他人、人体内部的"和"的状态，亦有异曲同工之妙。同时，中医的医德观认为，医乃仁术，治病是手段，救人才是目的。为医者，首先要立德。由于受到儒家学术思想的影响，中医的医德把"忠恕之道"作为基本出发点。"忠"，是指主体在其行为中所呈现出来的一种心理意识、品格和态度。具体来说，就是当"我"为"他人"做事的时候，要不欺人，不自欺，不存私心，不偏不倚，诚心诚意，尽心尽力。宋代儒学家朱熹认为："尽己之心为忠。"（《四书章句集注·中庸》）"恕"，汉代贾谊概括为："以己量人谓之恕。"（《新书·道术》）这就是说，"恕"是指当"我"在对待"他人"的时候，要用"我"之心去衡量"他人"，要使"己心如人心"。朱熹更明确地解释为："推己及人为恕"（《四书章句集注·中庸》），即要由"我"之心去推知"他人"之心，由"我"的爱憎推知"他人"的爱憎。不难看出，无论是贾谊还是朱熹，他们对于"恕"的释义都贯穿着一个共同的原则——换位思维，即把"我"放在"他人"的情境中去考量，这正是"恕"的核心要义。儒家的这种仁义道德观被历代许多医家所尊崇，孙思邈认为医生应"先发大慈恻隐之心""志存救济"；张仲景"精究方术"，为了"上以疗君亲之疾，下以救贫贱之厄"。在这种"忠""恕"思想指导下，崔师特别强调，医者要施仁术，需以"仁"的思想来对待患者，他在治疗周围血管疾病时，对患者细致查体，对症施药，关心爱护，还善于洞察自然规律，力求人与自然的平衡和协调。崔师强调诊疗血管疾病如同治理河流：上游封山育林，中游养护河床，下游疏浚河道。在临床治疗上既要胸怀全局，又要明察秋毫：①通过临床洞察疾病发生的规律，疾病的临床特点，对疾病进行横向与纵向对比，找出其相同性与特异性；②对特异性与相同性找出其敏感点；③对敏感点可设立多种假说，对假说进行新的认识，新的研究，进而创造。

# 二、病证结合，中西医化合

崔师作为一位中医的理论家、中医临床大家，主张立足中医，以中为本，巩固专业思想，同时认为中医学是开放的学科，主张积极吸取现代医学知识，做到西为中用。

　　崔师发展了"中西医结合"的思想，提出"中西医化合"的概念，在临床实践中常中西并举，强调"必以国学为经，西学为纬，择善而从，权操自我"。崔师认为在治疗手段上中医特别强调"病人"，西医特别强调"病"；中医注重宏观，西医注重微观，中医采用平衡调节，西医采用对症治疗。若应用中医理论与治疗方法和西医的诊断相结合，其本质并未发生改变，这是医学的"嫁接"。若在理论及治疗方法上能达到统一的认识，则是中西医学的化合，这将是20世纪中西医研究的总方向，而新的医学模式将是融中医的宏观与西医的微观，中医的自然哲学医学模式、西医的生物医学模式，中医的形象思维、西医的逻辑思维，中医的观察领悟与取类比象、西医的实验对照分析方法为一体的生物—心理—社会医学模式。

　　在周围血管疾病的治疗中，崔师强调必须以中医基本理论为指导原则，以中医辨证为基础；在规范中医证型的基础上，将中医中药的研究，逐渐地提高到分子生物学水平及基因证型水平；由于周围血管疾病病程长，并发症多，所以，在治疗过程中，不排除某个阶段的西药切入，但需将西药的治疗规范化；在中医宏观调控的基础上，同样重视现代医学的微观处理，如血管外科手术的介入治疗、血管旁路、血管腔内外科等，应将两者治疗方法融为一体；在内治的基础上，充分发挥中医外治法的优势，达到内治与外治相结合，临床治疗与康复相结合，中西医化合。

# 三、治瘀为纲，知常达变

　　对于"血瘀"的概念，当代学者结合医学古籍，概括为：痛为血瘀，久病入络之血为血瘀，污秽之血为血瘀，离经之血为血瘀。这些"血瘀"的概念在周围血管疾病中，无论是动脉疾病还是静脉疾病，都可充分体现出来。在《黄帝内经》中，对血瘀可载的病名有："恶血""留血""秽血"。至汉代张仲景的《伤寒论》和《金匮要略》，始见"瘀血"病名，并为之创立了辨证论治体系和十余首活血化瘀方剂。因此，活血化瘀是周围血管疾病的基本治则。但周围血管疾病病因多端，涉及诸如寒、湿、热之有余，或气、血、阴、阳之不足，虽然血瘀是其中最为重要的机制，但又毕竟是多种病因所致的病理产物和病理机转。如疼痛是本类疾病带有一定共性的常见症状，有气滞致瘀而痛，寒凝致瘀而痛，热灼致瘀而痛，湿滞致瘀而痛，阳虚血虚致瘀而痛，阴虚血瘀而痛，临证当仔细辨析。在应用活血化瘀这一总治则时，还必须结合寒热虚实的不同，灵活应用理气活血化瘀、散寒活血化瘀、清热活血化瘀、祛湿活血化瘀、养血活血化瘀、养阴活血化瘀、解毒活血化瘀、平肝潜阳活血化瘀、止血活血化瘀等一些常用的治则，临床才能取得较好的疗效。

崔师指出，中医的基本理论文字简练、内涵丰富，故对中医理论的理解关键在于"悟"，应力求知常达变，举一反三。他常对学生讲，在外周血管疾病中，最能体现中医的是"痛则不通，通则不痛"。"痛"是结果，"通"是方法，古人的此话含义很深，它告诉我们可以采用中药温阳通脉、活血通脉、祛毒通脉等方法，但其深层含义中还包含其他"通"的方法。师承的学生还可以沿着这条思路探讨出新的治疗方法。再如对于妊娠保胎过程中合并股肿（下肢深静脉血栓形成）的患者，肢体肿胀，阴道出血，患者往往终止妊娠困难，而抗凝溶栓治疗风险高。崔师则认为妊娠期胎儿于胞中，必影响其气机畅达，若素体不足，则可出现气滞血凝，且寒、热、痰、湿等也可造成血行不畅而变生他患，故妊娠病中应充分重视血瘀这一病机。《素问·六元正纪大论》中有："黄帝问曰：妇人重身，毒之何如？岐伯曰：有故无殒，亦无殒也……大积大聚，其可犯也，衰其大半而止，过者死。"意即是妊娠时确有病邪存在，虽使用峻烈药物，也不会伤害母体，亦不会损伤胎儿，但是在用药过程中，必须"衰其大半而止"，不可过用、滥用，并在临证过程中应根据其瘀血的程度和患者的体质情况来选择药物和调配剂量。因此在临床实践中，紧抓证的核心，"有是证，用是药"，往往活血化瘀及溶栓药物中西并用，每获良效。

# 四、师古不泥，善思求新

崔师认为学好中医的基础是学习好哲学、文学、基础医学和临床医学，只有打下深厚的基础和底蕴，我们才有可能窥得冰山一角。故学中医者应先修其身，再正其心，欲正其心，必先立其志。他要求学生们研读中国传统文化代表性著作，如《道德经》《论语》《黄帝内经》《中庸》《大学》等，牢固树立人要调和自然、人要调和社会、人要调和自己的理念，在继承的基础上还要抛弃崇古泥古、故步自封的观点，敢于创新，不全于故纸堆中求学问。中医研究的关键是疗效，因此要根于临床，勤于实践，仔细观察，善于思索，不断整理提高，正如张锡纯所说："吾人生古人之后，贵发古人所未发，不可以古人之才智囿我，实贵以古人之才智启我，然后医学有进步也。"

没有继承，就没有根基，没有创新，就没有活力。崔师常讲"他山之石，可以攻玉"。早年对周围血管病坏死组织的溶脱问题进行了深入研究，他在媒体报道中见到国外采用硝酸银溶液治疗烧伤，但无应用浓度及应用方法的介绍，崔师采用数学"黄金分割法"求出最佳浓度，找到了溶脱坏死组织的方法，临床应用简便，痛苦小，效果好。老师以此例告诉我们，中医自古至今都在采百家之长为己所用，守己根，嫁别枝，翻开祖国医学的历史，始秦汉至明清，外来文化不断对中医产生影响和渗透，但中医的根是什么？根是东方哲学！我们在东方哲学的基础上，嫁接我们需要的技术，这仍然是中医，且是其理论和实践的发展。

# 五、色即是空，空即是色

"色即是空，空即是色"源于佛教，取自大乘空宗经典《摩诃般若波罗蜜多心经》："色不异空，空不异色，色即是空，空即是色，受想行识，亦复如是。" 这句佛经名言，包含着很深的哲学思想。简单而论，"色"是指一切能见到或不能见到的事物现象，"空"是事物的本质，色与空相对而又统一。

崔师灵活运用中医的思维诊断观点，认为疾病变化的病理本质虽然藏之于"内"，但必有一定的症状、体征反映于"外"，局部的表现常可反映出整体的状况。从传统中医诊断学思维出发，我们可以认为机体内在的变化与外在的表现相统一，对生命外在表现的观察、辨认，可以形成初步的感性认识，进而发现并归纳出内在本质的属性。这也是中医思维"司外揣内"的推理模式，推测出未知的生命状态，完成了由现象到本质、由感性到理性的认识过程。通过"色不异空"，可以有效推测出生命现象与生命状态的关系，使中医学能够通过现象抓住生命和疾病的本质规律。"空不异色"提示我们临床诊断中，患者机体脏腑组织结构与功能层面的变化，外在一定有所表现，因此要认真观察和研究，采用"知常达变、见微知著"的辩证思维去分析发现。如中医"藏象"学说，肺主气司呼吸、宣发肃降、通调水道、朝百脉、助心行血、主治节，在体合皮，其华在毛，开窍为鼻，在液为涕；在病理状态则表现出水湿内停、咳嗽咳痰、胸满喘息等临床症状，局部皮毛失濡、枯槁不泽，鼻塞流涕、嗅觉失常等。现代科学研究认为脏腑器官的组织结构及功能改变，或神经内分泌免疫网络功能紊乱，都可以使患者表现出外在不适的临床症状，且具有某种程度的不完整的对应性。根据"全息医学"论，运用全息推拿学，在人体特定部位（全息元）进行一定手法操作，可以达到治疗全身疾病或局部疾病的目的。

诊断是疾病治疗、预后、预防的前提和依据，善治者必善诊断。祖国医学主张"望闻问切"四诊合参，其中望诊以其相对较高的客观性及易于掌握的特点居于四诊之首。所谓望诊，就是医生运用视觉，对人体全身和局部的神、色、形、态及排泄物等进行有目的的观察，以了解人体健康或疾病进展状况。在漫长的中医学发展过程中，古人在不断的临床实践中丰富了望诊的经验和思想。《千金翼方·色脉》载："上医察色、次医听声、下医脉候……所以善为医者，必须明于五色，乃可决生死、定狐疑。"《难经·六十一难》曰："经言，望而知之谓之神，闻而知之谓之圣，问而知之谓之工，切脉而知之谓之巧。"《外科大成》载："凡阅人之病，必先视其形色，而后于相参，诚识于始，以决其终，百无失矣。"此外，经典史料中"扁鹊诊齐侯之色""仲景色诊王仲宣"等也说明了望诊的价值及在中医诊断学中举足轻重的地位。

望诊的实现，有赖于人体内细胞通过经络、神经等系统传递至人的体表的信息，而"诊"的实现则有赖于人器官获取的信息量。望诊所获得的信息大体是通过光在人的整体或局部（含目、舌、面、鼻、耳、唇、咽、皮肤、毛发、排出物）等的反射、散射而作用于医者的眼睛及由此产生的思维判断而获得的。科学研究表明，人的视觉器官所获得的信息量约占人全部器官获得信息量的80%。而视觉获取的，首先是物体的形与色。就能量角度描述，形是载体，色是表现形式。比如，传统中医学认为，色为气血所荣，气血变幻，色即应之，《素问·五脏生成》曰："五色微诊，可以目察。"说明传统中医传统望诊的合理性。

崔师在临床诊断中，尤重视中医"望诊"。《素问·阴阳应象大论》曰："以我知彼，以表知里，以观过与不及之理，见微得过，用之不殆。"崔师通过望诊观察到人体生理病理外在各个方面的表象，结合司外揣内、知常达变、见微知著这些独特的中医辩证思维，将显现于外的客观表现与内在机体的本质变化相联系，在不破坏整体的情况下，推断出疾病的发生、发展规律，取得了诊治疾病方面的卓越成效。他常通过审察患者的手指背侧皮肤颜色、形态变化，进行分析、综合、对比、思考，认为手指局部变化与痛风存在明确的关联性。通过观察手指的异常变化来预测痛风，符合中医传统的诊断思维方法，并总结出"色即是空，空即是色"的诊断学术思想。

如"崔氏观手指诊痛风"检查方法，内容包括色、形、态三个方面，只有明确了正常标准才可能对患者的情况进行详细的描述。如主色的判定，首先明确统一其概念，即正常人生来就有的基本色泽，以及各个年龄段群体正常色泽的差异。正常人手指背侧皮肤呈黄色，与周边手背皮肤无明显差异，明润有光泽，气色调和。一旦颜色加深或者呈现其他颜色如红色、暗红等，则健康必定出现异常。形态是气色在手指背侧显现出来的形态，包括横装皮纹及结节等。对于形态异常的判定，依据手指体表组织的形态来进行，如横状皮纹的多少、病理状态下的结节肿块等。经过反复对正常机体与异常机体外在表现的对比，发现痛风患者手指局部的特异性。此法简便易行，不受现代设备和条件限制，但需要制定一个全面的、可靠的手指望诊的标准，才能更有利于临床医生对痛风早期的分析判断。"色即是空，空即是色"为中医望诊理论和诊断方法注入了新的活力。

# 六、精气神乃生命之源

"肾为先天之本，藏精、主骨、生髓。"以血栓闭塞性脉管炎为例，此病的发生与先天基因有关，因基因缺陷再加长期吸烟，热毒外侵，耗伤肾水，或房劳过度，精血亏损等原因，患者就诊时多面色青黄，四肢畏寒，虽多属青壮之年，外表却可见肾衰、形败的体征。崔师在治疗此病时特别强调"正气存内，邪不可干""邪之所凑，其气必虚"。崔师反复强调要遵循《黄帝内经》这段经文，在用药时要补精血、壮肾阳、充骨气、达血脉。否则，脏腑衰弱、脉络不和、病情加重。

譬如，崔师认为周围动脉缺血性疾病的总病机应是：肾阳虚，脾阳虚，肺气不充，心气不足，阳气不能达四末，精血不能濡养肌肤，致使肌肤枯槁发生坏疽或溃疡；若寒湿聚于内瘀久化热，热则肉腐成为湿性坏疽。治疗应温肾阳健脾阳以治其本，清热解毒化瘀以治其标，标本同治相得益彰。

气是人体的动力，补气时要注意"阴盛则阳病，阳盛则阴病""阳盛则热，阴盛则寒""重阴必阳，重阳必阴"的法则。诊查时要着重观察病人之神，善诊者察色按脉，区别阴阳、气色、形体的变化，这样才可以反映一个患者的精与气，而这种气色、形体的变化，即是神。临床医生可以通过神的变化，推断其病机演变，并予以合理的治疗。

# 七、执两用中

执两用中是历代学者将东方哲学化用在工作中的具体表现。崔师在继承的基础上，将其运用于生活实践与医学实践中，特别在医学实践中，执两用中不仅是认识论，还是方法论，成为崔师主体思想之一。

《素问·移精变气论》中记载："往古人居禽兽之间，动作以避寒，阴居以避暑，内无眷慕之累，外无伸宦之形。"对自然物理有切身的体验，所得所悟，朴素而真实。先民的生活体验奠定了古圣先贤的思想基础。自周至秦，中国传统文化文明已比较成熟。《黄帝内经》就是这一时期的辉煌巨著，它继承了秦汉以前的医学经验积累，结合了当时世界上最为先进的文化、哲学、科技成果，形成了中华医学独特完备的医学理论体系。

《素问·宝命全形论》说："天覆地载，万物悉备，莫过于人。人以天地之气生，四时之法成。"其明确指出人是自然界的产物，强调天、地、人"三才"一体。在这种医学模式指导下，人体必须维持与自然界和谐与平衡，即所谓"人法地，地法天，天法道，道法自然"。"天人合一"及"天人相应"是最基本的生命规律；同时也认识到了和谐共处是最基本的生存法则。又如"人生有形，不离阴阳"，是说人要生存，还必须维持自身状态的和谐与平衡。只有这两种和谐与平衡的状态维持好了，人才能"与万物沉浮于生长之门"（《素问·四气调神大论》），才能健康无病。人生天地之间是"中"，这种和谐与平衡的状态也是"中"。《礼记·中庸》说："中也者，天下之大本也；和也者，天下之达道也。致中和，天地位焉，万物育焉。"可见"中"的重要作用。

医学是关于人的科学。现代哲学研究揭示了人具有自然属性、社会属性和精神属性三个层面。如果我们以天代表人的自然属性，以地代表人的社会属性，以人代表人的精神属性，我们就可以明白无误地理解：一切疾病的根源都在于人与自然或与社会及人体自身的不和谐。如《素问·经脉别论》指出："故春秋冬夏，四时阴阳，生病起于过用，此为常也。""过用"即是过度，就是不和谐，过度就易生病。医学的目的和任务就在于构建这三种属性各自与相互的和谐。

世界卫生组织（WHO）在1989年指出"健康不仅仅是身体没有缺陷和疾病，而是身体上、精神上和社会适应上的完好状态"，基本精神与《黄帝内经》为代表的中医理念完全吻合。

《素问·气交变大论》中说："夫道者，上知天文，下知地理，中知人事，可以长久。"又说："善言天者，必应于人。"《本草纲目·十剂》中说："欲为医者，上知天文，下知地理，中知人事，三者俱明，然后可以语人之疾病，不然，则如无目夜游，无足登涉。"这又对医者的个体素质提出了具体要求：必须从多角度看问题，认知事物的两个方面，找出"中"道规律，坚持真理正道不动摇，也就找到了解决问题、治病疗疾、经世济人的方法与门径。所以《尚书·大禹谟》指出："人心惟危，道心惟微，惟精惟一，允执厥中。"《礼记·中庸》进一步解释说："执其两端，用其中于民，其斯以为舜乎？"至此"执两用中"的哲学观点就被确立下来了，而这一哲学概念，对临床医疗活动同样具有指导意义，避免诊疗过程中出现"太过"与"不及"两端现象，为医者提供了认识论和方法论，要求医者既要有对"两端"的清晰的认识，又要有"用中"的技术和能力。

《素问·气交变大论》中说："善言天者，必应于人，善言古者，必验于今。"崔师认为，"执两用中"既是对生态、疾病的认识论，更是济世、疗疾的方法论。崔师认为医学首先是人学，医学之难精，其中也包含着人学之难，需要多方面的知识来破解人类自身的奥秘，但对于医者，万变不离其宗，目的归一，各类知识都必须是拿来为医学服务，否则会流于散漫，迷失了方向。包括中国传统文化，那是中医成长和发展的土壤；也包括现代西方文化和科技，同样是人类智慧和文明的成果。广泛学习文化、科技、医学知识，兼以体验参悟，才能达到"执两"；了解生病的人的生存状态和所生疾病的整体形势，进一步参悟，找到防治疾病、回归健康的思路与方法，即是"用中"。在治疗学上，整体把握疾病阴阳、寒热、表里、虚实，做到治疗上不偏不倚，更是"执两用中"思想深层次体现。所以崔师认为，譬如对动脉硬化闭塞症这样一个病证，既要穷学博研，对该病的病因、病机、诊断、鉴别、中西医疗法、预防等要有清楚的认识，又要用心观察每一个个体，认真参悟。既重视四时、阴阳、寒暑、禀赋、体质、地域等因素的影响，又重视疾病个体病情演变规律，才能施以恰当的治疗。譬如，治疗动脉硬化闭塞症，坚守中道，既重视脉，又重视血与络；重温通，但不尚温燥，时时注意顾脾胃、养阴液等；坏疽残端清创时，更是要求把握时机，做到去残无损，提出"控制感染，促湿转干，分离坏死，促进愈合"的外科处理原则，最大限度地保全肢体功能等，都是"执两用中"这一哲学思想的具体体现；近年来，崔师探索出了一套针刺镇痛的方法，更是在这一哲学思想指导下的创新型研究成果。

总之，崔师认为中医工作不仅仅是继承古老的医学，更是继承中华文化，要树立人和自然、社会及自身和谐理念，要修身、正心、立志、博学才能学好中医。"执两用中"思想可以指导我们在医疗活动中执简驭繁、剔除伪象、认识本质、抓住要点，做到不偏不倚，不太过，又无不及；又能帮助我们开拓思路，探讨真理，把握本质，做到"谨察阴阳之所在而调之，以平为期"（《素问·至真要大论》）。

# 八、知行合一

崔师认为"知"可来源于书本知识、社会承继、自己经验的积累，是外界事物投射到内心后的精神反应。崔师认为，医者要追求"真知"，用不偏不倚的心，全面地收集四诊信息，总结提炼，去除枝叶，留取内核，概括病本才是"知"的要害。"知"是"行"的理论基础，"知"必然要表现为"行"，有什么样的"知"就有什么样的"行"，不能落实的"知"不能算真知。医者之行，重点在知与行的关系上，强调要知，更要行，知中有行，行中有知，所谓"知行合一"，二者互为表里，不可分离。崔师将"知""行"关系分为三种，并进行巧妙的比喻：一为蚂蚁型，将知识搬来，单知不行；一为蜘蛛型，闭门造车，缺乏学习；一为蜜蜂型，采百花酿自己的蜂蜜，执两用中，知行合一。崔师曰："但知不行，如空中画饼；单行不知，如水中浮萍。"因此主张在医事行为时，中华文化与东方哲学应为根蒂，辨证方法应在继承中发挥。他对中医学者提出的口号是"继承中华文化，充实中医临床"。

# 九、全程防治

崔师对疾病的全程防治思想包括未病先防、既病防变、病愈慎养三个层次的要求。

周围血管病是一组病程长、易反复的疾病，必须避免一劳永逸的思想，坚持全程防治的思想。既要治病疗疾，又要因地制宜地进行健康宣教。教会患者合理安排日常生活，摒弃不良习惯。只要不是严重的遗传性疾病、意外伤害等，很多疾病都是由于不良生活习惯导致或诱发的。在人体健康方面，生活习惯有时起决定作用。周围血管病也不例外。现代流行病学、病因学、病理学研究已证实吸烟、酗酒、高糖高脂饮食等都是血管疾病的高危因素。另外，疾病的发生、发展一般都具有渐进性，所谓"冰冻三尺，非一日之寒"，所以《温病条辨》中说："易曰：履霜坚冰至，圣人恒示戒于早，必谨于微。"积极预防是最科学的命题，防患于未然才是最理想的。思想上重视，行为上实行，是未病先防的基本方法。

作为临床工作者，日常工作主要是解决临床问题，即"既病"问题。治病过程中，时时注意传变，对防止疾病发展与反弹可起到事半功倍的作用。譬如，动脉硬化闭塞症如果出现湿性坏疽，最容易传变，导致毒邪内陷，所以崔师提出"控制感染，促湿转干"的处理原则，使坏疽局限，避免高位截瘫和生命危险。

动脉硬化闭塞症是全身动脉硬化的局部表现，症状缓解的基础在于局部血管的重建，或依赖侧支循环的建立，真正的治愈还在于愈后的慎养。新建立的侧支血管和再通血管，更容易遭受损害，导致再狭窄、再闭塞。而且，一旦再损害，后果更严重，所以"慎养"实寓于治疗之中。

关于血管病的防治措施，崔师形象地把它比喻为黄河的治理：上游封山育林、中游保护河床、下游疏浚河道，即是治未病、防传变的思想体现。育林封沙，是在源头上下功夫，减少泥沙淤积，即培育良好的生活方式，防止、延缓动脉硬化的发生。保护河床，即提高抗病能力，不受邪侵，如《素问·上古天真论》曰："虚邪贼风，避之有时，恬淡虚无，真气从之，精神内守，病安从来"；合理健康的生活方式，兼以适度的体育锻炼，良好的精神状态，可以预防疾病的发生；疏浚河道，是治疗方法，《素问·脉要精微论》曰："夫脉者，血之府也。"血管疾病常常以疼痛为外在表现，"不通则痛"，所以，疏浚河道，是"血府"以通为用的具体要求。

未病先防，既病防变，病愈慎养，贯穿疾病防治的全过程。如上所述，未病之时，做好养生保健，防止疾病发生；发病期间，更应加强整体调养，合理治疗，肢体保护，防止溃破染毒等变证发生，以利于疾病恢复；病愈后，正虚邪弱，应养正驱邪，防止疾病复发。三者结合起来，持之以恒，才能彻底远离疾病困扰，获得健康的体魄。

# 第三节 展望前景篇

## 一、中西医结合在周围血管疾病领域的研究思路与方向

中西医是在不同的历史条件下发展起来的，各有其不足之处，两者结合方能取长补短。在结合时必须以中为本，以西为用，古为今用，洋为中用。

不论是中医或是西医，都由三部分组成，即基础理论、诊断方法、治疗手段。中医基础理论与西医基础理论由于其产生的基础、思维模式、医学模式、研究内容、研究方法之不同，要想短期内达到统一认识是十分困难的。在治疗手段上中医特别强调"病人"，西医特别强调"病"；中医注重宏观，西医注重微观；中医采用平衡调节，西医采用对症治疗。中西医目前最能统一的是诊断，都能将现代生物学、物理学、化学的诊断方法应用于临床，但前两者为医学之本，后者为标。若应用中医理论与治疗方法和西医的诊断相结合，其本质未发生变化，这是医学的"嫁接"；若在理论及治疗方法上能达到统一的认识，是医学的化合，这将是21世纪中西医研究的总方向。

新的医学模式将是融中医的宏观与西医的微观，中医的自然哲学医学模式和西医的生物医学模式，中医的形象思维和西医的逻辑思维，中医的观察、直接领

悟、取类比象和西医的实验分析方法为一体的生物—心理—社会医学模式。

周围血管疾病除少部分构形异常性疾病外，绝大多数均为内科疾病的并发症。由于饮食结构、自然环境与社会环境的变化，代谢性疾病将成为未来医学的主要矛盾。其所伴发的高黏滞血症、动静脉血栓病的发病率将会大幅度上升，给中西医结合研究周围血管疾病的病因与治疗带来新的机遇与挑战。综合多家学说的观点，21世纪周围血管病症的研究应从以下几点着手。

## （一）循证求因探讨疾病发病原理的研究

中医是循证求因的标准医学，根据舌、脉、色、症进行综合分析后进行证型分类，然后综合辨证施治。证型标准化是中医临床研究的基础。研究中医证的方法，不外乎临床研究和试验研究两种。

有计划的周围血管疾病临床证型研究始自20世纪70年代，经尚德俊、王嘉桔、王书桂等学者的努力，于20世纪80年代先后确定了闭塞性动脉粥样硬化症、血栓闭塞性脉管炎、静脉栓塞等疾病的临床证型，这为后来这些疾病的临床治疗提供了前所未有的依据。随着时代的发展和研究的需要，今后还要组织一定的临床力量对原有的证型进一步标准化，使其由定性描述变成定量描述。同时还要对下肢溃疡、大动脉炎、糖尿病血管病等进行证型的统一，使其标准化与量化。

现代医学已由临床诊断，发展到血清诊断，再发展到生化与现代物理诊断，现在正在向基因诊断发展。相同的疾病由于其内外因素之不同可出现不同的证，而不同的疾病又可出现相同的证，这就是"同病异治"和"异病同治"的依据。每种证相同必有其物质基础，这个基础采用血清法、生化法是不能进行揭示的，现代基因研究给证型的研究提供了新的手段和理论。

## （二）中西医结合进行周围血管病证发病原理的研究

可采用基因研究的方法和手段。人类的DNA序列是人类生命的真谛"。阴阳是人体内最基本的物质，两者处于对立统一之中，疾病的发生是阴阳失调造成的。人体的疾病状态可以体现在不同层次和不同方面，根据分子遗传学基本法则，基因是根本的决定因素。中医阴阳学说和西医基因学说这两种理论的结合，可使中西医从最基本的融合开始，最后达到本质结合。分析阴阳与DNA（基因）结构的关系，分析证与DNA上所携带的遗传信息间的关系，寻找它们之间的结合点，阐明阴阳的真谛，寻找证的物质基础，使辨证论治达到从现象到本质的升华，这就是循证求因，这也是宏观辨证与微观辨证相结合。

## （三）中药复方辨证治疗血管系统疾病的原理研究

中药方剂最大的特征是整体性、复杂性、灵活性。整体性体现了中医理论的精髓。中药方剂之所以能起到优良疗效，肯定是其物质基础，即三大类化学成分（无机物、有机小分子、生物大分子）在起作用。一个方剂少则几味药，多则十几味药，化学成分可能达几百种甚至上千种，确定哪种化学成分在起作用，给中药复方的研究带来很大的困难。在过去的研究中强调了研究成分的单一性，而处方成分的过度单一，又失去了处方的整体性。

中药复方是在单味药物应用的基础上演变发展而来的，它是单味药物临床应用的进步。中药的复方作用不等于单味药相加，可能在煎熬的过程中有新的物质产生（即1+1＞2），这种物质是单一药物成分中所没有的。例如，传统名方生脉饮拆方的研究表明，组成该方的人参、麦冬、五味子三味药在煎煮之前均不含5-羟甲基-糠醛（5-HMF），五味子单煎后生成一定量的5-HMF，但是三药合煎则5-HMF的生成量明显增加，并证实5-HMF的产生来源于五味子，而其煎出量高低则决定于麦冬与五味子的比例，麦冬比例高则5-HMF生成增多。进一步研究表明，5-HMF具有显著的抗氧化、抗心肌缺血作用，这对于生脉饮治疗心血管疾病的疗效至关重要。中药复方的各成分之间既有相辅相成，也有相反相成，但最终却构成了一个有序的整体而发挥作用，这是复方的优点。

血管系统疾病的发生具有多源性，"病在脉者，调之于血。"以动脉硬化为例，此病的发生与脂质代谢异常、血液黏度异常、血流动力学改变、血管内膜损伤等多种因素有关，这些因素又是更多因素引起的，所以在治疗动脉硬化时，单一解决某一因素并不能起到良好的作用。近20年来溶栓药、降纤药、抗凝药、抗血小板聚集药等在临床上的广为应用，血管旁路转流术及球囊导管腔内成形术（FEA）的开展，对缺血肢体血运的重建起到了积极的作用，是跨时代的进步。但是，术后的再狭窄率却居高不下；另外，中小血管栓塞与闭塞，也是血管外科医生面临的难题之一。基因科学的迅速发展，给过去被视为治疗难题的疾病带来希望。例如，采用基因方法治疗肢体缺血性坏疽已取得了良好的疗效，芬兰、法国、美国等报告了200余例，采用"血管内皮生长因子"的基因肌内注射，基因治疗后新的血管形成并增加了血液供应，使患者下肢静息痛、跛行等症状均有不同程度改善，部分患者症状完全消失和运动耐受时间明显延长，少部分下肢缺血性溃疡愈合，这种疗效令医学专家们深受鼓舞。采用中药临床治疗，用同样的疗程，取得同样疗效者全国已报告的病例数以万计，为什么没有引起世界医学家的广泛兴趣呢？这是我们今后中西医结合工作者应该研究的课题。

中药具有"多成分，多靶点"的作用，恰好针对循环器官疾病发病原因的多源性。新世纪应通过系统的研究工作，以大量的现代科学研究数据为基础，从组织器官、细胞、分子水平阐明中药复方多成分、多途径、多环节、多靶点的药理作用特点和机制，建立"中药复方治疗药物作用模式"，寻找"同病异治""异病同治"的物质基础。

## （四）中西药联合用药的研究

目前，全国各地在周围血管疾病的防治中，存在着用药过乱、过滥的现象，中药、西药联合应用非常普遍，西药的抗凝药、溶栓药、降纤药、抗血小板聚集药与扩张血管药联合使用也是常有的现象。但药物应用不规范，这不仅浪费了药物资源，增加了患者的经济负担，还可能会出现药物的拮抗，增加临床的副作用，并影响疗效。21世纪在药物的规范应用上应组织全国专家做出更多的临床研究和实验研究。

中西药联合应用时，中药以证为准，西药如何切入，切入的体征，切入的时机，用药剂量，用药方法需要进一步深入研究，要达到量化与规范化还需要做大量的工作，也需要长时期的深入观察与总结。

西药规范用药也是一个亟待解决的大问题，除在基础医学上做大量的工作外，认识上也需要有新的突破，如何量化用药方法，也需要组织有条件的单位在统一标准下做大量的深入研究。

## （五）中医宏观调控与血管外科手术关系的研究

中医的特点是宏观网络式思维、信息反馈式分析、演绎推理的判断方法，对人体疾病的治疗起到了宏观调控的作用。运用分子生物学和分子遗传学等技术，分析人类基因组的结构、功能及其所携带的遗传信息与中医辨证的关系，建立"证"的客观指标，对"证"宏观调控，实现对症治疗，以治其本。

血管旁路手术、血管介入治疗被广泛应用后，一段时间内认为是肢体缺血和冠心病患者的希望之所在，尤其对生命质量的改善是无以替代的，但远期效果如何，有资料认为不比药物保守治疗优越。手术治疗时间短、见效快，深受患者的欢迎。手术治疗失败的主要原因是手术后再狭窄。提高手术成功率，除了有对病情做出正确评价，认真诊断，精心手术这些微观的方法外，还要运用中医宏观治疗方法，使宏观与微观结合在一起，这需要临床工作者认真设计，精心观察，长期实践才能达到质的突破。

## （六）中医外用药物的研究

中医治疗的精华之中包含着外用药物，它是几千年经验的结晶，由于有些药物配制工艺复杂早已失传，有些迫于药物政策、法规问题无法生产研究，有些由于药源困难无法生产。总之，中医外用药物品种越来越少，处于亟待抢救状态，如不积极地开发研究和应用，很可能会在不久的将来名存实亡。

中医外用药不少品种内含有重金属，重金属与有毒元素成了难以突破的障碍，对这个问题，我们应有新认识、新观点。最近，国内外曾发现许多年来被公认具有毒性或刺激性的物质，如果用适当剂量或改变其给药方法，不但不损害机体，反而能使生物延年益寿，医学上称之为"毒物应激效应"，起到以毒攻毒的作用。

上文讨论了证的研究的重要性、复方研究的必然性、规范中医辨证与西药如何切入的可能性；血管外科手术的局部治疗和中医宏观调控的科学性、外用药物继承发扬的紧迫性。由于知识水平所限，以上的认识带有难以克服的局限性、片面性。

中西医结合绝非一朝一夕能解决的事情，需要几代人，甚至几十代人的艰苦卓绝的工作才能实现。对这项工作既不可停滞不前，又不可拔苗助长。科学的方法是：有计划、有组织、由浅入深、由临床到实验、由实验到临床，认真研究，努力探索。

开展好中西医结合周围血管疾病的科研工作，学会是一个很好的桥梁和纽带。今后我们应以学会为依托，组织学会内、学会外有志于周围血管疾病研究的同仁共同工作，争取通过几代人的努力，使其在理论与方法上有所突破。

# 二、中西医结合的展望

中医学是中华民族灿烂文化的重要组成部分。它主要来源于实践，并在实践中不断得到充实和发展，是融合古代中国哲学理论而形成的一门独具特色的医学体系，在理论和临床上都有其独特的优势，是人类历史上四大传统医学之中唯一延续至今并持续为人类健康发挥着巨大作用的医学科学。但时至今日，中医学的发展却处于一种茫然且极其缓慢的境地，令人痛惜，更值得人沉思。

## （一）中医学是一个伟大的宝库，应努力发掘并加以提高

中医学是中华文化的结晶，研究中医应首先研究中华传统哲学。中华文化以儒家和道家学说最为丰富。儒家的精髓为"中"与"恕"，孔子的"中庸"之道可归结为"和谐"：和谐自然，和谐社会，和谐自己，即天、地、人之间及其本身的平衡。老子的《道德经》所提出的整体观，万物的互根互用，"法于自然，和于术数"等诸多思想亦有异曲同工之处。WHO第八次会议指出，传统医学是现代医学传播与发展以前就已存在几百年的有生命的医学实践，而且至今还在应用，这些实践由于各国社会传统和文化不同存在着很大差异。中医属传统医学，但经验最丰富，理论最完整，它包括汉医、维吾尔族医、藏医等。恩格斯认为中医是天才的臆测。因此我们要学好中医，并将其进一步传承发扬。学好中医的关键是学习好文学、哲学、基础医学和临床医学，只有打下深厚的基础和底蕴，我们才有可能窥得冰山一角。医者意也，病者过也。中医洞察自然规律，将人融入自然，力求人与自然的平衡和协调，因此中医的治疗，应将人还原于自然。治病应如同治理河流：上游保护，中游保养，下游疏通。具体在临床治疗上应：①通过临床洞察疾病发生的规律，疾病的临床特点，对疾病进行横向与纵向对比并找出其相同性与其特异性；②对特异性与相同性找出其敏感点；③对敏感点可设立多种假说，对假说进行新的认识，新的研究，进而进行创造。

## （二）我国医学的现状

"三个医学"，即中医学、西医学、中西医结合医学，三者并存为我国医学的现状。

（1）中医学是以中国传统文化作为母体，将人体与自然、社会相联系而研究其生理机制、病理变化及疾病的预防、诊治和康复的宏观医学。中医学是一门立足于东方哲学基础理论的自然哲学医学模式，它所揭示的是人体与外在、人体各个部分与整体之间的普遍联系，其独特的理论和疗效，在医疗保健中仍起着举足轻重的作用。

（2）西医学（现代医学）是以近代实验科学为基础发展起来的以研究人体的结构、功能、病理变化和诊疗、预防方法的微观生物医学模式，已成为主流医学，在医疗、预防和保健中起着主导作用。

（3）中西医结合医学（整体医学）是一门研究中医和西医在形成和发展过程中的思维方式、对象内容、观察方法，比较二者的异同点，吸取二者之长，融会贯通，创建医学理论新体系，服务于人类健康和疾病防治的整体医学（李恩表述）。其目的是将中医学的宏观整体模式与现代医学的微观分子模式相结合，从而找出新的发展思路和空间，探索未来医学发展的方向。

## （三）传统医学的再兴起和中西医结合

随着人类社会的发展，现代医学由原来局限的生物医学模式逐渐向"生物—自然—社会—心理—个体"整体医学模式转变，其发展方向与传统医学的内涵不谋而合，既体现了传统医学的前瞻性和奇特性，也说明了传统医学的再兴起是现代医学发展的需要。传统医学重视外感、内伤等因素对健康和疾病的影响，其在摄生和养生学方面有着丰富且完善的理论和方法，以及其"未病先防，既病防变"的"治未病"理论等，均体现了中医整体医学模式的先进性，不仅与现代医学的发展方向同步，而且更具前瞻性。

当代医学的发展呈现出两大趋势：①微观化——HGP的完成，从基因水平认识生命的现象，开辟了生命科学研究的新纪元。②宏观化——医学模式的转变，更重视心理因素和社会因素对健康和疾病的影响。

中西医结合通过研究中西医对人体和疾病的认识差异，采用分析和综合相统一的研究方法，以求在宏观整体和微观分子水平找到结合点和创新点。这一学科既汲取了中医学的整体观和辩证观，又吸收了西医学的微观研究，优势互补，把宏观整体与微观分子水平相结合，是把当代科学研究方法的高度分化与高度综合结合起来的典范。

但中医、西医是两种不同社会文化的产物，有着截然不同的医学模式和研究方法，因此中西医结合绝不应该是简单地以西方医学的模式和方法来套传统医学，而应该是在理论层面实现二者的互补互用，要以临床为基础，从已有的成功经验，加强基础理论研究，进而加以创新和发展。所以中西医结合的前提，取决于对中医学基本理论的继承和坚持。

## （四）中医药学的发展方向

中医药学的发展应以中医学的本质和特点为基础，以中医的思维方式为指导，采用现代科学的理论和方法进行研究，赋予其新的内容和活力，从而与现代科学技术发展同步，实现中医的现代化。在这一过程中，既要谨守中医学的"三性"（①整体性。面对"患者"，从整体认识疾病，确定治法。②辩证性。从证认病，"以外揣内"，治疗个体化。③统一性。把人看成是自然和社会为一体的人），又要针对现代医学的发展变化，调动内因，应变得道；既要以中西医结合为发展途径，又要处理好以下四个关系：①实体模型与唯象模型的关系，即把解剖形态学定位转变为功能定位，但绝不是简单地把功能定位对应到解剖形态上去。②现代化与西医化的关系，即不要把中医学变为单纯的辅助医学，更不应该把中医规范到西医的模式之中。③动物实验和临床的关系，即以临床疗效为基础，研究和发展中医学，不应该局限或依赖于动物模型。④中药复方与中药单体关系，即二者是局部与整体的关系，既要努力发掘植物化学药，又要注重组方配伍的继承研究与发展。

随着医学的发展，中医药学面临着"三个变化"和"一个缩小"的局面：①疾病谱的变化——出现许多新病种，中医学未曾见到过的疾病。②证的变化——生活和工作方式变化，西医治疗的干扰，出现了"变证"和"坏证"。③中药的变化——质量下降，濒危动植物代用品的应用，有待研究。④临床实践空间的缩小——限制了中医药学的发展。但是作为人类发展史上最长期、最广泛的医疗实践的中医学，只要应变得当，谨守对中医基础理论的继承，处理好前面所述的四个关系，相信中医药学在中西医结合的层面上必将焕发出更多的生机和光彩，必将为现代医学的发展做出不可取代的贡献。

# 三、动脉硬化闭塞症中西医结合治疗的可行性与必然性

动脉硬化闭塞症是机体动脉长时期受致病因素的作用发生动脉管腔狭窄、闭塞，受供组织发生营养障碍，甚者发生坏疽。本文旨在通过临床资料证实中西医结合治疗的可行性与必然性。

## （一）可行性

1.资料来源　本文搜集自1991年12月1日—2003年5月30日国内中医、西医、中西医结合诸方面的刊物发表的有关动脉硬化闭塞症的文章，全部文章共计143篇，4 445份病例。

2.资料分析　在143篇文章中，试验性15篇（10.5%）、新技术11篇（7.7%）、护理8篇（5.6%）、综述10篇（7.0%）、西医药8篇（5.6%）、手术42篇（29.4%）、中西医结合12篇（8.4%）、中医观点37篇（25.9%）。病例共计4 445例，其中手术825例（18.6%）、西药治疗538例（12.1%）、中西医结合治疗825例（18.6%）、中药治疗2 257（50.8%）。以上资料可以看出，不论是文章的数量还是患者数量均以中医及中西医结合占多数。

3.发展趋势　试验文章15篇：病因6篇、新的治疗方法3篇、新的西药2篇、诊断技术1篇、中医中药3篇；西医西药18篇：应用前列腺素E 13篇，克拉瑞啶及维脑路通等联合治疗1篇，纳米–VEGF和骨髓干细胞移植的各1篇，采用抗凝、溶栓、扩张血管等综合治疗2篇；中西医结合治疗共计12篇：临床6篇，在6篇中中医治疗为主2篇、以西药治疗为主者4篇，另有试验性3篇、外治1篇，其余2篇为中西医结合的理论探讨性文章。纯中医观点文章共37篇：理论研究6篇、临床研究31篇。在31篇中，辨证论治4篇、中成药治疗19篇、中药静脉点滴6篇、中药外用或与针灸相结合2篇。由此可以看出中医理论与中药为主的科研课题多于西医理论与西药治疗的文章；中医文章之中复方研究的文章少于单方研究的文章；单方研究之中以单味中药研究者为主，多篇文章中药的研究已进入分子生物水平。临床文章之中手术文章给我们揭示了一个共性特点：手术已趋多样化、个性化，手术多集

中在中、大血管上，手术对发生在中小血管的绝大多数（75%）外周动脉血管疾病无能为力；以中医中药为主的中西医结合治疗方法取得了良好的疗效，应给予肯定。由以上资料可以看出，对动脉硬化闭塞症这一世界性难题尚未有完全良好的治疗对策，在所有对策之中以中医理论为基础的中西医结合的治疗手法是可行的。

## （二）必然性

1.手术治疗动脉硬化闭塞症的局限性　现代科学技术的发展，促使血管外科向深度与广度开展，相继出现了动脉内膜剥脱术、血管旁路移植术、血管腔内治疗术、经皮腔内血管成形术、血管内置支架术、血管腔内旁路术、激光血管成形术、血管腔内斑块旋切术、超声消融术等术式，给肢体缺血者提供了新的治疗方法，挽救了不少严重缺血患者的肢体，成为目前竞相发展的一种新的学科。由于动脉硬化病因的多源性，病理变化的复杂性，动脉硬化闭塞症绝大多数患者并不适合外科手术治疗。正如吴庆华教授最近所揭示：下肢重建血管的长期通畅率仍是血管外科面临的一个难题。只有主髂动脉闭塞的腹主-髂动脉或腹主-股动脉人工血管转流长期效果好，如安贞医院报道，近300例主髂动脉重建5年通畅率可达82%，腹股沟以远的血管转流术的通畅率并不满意。目前移植材料仍以自体大隐静脉为首选，5年通畅率约为70%。而人工血管长期通畅率更低，尤其是膝下血管重建，5年通畅率仅为50%左右。因此膝关节以远的旁路手术尤其应以自体大隐静脉为首选移植材料。PAOD 的介入治疗仍局限于短段病变，目前短段主髂动脉病变的球囊扩张和支架术效果满意，但总体看，长期通畅率还是低于外科手术。股浅动脉以远的球囊扩张和支架术效果不佳，3年通畅率低于60%。因此，血管腔内治疗和外科血管重建的风险与疗效比的问题还有待于设计良好的对比性临床试验来解决。由此可以看出，血管病变外科手术治疗存在很大的局限性。美国匹兹堡大学医学中心长达15 年的观察研究显示，缺血性间歇性跛行患者10年累积截肢率＜10%，10年累积手术血管重建率为18%。患者踝/肱指数（ABI）平均每年下降0.014，跛行距离平均每年缩短8.4m。静息痛和缺血性溃疡发生率分别为23%和30%。病死率与静息痛和组织坏死有密切联系。在一些研究中，所谓的危重肢体缺血患者1年病死率约为20%。因此目前只对出现静息痛、溃疡的慢性严重肢体缺血患者，才积极考虑行外科血管重建或介入等治疗，以防止截肢和肢体功能丧失，甚至挽救生命。总之，患有动脉硬化闭塞症肢体缺血的患者绝大多数是需要长期进行内科治疗的，包括因缺血而进行手术治疗的患者。

2.病因的多源性 对于动脉硬化闭塞症这一病因多源性疾病的防治必须建立在整体治疗的基础上。2 000余年前的《黄帝内经》就明确指出："夫上古之人之教下也，皆谓之虚邪贼风，避之有时，恬淡虚无，真气从之，精神内守，病安从来？是以志闲而少欲，心安而不惧，形劳而不倦，气从以顺，各从其欲，皆得所愿，故美其食、任其服、乐其俗，高下不相慕，其民故曰朴。是以嗜欲不能劳其目，淫邪不能惑其心，愚智贤不肖，不惧于物，故合于道，所以能年皆度百岁而动作不衰者，以其德全不危也。"可以看出，心理平衡、生活协调，优越的生存空间、良好的自然环境，适当的体力劳动、适度的体育运动，良好的饮食习惯、平衡的营养是人们防病，特别是预防动脉硬化的物质基础。从流行病学也可以看出以上这些因素在动脉硬化防治中的重要性。例如，江苏如皋市145.28万人中100岁以上的老人有172人，远高于世界上长寿地区百岁老人0.75人/万人的比例。为此气象科技人员对如皋从1957年至2000年40多年间的气候资料进行研究，发现有益于如皋人的气候条件。如皋属亚热带湿润气候，气温适中，常年平均气温为14.7℃，最冷的1月平均气温也有2.1℃，最热的7月平均气温仅有27.1℃。40年中，日最低气温低于-10℃的只有7天，大于35℃的高温日数平均每年仅有5.4天，常年平均相对湿度为80％，较为怡人。如皋雨水充沛，常年降水量1 056.8mm，年平均降水天数119.4天，但大于50mm的降水日平均仅有3.2天，与国内长寿水平高的长兴岛相似。另外，如皋日照充足，无霜期较长，全年盛行东南风，平均风速3.1m/s，综上所述，优越的气候条件是如皋人长寿的机密。笔者总结65例100岁老人长寿的秘诀：这65人均有良好的心理素质，和谐的社会生存空间，营养平衡的饮食习惯，能坚持一定量的体力劳动或运动。由此可以看出建筑在中医基础理论上的防治动脉硬化的方法是可行的。

3.中西医治疗的整体性 中医学特别强调机体的统一性，诊疗的立体性与个体化相结合，动脉硬化闭塞症这一复杂性疾病更为如此。动脉硬化闭塞症临床表现为动脉血管的狭窄或闭塞，主要是动脉血管在致害因子作用下发生一系列病理变化而引起的。这些致害因子，如血浆内血液黏度过高、血液流变因子异常、血液纤维蛋白含量超标、血液的凝血机制过强等血液的内在成分发生改变造成血管腔内血栓形成，故"病在脉者调之血"。吴庆华教授资料显示：过去近40年的研究提示，约1/4间歇性跛行患者可自发改善，1/3～1/2保持不变，只有约1/4的患者病情加重。所谓临床病情好转，主要是由于被阻塞血管周围侧支循环建立、微循环得以恢复。治疗这类疾病如果能够遵循"病在血者调之络"这一格言，进行微循环调节，可以收到良好的疗效。总之，祖国医学视人体为一整体，诊病时不仅要看到病人的病，更应看到生病的人。

4.在中医理论指导下研制抗动脉硬化的新药　随着医学的普及与发展，中医学也逐渐迈入了现代科学的行列。中医学研究方面在遵循传统的形象思维的同时，将现代医学逻辑思维方法融为一体，开发了不少新的研究课题。以抗动脉硬化的新药为例，应用于临床的已有多个系列数十种之多，不仅给临床医生提供了新的治疗手段，同时也给医学研究拓宽了新的思路，如静脉内用药有脉络宁注射液、灯盏花素注射液、丹参注射液、川芎注射液、脉炎消注射液、葛根素注射液、红花注射液、654-2、刺五加注射液、清开灵注射液等，口服成药制剂有通塞脉片、三七片、脉栓通片、血塞通片、络心通胶囊、血塞通胶囊等。

5.中西医结合治疗动脉硬化闭塞症的必然性　通过以上资料分析，不难看出在动脉硬化疾病的临床防治中还有很长的路要走，要战胜这一人类顽疾，只有多学科的共同努力才能实现。在中西医的结合点上既要着重中西医的理论融合，更要着重实用医学的互补，才能从理论与实际上将中西医结合提高到一个新的水平。现代医学近些年来发展极为迅速，特别是病因学、病理学、诊断学、医学技术诸方面更为突出。如果能将中医学的宏观思维、天人合一的自然观与现代医学的研究方法融为一体，这自然而然地会提高医学研究的深度与广度，对动脉硬化的研究可能会起到事半功倍的作用。现代医学在手术学等技巧医学方面进步是惊人的，遗传学、基因医学、组织移植医学等的发展已达到了前所未有的水平，这些学科的发展也将给动脉硬化的防治提供良好的基础，如果能将中医学丰富的诊断方法和药物相结合，对肢体缺血性疾病患者的病情康复将会提供更为充实的药物资源。由此可言，中西医结合治疗动脉硬化闭塞症是必然的。

## （三）存在问题及研究方向

动脉硬化的临床防治经过近50年的努力已取得了很大的成绩，但相关的科普宣传远不如高血压、糖尿病、冠心病等因动脉硬化而诱发的伴发疾病力度大。动脉硬化发生的病因学研究虽已取得了长足的进步，但真正的突破尚有一定的距离，除应组织有条件的医疗科研单位集中人力物力做好研究工作外，临床工作者为了临床研究的需要还应进一步规范临床诊断指标及临床疗效判断标准与中医证型。随着手术方法的多样化、手术器械的现代化，血管外科正在向更加微观化发展。应在普及的基础上进一步规范手术指征，这样才能进一步提高手术近期与远期成功率。大量的研究资料表明治疗动脉硬化闭塞症存在中西药物联合的现象，但对发病机制研究较少，中西药联合用药对疗效是正相关或负相关，尚须从药理、病理等多方面进行研讨。

# 四、中西医结合诊疗急性肢体动脉栓塞的可行性与必要性

急性肢体动脉栓塞是指肢体动脉血管被异物急性阻塞，致使被阻塞动脉血流量减少或中断，引起的临床肢体缺血甚者组织坏死的急性动脉血管性疾病。自从Harvey于1628年首先报告以后，急性动脉栓塞所引起的病理生理变化，逐渐受到人们的关注。近代随着科学技术的发展对急性肢体动脉栓塞的诊断更加明确，治疗更加规范，截肢率、死亡率均有大幅度下降。本文总结1995—2005年国内有关报道共计81篇文章，其中手术治疗文章35篇，保守治疗19篇，护理性文章12篇，综述性文章5篇，中西医结合文章10篇，总病历数2 277例，旨在探讨中西医结合诊疗急性肢体动脉栓塞的可行性与必要性。

## （一）临床资料

1.病因　根据资料可查病因的总例数为1 577例，以心源性因素居多，为1 257例（79.7%），其中心房纤颤1 069例（85.0%），包括风心病伴房颤496例、冠心病和风心病伴房颤415例、陈旧性心梗伴房颤32例、慢性心力衰竭56例、急性心内膜炎伴房颤12例、不明原因房颤58例；动脉硬化症215例。病例中伴糖尿病者97例，伴高血压者69例。近年来，随着动脉粥样硬化发病率逐年增高，由动脉硬化粥样斑块脱落所致的急性动脉栓塞的发病率也逐年上升，病因有动脉瘤腔内脱落、医源性损伤、血管损伤、癌栓脱落、大动脉炎等。中医认为该病与脏腑、经络、卫气营血有密切关系。该病多发于老年人，老年人多因心阳不足，阳气无力通运四

末，气血运行无力，或卫阳不固，寒邪湿毒内侵，寒湿之邪滞于血脉，或因正气虚弱，荣卫之气与寒湿之邪相互搏结，壅遏不行，稽留脉中，气滞血瘀，瘀血堵塞脉络，瘀阻不通故发病。

2．临床症状与体征　2 277例全部均具有不同程度的5 P征，即无脉（Pulselessness）、苍白（Pallor）、疼痛（Pain）、感觉障碍（Paresthesia）和运动障碍（Paralysis）。首发症状多为突发患肢剧烈疼痛和麻木，继而出现运动障碍，皮肤苍白或发绀，皮温下降，并感下肢厥冷。体征：肢体远端动脉搏动消失，患肢皮温减低，出现分界明显的变温带，并有不同程度的感觉障碍。在本资料统计中症状体征较重者53例在就诊时已出现肢体肿胀、水疱发生，123例出现皮肤花斑样改变，97 例出现趾端坏死，21例合并踝下垂，36例合并脑梗死。中医方面将其临床表现通常分为以下4个证型：①寒湿阻络型，此型患者多面色无华，畏寒怕冷，趾端苍白遇寒痛剧，舌质淡，苔薄白，脉沉细或迟缓。②血脉瘀阻型，此型患者面色灰暗，肢端多呈紫红、暗红、青紫色，或有瘀点、瘀斑，舌质红或红绛有瘀点，苔薄白，脉沉迟或沉细涩。③毒热炽盛型，此型患肢皮肤潮红、肿胀、疼痛剧烈，舌质红绛，苔黄燥或黄厚，脉洪数或数大。④气血两虚型，此型患者面容憔悴，消瘦无力，舌质淡，舌苔薄白，脉沉而无力。

3.临床诊断　因该病多突然起病，临床表现典型，根据其症状、体征结合其原发心脏疾患，即可得出正确诊断。2 277例患者中有850例根据其临床表现做出正确诊断，1 100例患者行彩色多普勒超声检查，国内一组报道其特异性为99%，准确性为96%，因其准确性高、价格便宜，且为无创检查，并可快速得出结论，因此诊断该病多使用多普勒检查。327例患者行肢体动脉造影，动脉造影可明确栓塞的部位，了解有无多发性栓塞的存在，以及有无侧支循环的形成，动脉造影是诊断急性动脉栓塞的金标准。但是，动脉造影常需延长2～3小时，如果患者及肢体处于非常危急的状态，患者已有感觉和运动障碍体征，不应强调为明确诊断而行动脉造影，以免延误手术时机。

## （二）临床治疗

1.手术治疗　有传统手术治疗与血管腔内取栓治疗，传统手术治疗主要采用切开动脉，直接取栓，因其创伤大，细小动脉内血栓不易取出，自20世纪90 年代广泛开展动脉导管取栓术以后，已基本不用。本组病例中自1990年后行传统手术者仅8例。因Forgarty球囊导管取栓术创伤小，取栓彻底，下肢远端可达踝关节，上肢可达腕关节，现已作为手术治疗急性动脉栓塞的首选方法。据有关文献报道，8h内治疗者治愈率100%，8～24小时治疗者治愈率50.85%；国外文献报道，缺血12小时以上才开始治疗者，肢体存活率78%，死亡率31%。

2.保守治疗　溶栓方法有动脉插管直接动脉给药及静脉给药两种，动脉插管直接给药即将溶栓药物尿激酶直接注入血栓部位，使之充分渗入栓子内部，发挥迅速而强大的溶栓作用，从而避免了全身用药剂量大，血液纤溶亢进，出血较多的危险。静脉给药即传统经静脉滴注。溶栓药多采用尿激酶，因其仅能溶解新鲜血栓，一般对发病3天内的血栓效果最好，超过7天效果较差。目前对尿激酶的用量尚无统一的标准，其与栓塞时间、栓塞部位、疗效之间的关系有待进一步研究探讨。尿激酶治疗中断指征：①在溶栓过程中出现血凝块已基本溶解或全部溶解，阻塞的血管腔血流已基本恢复；②溶栓48～72小时仍未出现血栓溶解；③继续溶栓治疗可能危及患者肢体的存活和有功能丧失的危险。抗凝药物一般皮下注射低分子肝素钠，它与普通肝素相比，与蛋白结合率低，皮下注射后生物利用率高，并能够避免长期普通肝素带来的副反应，血小板减少症和骨质疏松症。用量多为1万～2万U，2～3次/天，使全身达肝素化，后改为口服药华法林，在应用以上药物时，应密切监测凝血酶原时间，防止药物的副反应出血的发生。文献报道溶栓治疗效果等同或优于手术：溶栓治疗1年死亡率14%，手术为16%；1、6、12个月的肢体挽救率溶栓与手术分别为90.4%、78.6%、74.6%，86.2%、74.1%、65.4%。

3.超声溶栓治疗　血管内超声溶栓利用超声的机械碎石和空穴作用来溶解栓子，机械破碎溶栓是用超声探头直接振荡栓子使之裂解，空穴作用通过超声波产生局部负压裂解血管内的栓子以达到溶栓的目的。其优点是对患者损伤轻微，恢复快，不足之处是易损伤血管内膜，形成新的附壁血栓，同时超声溶栓时破碎的小栓子可使微小动脉形成血栓。

4.中西医结合治疗　在手术及药物溶栓、抗凝治疗的同时结合中医中药的应用，疗效确切。夏庆梅等报道术后给予静点化瘀通脉液及口服化瘀通脉汤剂（丹参30g，当归、川芎、鸡血藤各15g），总有效率达94.4%，恶化率为5.6%。陈淑长教授报道2例，1例辨证为湿热型，治以清热利湿、活血通络为主，方以茵陈赤小豆汤加减；1例为阳虚型，治疗以温经散寒、活血通络为法，以附片、桂枝、黄芪、当归、赤芍、红花等药为主。治疗效果：1例好转，1例治愈。我院总结

1995—2005年中西医结合治疗122例急性动脉栓塞患者，总有效率达86.1%。残肢率9%，死亡率4.9%。应用中药，静脉点滴药以丹参、脉络宁、黄芪、参脉注射液为主；根据崔师多年临床经验总结，汤药以丹参、当归、鸡血藤为基础方，阳虚型酌加桂枝、附片、干姜、肉桂等；血瘀者加三棱、莪术、水蛭、桃仁、穿山甲；毒热炽盛者加玄参、金银花、蒲公英等。

## （三）讨论

1.中西医结合预防急性肢体动脉栓塞的可行性与必要性　　目前，全身性溶栓疗法、传统的取栓术、导管取栓术及动脉腔内血栓消融术，都是治疗急性肢体动脉栓塞的有效方法。各有优缺点和明确的适应证，但迄今为止都没有明显改变病残率、截肢率和死亡率的结局。同时急性肢体动脉栓塞经治疗后再栓率仍较高，其原因主要有：①心房纤颤患者有心脏栓子再脱落的可能。②动脉硬化患者血管内皮已有的损害或狭窄，易继发新的血栓残留。③取栓时对血管内皮的损伤及股动脉切口处的创伤使新生血栓机会增加。④血液高凝状态等。因此对该病的预防显得尤为重要，其病因以心源性房颤为主，西医治疗可给予药物纠正房颤，必要时电复率；若房颤无法纠正，可口服华法林以防止瓣膜附壁血栓形成，但该病多发于老年人，在接受抗凝药物治疗中，面临着进退两难的临床问题，即当出现血栓风险亟须抗凝药物治疗时，随着年龄的增长，其抗凝治疗也会伴发更大的出血风险，且目前尚不清楚口服抗凝药物的治疗能否使本病发病率维持在一个较低水平。因此结合中医中药治疗有其必然性，中医认为气血阴阳亏虚是房颤发生和发展的主要病理机制之一，如心气虚可进一步发展为心阳虚，心血虚可进一步发展为心阴虚，致房颤发生，治疗重在益气养阴，使心神得养，阴平阳秘，心悸自平，气阴两虚证候可复，同时患者的心功能也可得到改善和恢复。临床常选用生脉饮、生脉注射液及黄芪注射液等进行治疗，中西医结合就是把西医的微观辨病与中医的宏观辨证有机结合起来，加强疗效。

2.中西医结合在急性肢体动脉栓塞围手术期的应用　　急性肢体动脉栓塞采用手术治疗可迅速缓解症状，但必须同时采用药物保守治疗作为手术治疗的辅助疗法。中西医结合治疗一方面应用西药尿激酶、华法林溶栓抗凝，一方面应用中药，以活血化瘀止痛为主，静脉注射针剂有丹参、黄芪、脉络宁注射液等，并同时口服中药汤剂，根据以上证型辨证施治。活血化瘀类药物现代药理研究证实：

丹参可增加微循环血流，抗凝及抗血小板聚集，有效抑制组织脂质过氧化物酶的形成，从而防止肢体再灌注损伤综合征的发生；当归具有抗血小板聚集、抗血栓形成、抗凝、镇静、镇痛作用；鸡血藤具有扩张血管、明显对抗动脉硬化的作用；水蛭具有对抗纤维蛋白原、阻碍血液凝固的作用；三棱具有抗血小板聚集、抗血栓形成的作用。联合运用药物治疗，在术前可防止病情进一步发展，在术后可溶解残余血栓、预防取栓后继发动脉血栓形成和深静脉血栓形成，明显降低再栓率。

3.中医整体学说在急性肢体动脉栓塞防治中的应用　整体观念贯穿于中医学的生理、病理、诊法、辨证、论治等各个方面。人体是一个自我调节、自我适应的有机整体。正常的生命活动，一方面要靠各脏腑正常地发挥自己的功能，另一方面要依靠脏腑间的相辅相成的协同作用和相反相成的制约作用，才能维持协调平衡。在分析病症的病理机制时，应认识局部病变大都是整体生理机能失调在局部的反映，即所谓"有诸内，必形诸外"（《孟子·告子下》）。结合本病发病者多为老年患者，因老年人多脏腑功能不足，先出现肾阳虚，脾阳虚，继之肺气亦虚致使心阳虚，心气虚衰，帅血无力而致血瘀经脉。其气虚为本，心阳不足，则血脉瘀闭，运行不畅，而发生肢体血液循环障碍。《灵枢·经脉》曰："手少阴气绝则脉不通，脉不通则血不流。"血瘀、寒凝为标，治疗时应采取急则治其标、缓则治其本的治疗原则，不能仅停留在逐瘀通络上，病情稳定后治疗重在益气温阳，"气血者，人之赖以生者也""气血虚损则主邪辐辏，百病从集""气行则血行""气血充盈，则百邪外御，病安从来"。标本兼治，使各脏腑功能得到协调平衡，这无疑大大加强了对该病的预防及治疗作用，减少了并发症的发生。

第三章

临床精粹

# 第一节　经方治验

所谓经方，大略是汉代以前医学著作中方剂的泛称。《汉书·艺文志·方技略》记载："经方十一家，二百七十四卷。经方者，本草石之寒温，量疾病之浅深，假药味之滋，因气感之宜，辨五苦六辛，致水火之齐，以通闭结，反之于平。"惜年代久远，经方十一家多致湮没不传。现所谓经方者多指经典医著《黄帝内经》《伤寒论》《金匮要略》中的方剂，然《黄帝内经》仅载方13首，应用范围有限。《金匮心典·徐序》载："惟仲景则独祖经方，而集其大成，惟此两书，真所谓经方之祖。"经方经久不衰、历久弥新的主要原因是应用得当，临床疗效卓著，屡起大病沉疴。崔师博学多识，长于实践，对经方应用颇多心得，兹录数例，以飨读者。

# 一、大青龙汤治疗伤寒案

李某，男，49岁，解放军某部指挥官。2008年7月18日下午3时就诊。主诉：恶寒发热1天。起因：酷暑练兵，身先士卒，长途跋涉，中途遇雨，当晚并未在意，翌日晨起感觉不适，浑身酸痛，至中午则恶寒加重，测体温达39℃，自思体质强壮，自觉多饮水汗出可解，不料下午仍高热不退，略有寒战，急来就诊。

刻下症：恶寒发热，全身肌肉酸痛，呼吸急促，寒战无汗，无咳嗽吐痰。

症见：体温39.5℃，心率100次/分，呼吸30次/分，血压130/90mmHg，听诊心率快，律齐。两肺呼吸音粗，右下肺可闻及湿性啰音。急查血常规，白细胞13.2×$10^9$/L；肺部CT：右肺下叶大叶性肺炎。舌红苔白，脉浮数。

诊为伤寒（表寒兼里热证）。

此证易辨，乃酷暑天气，皮毛弛张，骤然受寒邪，毛窍闭塞，阳气郁闭于肺所致。《伤寒论》载："太阳中风，脉浮紧，发热恶寒身疼痛，不汗出而烦躁者，大青龙汤主之。"此方应用发汗力猛，不可过用。

处方：麻黄18g，生石膏60g，桂枝6g，杏仁9g，甘草9g，生姜3片，大枣3枚。1剂，立即水煎服，顿服。

约下午4时服药，30分钟后患者出现烦躁不安，续自汗出，体温随降。1小时后犹自汗出，身体轻快，有少量食欲。令进食面粥1碗，嘱安静休息。

次日再诊，体温已经正常，患者自觉乏力、微恶风，汗出，轻微咳嗽，无痰，脉浮缓，舌红苔白厚。患者阳气郁闭于里，外邪已浅，嘱安心静养，勿再受邪复感。治则稍解其外，并清里热。方用桂枝汤合千金苇茎汤：桂枝5g，白芍5g，芦根30g，桃仁9g，生薏苡仁30g，冬瓜仁30g，茯苓12g，甘草9g，生姜3片，大枣5枚，6剂，每日1剂，水煎服。调治1周，复原如初。

【按语】肺炎出现大青龙汤证的临床并不少见，大青龙汤治疗此类疾病效果也非常显著。大多数患者认为中医治不了急症而先求助于抗生素治疗，所以大青龙汤的应用机会受到了限制。本例患者恶寒发热，全身肌肉酸痛，呼吸急促，寒战无汗，无咳嗽吐痰。风寒表实证明显，肺部症状不明显，可能与其发病时间较短，平素体质壮实有关，借助肺CT检查，明确了诊断，对中医辨证治疗有指导作用。大青龙汤外散风寒，内清里热，可以迅速缓解症状，缩短病程。应用大青龙汤一定要注意用药后反应，《伤寒论》在原方应用中就有说明："汗出多者，温粉粉之，一服汗者，停后服。若复服，汗多亡阳，恶风烦躁，不得眠。"本例患者，服药后烦躁汗出较多，故进食面粥以补充体液。也要注意肺炎非一日之功，患者虽热退神清，但肺热并未清除，停药过早，必致反复，前功尽弃，所以仍需调养，外避风寒，内服汤药，方收完功。

# 二、四逆汤治疗心阳暴脱案

沙某，女，28岁，商丘市人。2010年9月20日晚9时突发呼吸困难、喘息不止、烦躁不安。症见：呼吸急促，心率快，心尖部可闻及奔马律；两肺满布湿啰音和哮鸣音，肢端发绀，精神恐惧，血压降至50/90mmHg。因患者有肛周黑色素瘤病史，多次行手术治疗后复发，此次骤然发病考虑是癌栓脱落导致肺栓塞，诱发急性心力衰竭。急煎四逆加人参汤，处方：红参30g，附子60g，干姜30g，甘草9g，1剂，趁热频频灌服。

二诊（9月21日）：前一晚服汤药后至后半夜病情逐渐平稳，患者入睡约3小时。今晨起自觉疲惫，喘息，动辄加重。胸部CT提示胸腔积液，右肺不张。证属支饮，处方：红参9g，制附子20g，干姜10g，生黄芪30g，葶苈子40g（包煎），水蛭粉3g（吞服），甘草9g，大枣7枚。取10剂，每日1剂，水煎服。

**三诊（10月1日）：** 服药10剂后，患者已能下地行走，胸闷喘息明显好转，改红参为5g，继服15剂。

**四诊（10月16日）：** 复查胸部CT，胸水消失，右肺已张，两肺纹理增粗，呈间质肺炎改变。改甘草干姜汤加水蛭粉冲服，月底方愈。

**【按语】** 急性心功能衰竭，属于中医"心阳暴脱证"范畴。《灵枢·邪客论》中说："心者，五脏六腑之大主也……心伤则神去，神去则死矣。"《素问·灵兰秘典论》则指出："故主明则下安……主不明则十二官危。"急救危亡，必大剂重投，才能救垂危于万一。该患者病出凶险，进展迅速，如犹豫不决，必致不救。四逆加人参汤出自《伤寒论·辨霍乱吐利病脉证并治》篇，用于治疗霍乱吐利津伤液脱，阳气暴亡之"恶寒脉微而复利"者。方中四逆汤回阳救逆，加人参大补元气、益气养阴。本例患者肺栓塞导致相府失司，气津失施，诱发心阳暴脱，急以大剂四逆加人参回阳固脱。因病情紧急，所以方药急煎，水开即予服药，边煎煮边给药，每次趁热少进汤药，不必等久煎后再给药，贻误抢救时机。待病情稳定，重点转治肺病，《金匮要略·痰饮咳嗽病脉证并治》云："咳逆倚息，短气不得卧，其形如肿，谓之支饮。"又云："支饮不得息，葶苈大枣泻肺汤主之。"故以四逆加人参汤减少原方剂量以温阳益气，合葶苈大枣泻肺汤开痰逐瘀、利水消肿，加水蛭强化活血通络之功。诸药合用，回阳益气，化瘀逐水，尽快恢复肺主治节之功能。胸部CT检查并无肺部转移征象，所以随症辨治，并不必顾忌肿瘤。

# 三、桂枝茯苓丸治疗胸痹案

张某，男，50岁。2014年10月6日初诊。诉胸闷胸痛乏力1年余。患者于1年前出差时因行程紧张，劳累出汗过多导致感冒高热，经当地医院治疗后痊愈。之后自觉体弱乏力，困顿少神，体检时低密度脂蛋白稍高，其余未见异常。详细询问病史时发现其胸口发闷，偶尔疼痛，甚至痛至咽喉部，3~5分钟后自行缓解，自认为是胃病，所以未十分留意。参看舌质紫暗，苔白滑，周边齿痕明显，寸脉沉细，关脉浮弦。《金匮要略》云："阳微阴弦，法当胸痹而痛。"又云："常人短气不足以息，实也。"《黄帝内经》说，男子六八，阳气衰竭于上。心主血脉，为阳，此证当属胸痹心痛无疑。复查心电图平板运动试验提示心肌缺血，冠脉CTA示前降支局部狭窄>50%。

处方：桂枝20g，茯苓30g，桃仁9g，赤芍30g，川芎30g，牡丹皮12g，水蛭粉3g（冲服）。取10剂，每日1剂，水煎服。

二诊（10月16日）：诉服上方后感觉精神明显好转，力气倍增，嘱每天快步行走40分钟，不要骤然增大运动强度，循序渐进。守原方继服20剂。

三诊（11月2日）：服药治疗1个月余，胸闷胸痛症状消失，患者诉说从未感觉到胸间如此宽敞，舌苔薄白，舌下瘀斑减轻，脉如前。嘱患者坚持规律运动，调整饮食，调畅情志，坚持服药，原方加生白术30g，丹参30g，取10剂，为散，制成水丸，每次服10丸，每天3次。随访2年，症状未再发作。

【按语】冠心病属中医"胸痹心痛病"范畴。《金匮要略·胸痹心痛短气病脉证治》诸方多从阴乘阳位立论，心痛病的关键因素是供给心脏自身的血管狭窄或不通，病理基础是血瘀。冠心病发作形式多样，中青年脑力劳动者中出现猝死者亦众。此病往往是对早期症状不重视，兼之年富力强，工作、生活压力较大，导致病情隐匿发展。又往往因为症状不典型，误认为是胃部不适，延误诊治。冠心病的直接病因是血管狭窄或闭塞，导致血管病变的主因是动脉硬化，而动脉硬化的主因除年龄、性别等不可控因素外，还有血液成分的改变，而血液成分改变的主因是生活行为的改变。心为阳脏，《素问·阴阳应象大论》中说："年五十，体重，耳目不聪明矣。"说明这个年龄阶段阳气逐渐衰微，湿气盛实，兼之调养不周，往往病发于心。桂枝茯苓丸见于《金匮要略·妇人妊娠病脉证并治》用于治疗妇人衃血形成的"癥痼害"。方中桂枝通阳气抑冲气，茯苓淡渗利湿除悸动，桃仁、赤芍、牡丹皮破血逐瘀，可以解除冠心病胸闷、胸痛、心悸、气短诸症，方证病机合拍，故常用于治疗冠心病，效果显著。方中加川芎、水蛭粉增加活血通络之功。"癥痼害"乃衃血留瘀经年积聚而成，冠心病诚非一日之积，症状减轻后并非已收全功，故三诊时方加白术以增健脾之功，脾胃健运，则血液清澈，自无瘀浊之弊，丹参养血活血，药用丸药，以图缓功，兼之生活行为调养方保无虞。

# 四、升麻鳖甲汤治疗银屑病之身痛及腹水案

胡某，男，38岁，烟草机关干部。2001年10月7日就诊。自幼年时患银屑病。工作后经济状况好转，辗转于全国各地求医，大到北京、上海、西安等地著名三甲医院皮肤科，小到各地广告诊所，只要听说，几乎都要试治，病情不见好转，反而越来越重。此次于3个月前因病情加重入西安某三甲医院皮肤科治疗，自述每天全身皮肤脱屑约有500g，开始应用环孢素A治疗，因形成尿路结石导致输尿管绞痛而停药，改用甲氨蝶呤治疗，2个月前开始出现腹水，全身皮肤潮红、干燥、脱屑，全身肌肉痛。关节痛，起床困难，当地医院诊断为红皮病型银屑病。患者及其家属因害怕出意外，遂出院回郑治疗。

刻下症：发热，四肢、躯干、头皮、面部有弥漫的大片皮肤红色斑片，附大量脱屑，头面部鳞屑较厚腻，掌跖部大片脱皮，淋巴结肿大，关节疼痛，肌肉疼痛，起床翻身困难，腹部膨隆，叩诊有大量腹水。医院多学科会诊，诊为红皮病及药物性肝硬化伴腹水。建议应用大剂量甲强龙冲击治疗，控制症状，或改用环磷酰胺。患者因为之前应用过该类药物，心生恐惧，要求中医治疗。

当时患者身痛为突出症状，兼肝硬化，颇符合《金匮要略·百合狐惑阴阳毒病证治》中"阴毒之为病，面目青，身痛如被杖，咽喉痛，五日可治，七日不可治，升麻鳖甲汤去雄黄、蜀椒汤主之"的论述。

处方：升麻20g，炙鳖甲9g，甘草10g，当归10g。取1剂，水煎服。

**二诊（10月8日）：** 患者诉昨晚服药后身体轻松，疼痛明显减轻。效不更方，遂嘱咐停服其他所有药物，专注中药治疗。再取原方6剂，每日1剂，水煎服。

**三诊（10月15日）：** 服上方7剂后，身痛症状基本消除，已能适应基本生活。皮损较前无明显改善，腹水如故。考虑治腹水为先，方以小柴胡汤合葶苈大枣泻肺汤化裁。

处方：柴胡9g，黄芩15g，太子参12g，大腹皮12g，清半夏12g，葶苈子30g（包煎），甘草6g，大枣7枚，生姜3片。取15剂，每日1剂，水煎服。

**四诊（10月30日）：** 服上方15剂，腹水消失大半，恐伤阴，守上方加白芍15g。取15剂，每日1剂，水煎服。

**五诊（11月15日）：** 服上方前后30余剂，腹水尽消，银屑病皮损也有好转，

患者信心倍增，但恐柴胡剂久服有劫肝阴之弊，且腹水已消，应专注治疗皮肤病，方用赤小豆当归散加味。处方：赤小豆30g，当归20g，百合15g，茯苓30g，菊花15g，绿豆15g。每日1剂，水煎服。

六诊（2002年2月20日）：上方持续服用3个月余，皮损基本恢复，遗留皮肤色素沉着。嘱患者严格戒烟戒酒，调整作息，调畅情志，勿乱服药，如有反复，即服上方数剂即可。

【按语】此案治疗过程复杂，患者病情较重，然患者依从性好，医患合作无猜忌是取得良效的关键。初诊时患者全身疼痛症状突出，痛苦异常，几乎失去生活自理能力，考虑全身皮肤脱屑，丧失阴液，升麻鳖甲汤去雄黄、蜀椒养阴解毒活血，药证相符，一投见效，患者信心增加，为后续治疗奠定了基础。腹水治疗主要考虑为药物性肝炎，治疗不宜过度克伐，小柴胡汤舒达少阳之气，合葶苈大枣泻肺汤舒肝清肺利水，解决了腹水问题。赤小豆当归散是治疗狐惑病"脓已成"的方剂。程云来《医暇厄言》说："当归主恶疮病，赤小豆主排痈脓，浆水能调理藏府，三味为治痈脓已成之剂。"此方以其活血排脓之效多用于诸多痈脓证以及先血后便的"近血"证。此方药性平和，几近食疗，银屑病是全身免疫性疾病，如生活注意，病情多可长时间稳定，说明该病只宜调养，无须克伐。该患者多方求治，不仅无益，反而有害，导致全身脏腑气机失调，甚至发展至红皮病合并肝硬化腹水，前面治疗过程中并未关注银屑病，但治疗过程中皮损无加重反而减轻，赤小豆当归散加味活血利湿，药性平和，故常用来治疗天疱疮、银屑病等多种皮肤病，效果良好。

# 五、大黄牡丹皮汤合薏苡附子败酱散治疗腹痛案

崔某，女，76岁，退休教师。2015年8月5日就诊。主诉：右下腹部疼痛20多天。平素有糖尿病、高血压病、冠心病病史多年。20天前感觉右下腹部疼痛症状逐渐加重，经当地三甲医院彩超检查为阑尾周围脓肿，外科诊断为阑尾周围脓肿形成，不宜手术治疗，故转来寻求中医诊治。

刻下症：患者高热38.5℃，精神困顿，饮食乏味，腹痛，大便干，小便热痛，血糖、血压不稳。舌红、苔黄厚，中心燥黑，脉沉细。查腹部肥胖，右下腹可触

及手掌样大肿块，压痛，局部腹肌紧张。

诊为腹痛（阑尾周围脓肿）。

处方：大黄9g，牡丹皮12g，桃仁9g，红藤20g，败酱草30g，冬瓜仁30g，芒硝9g。取10剂，每日1剂，水煎服。

**二诊（8月16日）：** 服上方7剂时腹痛已明显减轻，体温恢复正常，唯腹泻较重，腿软无力，嘱静脉滴注氯化钠、氯化钾后，症状好转，期间未停服中药。吃完10剂，腹泻症状减轻。患者要求坚持服药，询问肿块全消大致所需时间，答曰百日左右。腹皮急，肿块无明显消退，但压痛明显减轻，舌苔渐退，脉如前，体温36.5℃。患者症状改善，诉有信心坚持中医治疗。调整处方，大黄牡丹皮汤合薏苡附子败酱散加减。

处方：大黄9g，牡丹皮12g，桃仁9g，冬瓜仁30g，芒硝6g，败酱草30g，薏苡仁30g，制附子12g，甘草9g。取15剂，每日1剂，水煎服。

**三诊（9月1日）：** 服上方后未再腹泻，精神状态明显好转，进食改善，彩超复查肿块明显缩小，活动时已无明显感觉，触压时感觉肿块有拳头大小，深压痛。邪尚未尽，肿未全消。患者年老多病，如此时停止治疗，极易复发。患者感觉服药后精神体力均有好转，并无虚象。祛邪务尽，遂调整处方，仍以大黄牡丹皮汤合薏苡附子败酱散加减。

处方：大黄6g，牡丹皮12g，桃仁9g，冬瓜仁30g，芒硝3g，红藤9g，败酱草30g，薏苡仁30g，制附子12g，甘草9g。取20剂，每日1剂，水煎服。

**四诊（11月25日）：** 患者自9月1日复诊后期间未来复诊，询问缘故，患者反问："您不是说一百剂才能消完吗？"患者服药过程中没有不良反应，而且感觉身体越来越好，复查过几次彩超说肿块没有全消，所以坚持服药没有复诊，1周前复查彩超肿块全消失了，又坚持服了几剂药，询问是否继续服药。诊察患者精神面貌与初诊时迥异，面色红润，精神饱满，血糖、血压稳定，连多年的腰腿痛也明显好转，腹部平软，右下腹已触不到肿块，无压痛，舌红、苔薄白、脉沉细。邪已尽，正气恢复，不必服药。1年后随访未再复发。

**【按语】** 《金匮要略》记载，大黄牡丹皮汤治疗阑尾炎，只要辨证诊断准确，可谓效如桴鼓。如果急性阑尾炎错过手术时机形成阑尾周围脓肿，手术切开引流则病程长、恢复慢。中医治疗能促进脓液从肠道排出，但也需要较长时间，所以要有定力守方守法，并取得患者的信任与配合。《金匮要略》中说："脓未成可下，脓已成不可下。"从临床实际来看，脓成正气耗损，再下有恐更伤正气，然病情盛实者，当下即下。处方中大黄同煎，芒硝减量，则泻下之力即缓。本例患者初服时仍然出现泻下较重，导致电解质紊乱，及时补液治疗即可纠正。应于治疗时告诉患者如果腹泻较重，就将药物少量多次服用，并于服药后进食稠面汤以免脱津伤液，必要时输液补充液体。患者发热症状缓解后即应合薏苡附子败酱散之方义，寒温并用，因为大堆寒凉药物，尤易导致肿块寒结固化难消，加入一味附子温阳散结，肿块消散快而且彻底，临床应留意观察。本例患者年老多病，长时间服药，反见各种临床症状明显好转，张从正《儒门事亲·汗下吐三法该尽治病诠》中说："良工之治病，先治其实，后治其虚，亦有不治其虚时。"又说："先论攻其邪，邪去而元气自复也。"也值得深思。

# 六、金匮肾气丸治疗腰痛案

陈某，女，45岁，农民。2016年4月2日就诊。诉腰痛1年余。自去年起干活时感觉腰疼，休息后缓解，未曾在意。渐至休息后也不能缓解，特别是后半夜常被痛醒，再难入睡，活动后减轻，劳动时则加重，酸沉疼痛，绵绵不休，深以为苦。腰椎磁共振提示腰3~4、腰4~5椎间盘突出，建议手术治疗。患者惧怕手术，曾用布洛芬、塞来昔布、甲钴胺等治疗，症状无明显改善。近来双下肢困乏无力，舌质淡、苔薄白，脉沉无力。

症见：双下肢肌力5级，病理征阴性，腰椎各棘突无压痛，两侧竖脊肌压痛，揉按感觉舒适。

诊为腰痛（腰肌劳损），证属肾虚腰痛，治以金匮肾气丸加味。

处方：熟地30g，山药15g，山萸肉20g，党参9g，泽泻15g，茯苓30g，牡丹皮20g，肉桂6g，制附子12g，独活20g，桑寄生30g，甘草9g。取7剂，每日1剂，水煎服。

二诊（4月11日）：服上方7剂后感觉腰痛减轻，后半夜疼痛不明显，基本不影响睡眠。上方加续断20g，取15剂，每日1剂，水煎服。

三诊（4月26日）：服上方后，诸症悉除，偶有重体力劳动后腰酸沉不适感，余无所苦，要求制丸再服用一段时间以防劳犯。上方取18剂，打粉末，炼蜜为丸，每丸重3g，早晚各服1丸。随访1年，未见复发。

**【按语】**腰痛原因众多，多有跌扑闪挫、强力劳作、寒湿侵袭、年老体弱等原因。《黄帝内经》说："腰者，肾之府，转摇不能，肾将惫矣。"又说："肾者，作强之官，伎巧出焉。"故腰痛多责之于肾，然尤须辨证方能明确。今人过度依赖现代科技检查，多责之于腰椎间盘突出，而不做详细体格检查，病患亦谓磁共振检查昭昭在目，又何疑哉！岂不知有时解剖位置异常并不足以发病，以本例而言，腰痛症状是长期劳损而致，并非椎间盘压迫神经。其腰膝酸软，后半夜腰痛加重乃肾阳气弱，不能顺天阳升而升，《素问·生气通天论》中说："阳气者，精则养神，柔则养筋。"肾气丸补肾助阳，除湿消肿，加独活、桑寄生，通络止疼，所以取效显著。

# 七、猪苓汤治疗淋证发热案

王某，女，76岁。2017年4月1日就诊。主诉：发热2年余。表现为经常发热，有时38℃，有时39℃，发热时很快体温升高，劳累时最易发作，伴全身乏力，骨节酸痛，咳嗽吐痰，当地医院曾按照"风湿病"等治疗，症状时轻时重。仔细询问，得知患者素有气管炎病史，但平时吐痰不多，也不觉闷气严重，大便稍干，口渴，小便数，小便有热感。有糖尿病病史，现口服降糖药物维持。关脉沉而无力，舌质暗、苔白厚。听诊两肺呼吸音粗，但未闻及干湿性啰音。考虑为尿路感染所致。查尿液常规，白细胞（+++），红细胞阴性。方用四君子汤以健脾化湿。

处方：生黄芪45g，生白术30g，土茯苓30g，薏苡仁30g，败酱草30g，芦根30g，冬瓜仁30g，制附子12g，生地15g，浙贝母15g，甘草9g。取5剂，每日1剂，水煎服。

**二诊（4月7日）**：服上方5剂后咳嗽、乏力症状改善，未再出现高热，体温仍在38℃左右，口渴，小便频数。予以益气健脾、清热化痰治疗后肺部症状缓解，但发热仍在，当先治尿路感染。《伤寒论》有"若脉浮，发热，渴欲饮水，小便不利者，猪苓汤主之"。投以猪苓汤化裁。

处方：猪苓20g，茯苓30g，滑石30g，泽泻12g，阿胶9g（烊化），瞿麦20g，车前子12g，生白术30g，地骨皮20g，白薇9g，甘草9g。取7剂，每日1剂，水煎服。

三诊（4月15日）：服上方4剂后即未再发热，嘱每天淡盐水清洗会阴，原方再进7剂以巩固疗效。

四诊（4月30日）：服药后未再发热，小便已正常。要求治疗慢性支气管炎，以苓桂术甘汤加味调之，效果显著。

【按语】尿路感染属中医"淋证"范畴。淋证有五：石淋、气淋、膏淋、劳淋、热淋。《丹溪心法》云："淋有五，皆属乎热。"该患者发热2年，病程长，因素有糖尿病、慢性支气管炎病史，所以往往被认为是肺部感染导致的发热，其实老年患者发热因尿路感染引起的并不少见，特别是合并糖尿病的老年女性患者，而且往往突然发热，而膀胱刺激征轻微，所以要特别注意。其实仔细询问患者病史，结合尿常规检查，诊断并不困难。八正散常用于湿热淋证，但方药苦寒清利，适用于湿热下注之实证。该患者年老体衰多病，且病程长，并发症多，已有伤阴之象，显非所宜；猪苓汤清热养阴、利水渗湿，治水热互结之伤阴证，药证相符，病机相合，故应用有效。加瞿麦、车前子增加清热除湿之功，生白术顾护脾胃，地骨皮、白薇养阴退热，所以投方即见效。

# 八、柴胡桂枝干姜汤治疗泄泻案

谭某，男，69岁，开封市人，退休工人。2016年6月11日初诊。诉腹泻便溏十余年。自述十余年来大便很少成形，每日3~4次。进食生冷或遇冷风即腹痛腹泻，有时呈水样便，严重时每天十多次，开始服用诺氟沙星胶囊非常有效，后来也无济于事。经常胃痛，右上腹痛，口干，口苦，腹胀，纳食差。彩超提示胆囊炎，胆囊息肉；胃镜检查示糜烂性胃炎，电子肠镜检查示结肠炎。舌质红、苔厚黄白相间，少津，脉弦细。

诊为泄泻，证属胆热脾寒，予以柴胡桂枝干姜汤化裁。

处方：柴胡15g，黄芩9g，桂枝20g，干姜12g，天花粉12g，枳实20g，牡蛎20g，炒白术30g，炒山药15g，甘草9g，生姜3片，大枣4枚。取7剂，每日1剂，水煎服。

二诊（6月18日）：服上方7剂后，感觉腹痛、口苦等症状减轻，大便次数减少至每日2~3次，仍不成形，苔厚稍减，脉同前。药已见效，小其剂再进。

处方：柴胡12g，黄芩9g，桂枝20g，干姜12g，天花粉9g，枳实20g，牡蛎20g，炒白术30g，炒山药15g，甘草9g，生姜3片，大枣4枚。取7剂，每日1剂，水煎服。

三诊（6月26日）：服上方后口苦、腹胀明显减轻，大便溏，每日1次。苔仍较厚，脉如前。药已见效，以维持疗效，再小其剂，疏肝利胆，温阳健脾。

处方：柴胡9g，黄芩9g，桂枝20g，干姜12g，天花粉9g，枳实15g，牡蛎10g，炒白术15g，炒山药9g，甘草9g，生姜3片，大枣4枚。取15剂，每日1剂，水煎服。

四诊（7月11日）：症状基本消失，大便成形，每日1次，已无腹痛。嘱停药自养，平时双手掌交替摩腹，每天坚持快步行走40分钟，舒筋健脾。随访1年，未再复发。

【按语】柴胡桂枝干姜汤见于《伤寒论》第147条："伤寒五六日，已发汗而复下之，胸胁满，微结，小便不利，渴而不呕，但头汗出，往来寒热，心烦者，此为未解也。柴胡桂枝干姜汤主之。"历代医家均认为该方是治疗少阳兼水饮的方剂，但用者寥寥，其效果也不能令人满意。今人刘渡舟教授深究此方，揭示出其"胆热脾寒"病机，并在其《伤寒论十四讲》中指出："用本方和解少阳兼治脾寒，与大柴胡汤和解少阳兼治胃实相互发明，可见少阳为病影响脾胃时，需分寒热虚实不同而治之。"终使该方重发生机，临床应用相当广泛，效果也好。此案是该方治疗便溏腹泻的病例，患者口苦咽干是少阳证状，但清其热，必伤脾土。胀腹泻，太阴已亏，补脾温阳，反助少阳胆火。柴胡桂枝干姜汤法在平衡，柴胡、黄芩清少阳胆热，气机得畅，桂枝、干姜温运脾阳而不助火，临证应根据临床症状表现不同随机调整，使药证相符，自然取效。

# 九、大柴胡汤治疗胁痛案

常某，女，81岁。2016年4月18日就诊。诉腹痛发热3天。3天前患者吃过午饭后突然感觉腹痛，恶心、呕吐，高热，体温39.8℃，伴有寒战。急入当地医院就诊，查血常规，白细胞$20 \times 10^9$/L。彩超检查：胆囊炎，胆囊增大。静脉滴注抗生素、退热剂等治疗，高热时退时起，胁痛胃痛，恶心呕吐并未缓解，当地医院建议行胆囊切除术。患者家属畏惧患者高龄，恐不能耐受手术治疗，转而求诊中医。查患者神情疲惫，口干舌燥，寒热时作，腹满痛，腹皮急，胆囊区疼痛拒按，询知大便数日未行，舌质红而燥、苔黄厚黑而干，脉弦数。

诊为胁痛，证属少阳阳明合病。《医方集解》中说："少阳固不可下，然兼阳明腑实则当下。"《金匮要略·腹满寒疝宿食病脉证治》也说："按之心下满痛者，此为实也，当下之，宜大柴胡汤。"该患者虽然年事已高，体质虚弱，但若不泻实除热，正气阴液势必更加耗伤，终至不救。应急投大柴胡汤加味。

处方：大黄15g，柴胡9g，枳实20g，黄芩9g，法半夏9g，生白芍30g，茵陈30g，金钱草30g，败酱草30g，生甘草9g，生姜3片，大枣3枚。取1剂，水煎顿服。

二诊（4月19日）：昨日上午11时左右煎药服用，至当晚9时许排大便1次，排便后汗出，热稍退，腹痛减轻。今晨探视患者精神略有好转，呕吐明显减轻，进食少许面汤，腹皮急，胆囊区仍疼痛拒按，嘱上方再服1剂。

三诊（4月20日）：服上方后排大便2次，大便干，并无腹泻，热退神清，腹痛缓解，进食稀粥，无呕吐，查腹部胀痛已不甚明显，墨菲征（＋），实火已退，余热未清，小其剂，再进。

处方：柴胡9g，黄芩9g，枳实20g，大黄9g，法半夏9g，生白芍30g，茵陈30g，金钱草30g，败酱草30g，生甘草9g，生姜3片，大枣3枚。取5剂，每日1剂，水煎服。

四诊（4月24日）：患者已能正常进食，体温36.8℃，腹痛已不明显，无恶心呕吐，精神好转，感觉体倦无力，服药后第3天大便3次，稍溏，第4天大便1次，基本正常，墨菲征（＋）已不明显，舌质红，黄厚黑苔已褪，转为薄黄，脉弦不数，邪气已退，正气未复，扶正祛邪以善后。

处方：柴胡9g，黄芩9g，大黄6g，生地9g，生白术15g，白芍15g，茯苓9g，茵陈15g，败酱草15g，甘草9g，生姜3片，大枣5枚。取7剂，每日1剂，水煎服。

五诊（5月5日）：患者服上方7剂后复查血常规正常，复查彩超，提示胆囊大小正常，胆囊壁毛糙。已停药3天，症状无反复。嘱停用药物，饮食自疗，勿进食过饱，尽量清淡，少食肥甘厚腻之物。随访1年未见复发。

【按语】胆囊炎属中医"胁痛"、"胆胀"范畴。《灵枢·胀论》谓："胆胀者，胁下痛胀，口中苦，善太息。"胆属于六腑之一，又属奇恒之腑。胆与肝相表里，主要功能为贮存和排泄胆汁，参与饮食物的消化。胆囊炎是细菌性感染或化学性刺激（胆汁成分改变）引起的胆囊炎性病变。中医认为病位主要在肝胆，病因病机多由肝气郁结、气滞血瘀、湿热蕴结肝胆，胆气上逆而发病。临床上以气滞、血瘀、湿热错杂等实证多见，如往来寒热，胸胁苦满，心下满痛，呕吐，便秘，苔黄，脉弦数有力等，属少阳与阳明合病证候。《医方集解》中说："少阳固不可下，然兼阳明腑实则当下。"《金匮要略·腹满寒疝宿食病脉证治》："按之心下满痛者，此为实也，当下之，宜大柴胡汤。"大柴胡汤疏肝利胆，通腑泄热。系由小柴胡汤去人参、甘草，加大黄、枳实、芍药而成，和解少阳与泻下阳明并用，主治少阳阳明合病。方以柴胡为君，臣以黄芩清解少阳胆热，大黄、枳实通泻阳明之实。芍药柔肝缓急止痛，与大黄相配可治腹中实痛，与枳实相伍可以理气和血，以除心下满痛；半夏和胃降逆，配伍大量生姜，以治呕逆不止，共为佐药。大枣与生姜相配，能和营卫而行津液，并调和脾胃，功兼佐使。加茵陈、金钱草、败酱草以增加清热去实之力。正如《医宗金鉴·删补名医方论》所说："斯方也，柴胡得生姜之倍，解半表之功捷；枳芍得大黄之少，攻半里之效徐，虽云下之，亦下中之和剂也。然较小柴胡汤专于和解少阳一经者力量为大，名曰'大柴胡汤'。"本例患者初诊大黄用量较大，因病情危重，不可拘泥于成方，有急下存阴之虑。

# 十、乌梅丸治疗久泻案

王某，男，45岁，机关干部。2014年6月1日就诊。患者近20年来经常腹泻，少则每日2~3次，多则5~6次，大便无脓血，经多地检查治疗，被诊断为肠道易激综合征、慢性肠炎、五更泻等，多次行电子肠镜检查均未发现溃疡及肿块，曾服用柳氮磺胺嘧啶、普萘洛尔及口服中药等治疗几无疗效，深以为苦。患者形体肥胖，久泻不止，饮酒或进食生冷食物则症状加重，伴有心烦急躁，精神倦怠，经常反胃呕吐，口臭口苦，饥不欲食。舌体胖大有齿痕，舌质暗，舌苔黄厚，脉沉紧。

诊断：久泻，证属胃热而肠寒，方用乌梅丸改丸为汤。

处方：乌梅12g，细辛3g，桂枝12g，党参9g，制附子12g，川椒9g，干姜9g，黄连3g，黄柏9g，当归9g，甘草9g，枳椇子9g。取7剂，每日1剂，水煎服。

二诊（6月8日）：服上方后感觉良好，身体轻快，胃痛亦减，大便感觉爽快，但次数无明显减少，舌苔稍退。药已对证，唯病重药轻，调整剂量再服。并嘱戒酒。

处方：乌梅20g，细辛3g，桂枝12g，党参9g，制附子12g，川椒9g，干姜12g，黄连3g，黄柏9g，当归9g，甘草9g，枳椇子9g，炒白术30g。取7剂，每日1剂，水煎服。

三诊（6月16日）：服上方后大便已基本成形，次数减为每日2~3次，口苦、胃痛、胃灼热等症状明显减轻，上方继服7剂。并嘱戒烟酒，每天行走锻炼，双手轮替揉搓腹部。

四诊（7月1日）：连续服用上方2周。大便成形，每日1次。心烦、胃痛、口臭、胃酸等症状明显改善，自觉精神爽朗，身体轻快，心情大好。为巩固疗效，取上方10剂为细末，水泛为丸，每次服用6g，每日3次。服完停药。嘱坚持戒烟戒酒，坚持锻炼，饮食有节，起居有常，注意生活行为调养。后随访2年未再复发。

【按语】乌梅丸出自《伤寒论》，治疗蛔厥证，又治久泻，实为厥阴病的主方。《伤寒论》中说："厥阴之为病，消渴，气上撞心，心中疼热，饥而不欲食，食则吐蛔，下之利不止。"《伤寒指掌》指出："此皆厥阴自病之热证，并非伤寒传经之热邪。盖厥阴内藏相火，其消渴，火盛水亏也；气上撞心，心中疼热，肝火乘心也；饥不欲食，食即吐蛔，风木克土，胃中空虚也；下之即利，土受木贼，不禁再利也。"证属于厥阴病阴阳胜复，寒热错杂，上热下寒。乌梅丸清上温下，为治疗厥阴病的代表方剂。方中附子、干姜、川椒、细辛大温大热，温中祛寒回阳，黄连、黄柏苦寒燥湿、坚阴止痢，党参、当归益气养血，健脾顾胃，乌梅酸敛收涩、止渴止痢，兼制姜、附、椒、辛发散太过之性，益连、柏止利之能，俾寒热并行不悖，为方中之主。久利之人反而体态丰腴者并不少见，考虑可能，一为阳虚不能化湿，水湿积聚而臃肿；二为机体的病理生理调节，自行排出部分水湿，维持机体病态运行。该患者因为工作性质，应酬较多，烟酒难免，运动少，寒湿久居肠间而不化，积热常郁胃府而不除，热在上不能温化，寒在下不能滋润心阳，故上则烦热，胃酸胃痛口臭，饥不欲食，下则久利便溏。加枳椇子化湿解酒毒，加炒白术增加脾胃运化之功。药证合机，故能取效。乌梅丸证与柴胡桂枝干姜汤证均有肠寒，但热证所居则异，乌梅丸证热居心下胃府，柴胡桂枝干姜汤证热居于胆府，故应用有异，应注意鉴别。

# 第二节　专病论治

## 一、脱疽

### （一）内服外用治疗热毒炽盛型脱疽

例1：郭某，男，28岁，于2009年7月20日以左足发绀、疼痛10个多月，第3趾溃破2个月为主诉来诊。患者吸烟史10年，平均15支/天。10个月前不明原因左下肢开始出现发凉、怕冷，左足发绀、疼痛，曾在当地医院给予活血药物治疗，但症状缓解不明显，2个月前，第3趾开始溃破，有少量液体渗出，自行外敷消炎药，经久不愈，且足趾渐发黑坏死，夜间痛甚。症见：左下肢发凉怕冷，左足发绀、疼痛，夜间痛甚，第3趾局限性坏死，仅有少量渗出，左足趾甲增厚，左下肢腘动脉搏动减弱，胫前、胫后、足背动脉搏动消失。舌质红，苔黄腻，脉滑数。贝格氏征（Berger's sign）（＋）。PPG：左下肢动脉末梢循环严重障碍，右下肢动脉末梢循环中度障碍。ABI：左0.3，右0.6。诊为脱疽（血栓闭塞性脉管炎），证属热毒炽盛。治以清热解毒，化瘀通络祛湿。拟以四妙勇安汤加减：当归20g，金银花30g，玄参60g，石斛20g，麦冬20g，薏苡仁30g，甘草10g。取10剂，每日1剂，水煎服。并定期清洁换药。嘱其：①忌用热水泡脚，宜用温水洗脚；②缺血肢体平放，保暖，避免加压，适当活动；③保护肢体，避免外伤，防止感染；④戒烟酒。

二诊（2009年8月2日）：服上方后，第3趾坏死组织局限，周边无红肿，患肢尚有发凉怕冷症状，但已较前好转，左足发绀、疼痛有所减轻，舌质暗、苔白，脉沉涩。去麦冬、石斛，加丹参30g、鸡血藤30g、赤芍30g以加强活血化瘀通络之力。取15剂，每日1剂，水煎服。其他治疗：局麻下用咬骨钳清除坏死组织，而后定期清洁换药，采用"蚕食"法除去残留的坏死组织。

三诊（2009年8月17日）：经治疗后，患者坏死组织得以清除，创面无渗出，皮温较前好转，足部发绀现象已明显缓解，但创面愈合缓慢，身感疲倦，舌淡，苔薄白，脉细弱，为气血两虚之象。用八珍汤加减：黄芪30g，党参20g，白术15g，熟地20g，当归20g，芍药30g，丹参30g，鸡血藤30g，薏苡仁30g，甘草10g。取15剂，每日1剂，水煎服。其他治疗：定期外科清洁换药。

【按语】血栓闭塞性脉管炎是一种动脉、静脉同时受累的全身性血管疾病，其主要的病理生理变化是由于肢体血管狭窄、闭塞，引起肢体血液循环障碍和微循环障碍（缺血、瘀血）。其中动脉闭塞的部位和范围，肢体动脉侧支循环的建立，肢体肌肉的情况影响着本病的预后和转归。初期症状表现为发凉、麻木、间歇性跛行，而后逐渐发展为静息痛、溃疡、坏疽。《外科医镜》："初起足趾微肿，色变紫黑，逐渐延上至跗，而踝而胫而膝……轻脱去五趾，稍重脱去足跗，再重则膝胫脱矣。"其发生的坏疽多数为干性坏疽，可因继发感染而形成湿性坏疽。肢体局部出现固定性严重疼痛，常是发生坏疽的先兆。坏疽和溃疡可同时存在，而溃疡常可促使坏疽的发展、加重。崔师认为其发病之本为"瘀"，而"湿""热"为发病之标。在肢体动脉血管缺血性疾病中，多数为久病入络之血所致之血瘀，长期污秽之血所致之血瘀，以及离经之血导致的血瘀，因不通而痛，所以问题的关键是"瘀"。既已成瘀，应予散瘀，瘀去则风寒湿热就无遗留之迹点。崔师在治疗此类疾病时，总原则疏通气血，令其条达。《素问·至真要大论》："血气者，喜温而恶寒，寒者泣而不流，温则消而去之。"又云："结者散之，留者攻之。"《素问·三部九候论》："必先去其血脉，而后调之。"崔师治疗此病的总则即遵循《素问·调经论》的"病在脉，调之血；病在血，调之络"。经过内服中药，外科清洁换药，在溃疡干燥结痂，坏死组织局限时，采用"鲸吞""蚕食"法，去除坏死组织，以防坏死组织向上蔓延。三诊后血液循环得以改善，症状得以好转。

例2：王某，男，58岁，于2006年1月10日初诊。主诉：双下肢发凉、酸困3年余，加重伴右足踇趾溃破1周。患者于3年前出现双下肢发凉，长时间步行后出现左下肢酸困疼痛，休息后可以缓解，后渐加重。曾在当地以"血管炎"治疗，效果欠佳。现步行100m即出现双下肢酸困不适。于1周前出现右足踇趾趾端溃破，疼痛剧烈。症见：右足踇趾趾端潮红、发绀、溃破，轻度肿胀，疼痛剧烈。双下肢皮肤枯槁，局部汗毛稀疏，趾甲增厚变形，平放双下肢后左足趾苍白，右足趾发绀，双下肢贝格氏征（+）。双下肢足背动脉、胫前动脉及胫后动脉搏动微弱。脉细数，舌质红、苔黄燥。双下肢PPG：右下肢末梢循环严重障碍，左下肢末梢循环中度障碍。ABI：右侧0.40，左侧0.61。诊为脱疽（动脉硬化闭塞症伴感染），证属毒热炽盛。治以清热养阴，活血化瘀。药用四妙活血汤加减：当归20g，丹参30g，鸡血藤30g，金银花30g，玄参30g，麦冬20g，石斛20g，炮山甲12g，甘草10g。取20剂，水煎服，每日1剂。其他治疗：妥布霉素针80mg，每日2次，肌内注射，连用7天。创面局部用碘伏清洁处理。

二诊（2006年2月3日）：用药20剂后，右下肢发凉、疼痛已有明显改善，趾甲已有生长，右足踇趾趾端潮红、发绀，溃破处已结痂，无炎性浸润现象，仍有轻度肿胀。自觉纳谷不香，口淡腻，舌质红、苔黄腻，脉细数。在上方基础上去金银花，加入焦三仙各12g，消食导滞，健运脾胃；加入藿香9g、佩兰12g祛湿醒脾；加入枳壳12g理气宽中，行滞健运。取20剂，水煎服，每日1剂。其他治疗：创面局部用碘伏清洁处理。

三诊（2006年2月25日）：用药后，纳食佳，胃气渐复。趾甲又有生长，右足踇趾趾端潮红，溃破结痂处，痂皮已脱，新生肉芽组织生长良好，无炎性浸润现象，无肿胀。右下肢疼痛减轻，行走距离延长。在上方基础上去玄参、焦三仙、藿香、佩兰、枳壳，加制附子9g温肾阳以助祛寒湿痹痛。

【按语】患者为中老年男性，肝肾阴阳渐亏，不能濡养温煦四肢筋脉，寒湿内侵，瘀阻脉络，不通则痛。瘀久化热伤阴，热盛肉腐而致脱疽，治以清热养阴，活血化瘀，药用四妙活血汤加减。其中当归、丹参、鸡血藤养血活血，化瘀通络。炮山甲行血，攻坚散瘀，治痹通经。金银花、玄参清热解毒，滋阴凉血。麦冬、石斛养阴生津。全方体现了药有个性之特长，方有合群之妙用。二诊时，患肢发凉、疼痛已有明显改善，自觉纳谷不香，口腻，为脾胃虚弱，不能正常运化水湿，湿停中焦而致。在上方基础上去金银花，防其寒凉太过，伤及胃气。加入焦三仙、枳壳消食导滞，健运脾胃；加藿香、佩兰祛湿醒脾。三诊时，诸症均有明显改善，在上方基础上去玄参、焦三仙、藿香、佩兰、枳壳，加制附子以温肾阳，祛寒湿痹痛。崔师指出，在疾病的急性期，病情发展迅速，应遵循"急则治其标"的原则，采用中西医结合治疗，及时控制感染，防止病情恶化，缩短病程，从而减轻患者痛苦。崔师经常告诫道，临症千变万化，一定要仔细审证，治疗时随症加减，灵活掌握，方可收得良效。

例3：卢某，男，75岁，于2009年8月10日以左下肢发凉、麻木、疼痛3个月，左足第3、4趾坏死1周为主诉来诊。症见：左下肢发凉怕冷，皮温偏低，皮色苍白，皮肤粗糙，肌肉轻度萎缩，左足第3、4趾发黑坏死，有黄白色液体渗出，坏死组织与健康组织边界发红、肿胀，压痛明显，左足疼痛，夜间痛剧，左下肢腘动脉、胫后动脉搏动消失，大便偏干，小便可，饮食一般，夜寐差，舌质红绛、苔黄燥，脉细数。双下肢贝格氏征强阳性。双下肢PPG：左下肢动脉末梢循环严重障碍；右下肢动脉末梢循环大致正常。ABI：左0，右0.92。双源CT血管成像示：左下肢自股外动脉中下段以下全部不能显影。既往有冠心病史，肾病综合征。诊为脱疽（动脉硬化闭塞症），证属热毒炽盛。治以清热解毒、凉血止痛，药用四妙勇安汤合通脉活血汤加减：当归20g，丹参30g，鸡血藤30g，金银花30g，玄参20g，炮山甲12g，石斛20g，麦冬20g，甘草10g。取10剂，每日1剂，水煎服。其他治疗：外科清洁换药，用氯霉素、庆大霉素局部交替湿敷左足第3、4趾。

二诊（2009年8月21日）：经上诊后，坏死组织边界红肿消退，边界清晰，基本已无渗出；患足仍有疼痛，舌质紫暗，有瘀斑，苔白，脉细涩。上方去金银花、玄参、麦冬，加赤芍30g、延胡索20g散瘀止痛。取15剂，每日1剂，水煎服。其他治疗：局部麻醉，将坏死组织由健康组织分界处采用"鲸吞"与"蚕食"法进行清创，定期清洁外科换药，手术后尚未完全清除的坏死组织，在每次换药时视其具体情况将能清除的尽量清除，外用抗绿生肌散。

三诊（2009年9月4日）：患肢疼痛明显减轻，创面新生肉芽组织生长良好，舌质淡、苔薄白，脉沉细无力。方用八珍汤合通脉活血汤加减：黄芪30g，党参20g，当归20g，赤芍30g，熟地20g，丹参30g，鸡血藤30g，黄精20g，玉竹20g，制附子9g，甘草10g。取15剂，每日1剂，水煎服。中药服完后，坚持口服通脉丸3个月。其他治疗：定期外科清洁换药，外用仲景药霜。

【按语】崔师强调动脉硬化闭塞症伴坏疽的患者在治疗上重在辨证施治，灵活用药，同时外科清洁换药亦很关键。处理得当，可减轻局部疼痛，防止坏死范围扩大。若合并细菌感染要积极控制感染，改善血液循环，换药时要尽量清除坏死组织和异物，以促进创面的愈合。对于足趾坏疽合并有感染者总的处理原则是："控制感染，由湿转干，分离坏死，促使愈合。"当创面感染控制后，对已形成的坏死组织可采用"鲸吞"与"蚕食"的方法将其清除。崔师在临床实践中，在控制感染，改善循环等基础治疗上，重视局部治疗。创造性地将中医外科与现代外科结合在一起，应用于临床，取得了较好的疗效。本例患者为老年男性，既往有冠心病、肾病综合征病史，"老者气血衰，气道涩，易于瘀滞"，瘀血停留，脉道阻隔，瘀久化热，热盛肉腐。初次来诊表现为以热毒炽盛为主，给予四妙勇安汤合通脉活血汤加减，以清热解毒、凉血止痛。同时用敏感抗生素纱布交替湿敷以使炎症消退。二诊时，热毒渐消，上方去金银花、玄参、麦冬，加赤芍、延胡索散瘀止痛。此时坏死组织炎症消退，组织局限，采用"鲸吞"法去除坏死组织。三诊时，气血亏虚，给予益气温阳、养血通脉药物。对脱疽气血两虚者，崔师主张根据辨证用药加用黄精、玉竹。此两样药有改善心肌缺血作用，使动脉硬化闭塞症患者动脉血管内的脂质斑块生长减缓和消退。此阶段换药用"蚕食"之法，清除残留的坏死组织。三诊后创面肉芽生长良好，患肢发凉疼痛等症状明显好转。嘱其口服通脉丸3个月以巩固疗效。

例4：石某，女，51岁，于2009年2月25日以左手第3、4指肿胀、发绀、疼痛4天为主诉来诊。患者于4天前因高血脂给予输液治疗，具体药物不详，后出现左手第3、4指发绀、疼痛，在当地用活血化瘀类药物治疗，疼痛无减轻。舌质红、苔薄黄，脉滑数。双上肢PPG：左上肢末梢循环严重障碍，右上肢末梢循环大致正常。ABI：左0.91，右0.87。诊为脱疽（急性小动脉栓塞），证属热毒炽盛。治以清热解毒、滋阴养血、化瘀通络，药用四妙活血汤加减。处方：当归20g，丹参30g，鸡血藤30g，金银花30g，玄参30g，石斛20g，甘草30g。取10剂，每日1剂，水煎服。

二诊（2009年3月6日）：用药后，患者左手指发绀变淡，肿胀减轻，皮温升高。在上方中去金银花、玄参，加麻黄12g、细辛12g、白术15g鼓舞阳气，推动气血透达四末。取30剂，每日1剂，水煎服。

三诊（2009年4月5日）：患者左手第3、4指皮色接近正常，无肿胀，皮温正常。药以通脉丸每日3次，每次10g，连用3个月。

【按语】急性动脉栓塞属于中医学"痹证""脱疽""血瘀"的病症范畴，病情变化较快。本例患者有明确的诱因，输液治疗损伤脉络，瘀血停滞，血脉运行不畅，而致左手第3、4指发绀、疼痛，此期为急性期，疾病变化较快，证属毒热炽盛。崔师用四妙活血汤加减。方解：当归、丹参、鸡血藤养血活血，金银花、玄参清热凉血解毒，甘草大剂量使用，助清解热毒之力，《本草要略》载，甘草"生用性寒，能泻胃火，解热毒，诸痛疽疮疡，红肿而未溃者宜用"。现代研究表明，甘草含有甘草酸、甘草次酸、甘草多糖等多种化学成分，具有抗炎及抗变态反应作用，可调节机体免疫功能，亦有抗肿瘤和止痛作用。但不可长时间大剂量应用，长期大剂量使用可造成下肢水肿。10剂后，患者手指发绀程度减轻，皮温升高。在上方中去金银花、玄参，加麻黄、细辛、白术鼓舞人体阳气，推动气血透达四末。三诊时患者临床症状基本消失，用通脉丸巩固治疗3个月。

## （二）血脉瘀阻型脱疽

例1：许某，男，81岁，于2009年1月15日以双下肢困沉麻木、发凉伴疼痛1年余，加重6天为主诉来诊。症见：双下肢困沉、酸胀、麻木、间歇性跛行，双足背皮温低，皮色发暗，左足踇趾、第2趾趾端发绀，趾甲增厚变形，生长缓慢，伴下肢肌肉萎缩，胫后动脉未触及搏动。时觉头晕、乏力、夜寐差，饮食尚可，大小便正常，舌质紫、苔白润，脉沉涩。双下肢血管彩超示：双侧下肢动脉粥样硬化斑块形成，双侧胫前动脉闭塞，胫后动脉及足背动脉血流信号明显减少。PPG：双下肢末梢循环严重障碍。ABI：左0.22，右0.31。诊为脱疽（动脉硬化闭塞症），证属血脉瘀阻。治以活血化瘀，通络止痛。药用四妙活血汤加减：当归20g，丹参30g，鸡血藤30g，黄芪20g，党参20g，炮山甲12g，桃仁15g，红花15g，木香6g，甘草10g。取15剂，每日1剂，水煎服。

二诊（2009年2月1日）：经上诊后，双下肢疼痛，足趾发绀有所减轻。但血瘀日久，气血耗伤，脉络瘀滞不通，仍可见疼痛，舌质暗，脉沉涩。自觉乏力，小便稍黄。在上方的基础上去党参、黄芪加白术15g、生地20g，防补气太过而使内热滋生，加用玄参20g、金银花20g以清瘀热。取20剂，每日1剂，水煎服。

三诊（2009年2月20日）：用药后，患者脉络血瘀的症状得以明显改善。仍时觉乏力，舌质淡、苔薄白，脉沉细。方用八珍汤加减以益气温阳，养血通脉。处方：当归20g，熟地20g，白芍20g，川芎20g，党参30g，白术15g，黄芪15g，山药20g，炮山甲12g，甘草10g。取20剂，每日1剂，水煎服。

四诊（2009年3月10日）：经治疗后，患者下肢麻木、疼痛及全身乏力症状均不甚明显，病情趋于稳定，用通脉丸巩固治疗3个月。

【按语】患者为老年男性，肾气不足，脾气虚弱，气为血帅，气不足则推动乏力，血液运行缓慢而致血脉瘀滞，初诊时患者以脉络血瘀为主，给予四妙活血汤加减。黄芪、党参益气健脾又活血；桃仁、红花、丹参、鸡血藤均有活血化瘀之效；当归为血中之气药，补血而不滞血；炮山甲、木香合用以破血逐瘀，行气止痛；诸药配伍，共起活血化瘀止痛之效；甘草缓急止痛，调和诸药。二诊时，患者疼痛及脉络血瘀之象都已有所缓解，但血瘀日久，瘀而生热，故在上方的基础上去党参、黄芪，加白术、生地，防补气太过而滋生内热，加玄参、金银花以清瘀热。三诊时，患者脉络血瘀之象已明显改善，但因年迈体弱，气血脏腑功能难以迅速恢复正常，血瘀不能速消，阻碍新血化生，气虚亦不能速复，故用八珍汤加减，以益气温阳，养血通脉。当归、川芎为血中之气药，配以熟地、白芍阴柔补血之品，补血而不滞血，行血而不伤血，配以炮山甲，共奏养血通脉之功。山药性味甘平，与黄芪、党参、白术、甘草补中益气之品合用，共起益气补虚之效。在此病例的治疗中，在活血化瘀的基础上注重补虚药的应用，使气血得以恢复，瘀血得以消散，因此患者的血瘀症状得以逐步改善，疼痛麻木基本消失，皮肤颜色也逐渐恢复正常。

例2：田某，女，72岁，于2008年11月3日以右下肢发凉、疼痛、麻木15天为主诉来诊。患者于15天前，突然出现右下肢疼痛、发凉、麻木、苍白，在当地医院诊为"右下肢腘动脉栓塞"，给予抗凝溶栓类药物治疗，疼痛已有所缓解。现症见：右下肢麻木、发凉、疼痛，右下肢贝格氏征（＋），右足各趾指压有苍白反应，舌质红，苔薄白，脉沉细涩。PPG：右下肢动脉容积波平直。ABI：右0.1，左1.09。双下肢动脉彩超提示：右下肢腘动脉闭塞。既往史：患者有房颤史5个月。诊为脱疽（腘动脉栓塞后），证属血脉瘀阻。药用四妙活血汤合四君子汤加减以滋阴益气，活血化瘀，健脾祛湿。处方：黄芪30g，党参20g，云苓20g，当归20g，丹参30g，鸡血藤30g，金银花20g，玄参20g，炮山甲12g，甘草10g。取15剂，水煎服，每日1剂。

二诊（2008年11月18日）：下肢发凉、麻木疼痛较上诊均有好转，但右足第3趾皮色发绀，足背皮肤发红，中央呈浅表坏死状，舌质红、苔黄腻，脉滑数。以四妙勇安汤加减以清热解毒，活血止痛。处方：当归20g，玄参60g，金银花30g，生甘草10g。取15剂，水煎服，每日1剂。

三诊（2008年12月4日）：患者右下肢麻木、凉、痛较上诊均渐觉好转，纳食差，舌质淡、苔白腻，脉沉细。以四君子汤合通脉活血汤加减以滋阴益气，活血化瘀。处方：黄芪30g，党参20g，云苓20g，白术15g，当归20g，丹参30g，鸡血藤30g，黄精20g，玉竹20g，陈皮20g，薏苡仁30g，甘草10g。取15剂，水煎服，每日1剂。

四诊（2008年12月20日）：患者纳食已经好转，右下肢麻木、凉、痛均有明显的减轻，并能步行200m。用通脉丸，每日3次，每次10g，连用2个月。

**【按语】** 动脉栓塞属于中医"脱疽"的范畴，此病发病急，进展快，病情重，预后差。患者为老年女性，脏腑功能衰退，脾肾阳虚，痰湿内停，阻塞脉络，心阳不足，无力推动气血运行，气滞血瘀，血脉不得温煦濡养而致此证。药用四妙活血汤合四君子汤加减治疗。方中黄芪、党参、云苓益气健脾；当归、丹参、鸡血藤养血活血；炮山甲化瘀消痛；金银花、玄参清热养阴。诸药物相合，则有补气健脾、清热养阴、活血化瘀之功。二诊时，患者病情变化较快，瘀血阻络，郁而化热，热盛肉腐，症见右足3趾皮色发绀，右足背皮肤发红，中央呈浅表坏死状，舌质红、苔黄腻，脉滑数。药用四妙勇安汤加减，金银花甘寒，清热而不伤胃，清香透达而不恶邪，既能宣散风热，又能清热解毒；玄参甘咸苦寒，凉血滋阴，泻火解毒；当归甘寒而润，辛香善行，既可补血，又可活血，且能润肠，兼有行气止痛之功；甘草甘平解毒。三诊时，热毒渐消，诸症均有好转，药用四君子汤合通脉活血汤加减以滋阴益气，活血化瘀。半个月后，症状又有明显改善，病情稳定，药用通脉丸巩固治疗2个月。崔师指出：动脉栓塞患者的病情变化快，临证时一定要密切观察病情变化，灵活调整用药。

## （三）寒湿阻络型脱疽

张某，男，33岁，于2008年6月10日初诊。以双足发凉、疼痛、麻木伴反复溃疡十年余为主诉来诊。症见：双足发凉、疼痛、麻木，右足尤甚，难以行走，夜间疼痛加重。双下肢皮色苍白、粗糙、弹性差，肌肉瘦削，浅表静脉瘪陷。双足背肤色发绀。右足踇趾溃破，创面有少许白色分泌物，左足1、2、3、4趾缺如，双股动脉、腘动脉、胫前动脉、胫后动脉搏动消失。双侧桡动脉、肱动脉、尺动脉搏动消失。PPG：双下肢末梢循环严重障碍。ABI：左侧0.5，右侧0.3。创面分泌物细菌培养阴性。舌质淡，苔白润，脉弦紧。诊为脱疽（寒湿阻络）；西医诊为血栓闭塞性脉管炎，治以温经散寒、活血通络为法。拟以麻黄附子细辛汤合通脉活血汤加减：当归20g，丹参30g，鸡血藤30g，麻黄12g，细辛12g，桂枝15g，乳香15g，没药15g，薏苡仁30g，陈皮20g，甘草10g。取15剂，每日1剂，水煎服。同时定期外科清洁换药，及时清除坏死组织。嘱其：①忌用热水泡脚，宜用温水洗脚；②缺血肢体平放，保暖，避免加压，适当活动；③保护肢体，避免外伤，防止感染；④戒烟酒。

二诊（2008年6月25日）：用药后，患者肢端苍白现象有所好转。舌质紫暗，有瘀点，苔白润。去桂枝、乳香、没药；加金银花20g、玄参20g清热解毒养阴，加炮山甲12g通络止痛。取15剂，每日1剂，水煎服。定期外科清洁换药，外用抗绿生肌散。

三诊（2008年7月10日）：用药后，患肢溃疡面已基本无渗出，足部尚觉发凉，但麻木、疼痛已不甚明显。舌质淡、苔白，脉细弱。四诊合参，辨之为气血两虚型。治以补养气血、活血化瘀，药用八珍汤加减：黄芪30g，当归20g，熟地20g，赤芍30g，炮山甲12g，茯苓15g，党参20g，白术20g，甘草10g。取15剂，每日1剂，水煎服。定期外科清洁换药，外用仲景药霜。嘱其服完中药后，服用通脉丸，每次2包，每日3次，连用2个月。

【按语】血栓闭塞性脉管炎是主要累及四肢的中小动脉的肢体动脉缺血性疾病，因肢体缺血程度不同，出现不同程度的疼痛，轻者酸胀、间歇性跛行，重者出现静息痛，严重者抱足而坐，彻夜不眠，痛如汤泼火燃；皮色可出现苍白、发绀、潮红；由于肢体供血不足，皮肤的温度明显下降，皮温下降的程度与肢体缺血的程度成正比；动脉血管狭窄或闭塞，则脉搏可减弱或完全消失；肢体缺血肌肉出现萎缩，毛发脱落，皮肤粗糙，爪甲枯槁，甚者发生坏疽，或者遗留难以愈合的溃疡。中医强调"通则不痛，痛则不通"。崔师采用中药活血化瘀以"通"其脉道，符合"通则不痛"的治则。用现代科学方法如导管取栓等介入方法，或通过血管旁路手术等进行治疗使血流通畅，这些西医改善血流的所谓"通"的方法，多适宜于大中血管阻塞。另外由于烟草中含有镉，易沉积在血管壁上，又因吸烟后使血液黏度增强，故崔师在治病期间特别强调烟草的危害，反复劝说患者戒烟。崔师认为瘀为发病之本，湿为本病之表现，活血化瘀贯穿疾病治疗的始终，遵循《素问·调经论》的"病在脉，调之血；病在血，调之络"，使肢体缺血症状得以改善，溃疡愈合。

# 二、脉痹

## （一）补气养血，温阳化瘀治疗脉痹

魏某，男，72岁，于2008年11月1日初诊。主诉：双下肢麻木、发凉、水肿伴间歇性跛行半个月。症见：双足趾甲增厚变形，汗毛稀疏，肌肤干燥，平放双下肢足底皮肤苍黄，右重于左，贝格氏征（＋），双下肢呈指陷性水肿，右足麻木、发凉、疼痛伴间歇性跛行，舌质淡、苔薄白，脉沉细弱。既往有慢性肾炎病史。理化检查：自带彩超提示，双下肢动脉硬化斑块形成，双侧股动脉下段狭窄，左下肢腘、胫前动脉狭窄，右下肢腘、胫前和胫后动脉狭窄或闭塞。双侧肾部超声提示：双肾慢性肾实质损害。PPG提示：双下肢末梢循环严重障碍；ABI：左侧0.44，右侧0.13。诊为脉痹（动脉硬化闭塞症）。证属气血两虚。治以补气健脾养血，温阳化瘀通脉。拟用四君子汤合通脉活血汤，处方：黄芪30g，党参20g，茯苓20g，当归20g，丹参30g，炮山甲12g，鸡血藤30g，麻黄12g，细辛12g，白术15g，薏苡仁30g，甘草10g。取10剂，水煎服，每日1剂。

二诊（2008年11月12日）：服药10剂后，双下肢麻木，发凉已经有了明显改善，但仍有轻度水肿，舌质淡、苔薄白，脉沉细，药已对症，为防细辛、麻黄之辛烈太过，加用玄参20g续服10剂。

三诊（2008年11月22日）：现双下肢麻木、发凉、轻度水肿等情况都渐有好转，但自述近期出现腹胀，纳食差，大便干结，舌质淡、苔厚腻。处方：黄芪30g，党参20g，茯苓20g，白术15g，当归20g，枳壳12g，厚朴20g，焦三仙各15g，肉苁蓉20g，郁李仁20g，甘草10g。取40剂，水煎服，每日1剂。

四诊（2008年12月31日）：患者病情已经趋于稳定，嘱其服用通脉丸半年，巩固治疗效果。其他治疗：生首乌泡水，代茶饮。

【按语】崔师认为，动脉硬化闭塞症的发生多与脾肾阳虚有关，即所谓"邪之所凑，其气必虚"。张锡纯曰："从来治腿病、肩病者，多责之风寒湿痹，或血瘀、气滞、痰涎凝滞，不知人身之气化壮行而周身痹者瘀者滞者，不治自愈，即偶有不愈治之亦易为功也……故凡遇腿疼、臂疼，历久调不愈者，补其元气以流通之，数载沉疴亦可随手奏效也。"患者为老年男性，年老体衰且有慢性肾炎病史，肾阳虚，不能化气行水，水饮泛溢于肌肤，脾气虚，水湿不得运化，痰浊内生，瘀阻脉络，使阳气不达四末，精血不能化生濡养肌肤而致脉痹，治以补气健脾养血，温阳化瘀通脉，药用四君子汤合通脉活血汤加减。党参、茯苓、白术益气健脾；当归、丹参、炮山甲、鸡血藤养血活血化瘀；麻黄、细辛温阳通络；薏苡仁祛湿健脾。诸药相合，可以充气血，化血瘀，温血脉。二诊时，患者诸症均有明显改善，药已对症，为防细辛、麻黄之辛烈太过，加用玄参20g。三诊时，患者自述近期出现腹胀，纳食差，大便干结，考虑为脾气虚，气血生化之源，气虚则推动无力，血虚则肠道失于濡润，大肠传导迟滞，糟粕内停，气机运行不畅，腑气不通所致。药用四君子汤加减：黄芪、党参、茯苓、白术益气健脾；当归、郁李仁养血润燥；枳壳、厚朴行气化滞消痞；甘草益气和中。诸药相合，可理气健脾，养血润燥。"气血充盈，则百邪外御，病安从来？"对于气血两虚的患者，崔师常将补养气血、扶助正气放在首位并选用四君子汤、八珍汤、十全大补汤等加减。他认为，脾胃为气血生化之源，"有胃气则生，无胃气则死。"故治疗过程中时时不忘固护胃气。四诊时，患者病情已经趋于稳定，嘱其服用通脉丸半年，巩固治疗效果。

## （二）温阳通脉，活血化瘀治疗脉痹

例1：陈某，男，59岁，于2008年11月3日以双下肢发凉、麻木、疼痛3年为主诉来诊。症见：双下肢麻木、发凉、疼痛，左侧重于右侧。双足趾甲增厚变形，皮肤干燥，汗毛稀疏，贝格氏征（＋），平放时，双足底皮色苍白，左重于右，左下肢足背动脉、胫前和胫后动脉搏动未触及，右下肢足背动脉、胫前和胫后动脉搏动微弱。跛行距离为400m左右。舌质淡、苔薄白，脉沉细。双源64排CT提示：①腹主动脉多发混合性斑块形成，管腔轻度狭窄。②右胫前动脉闭塞，胫后动脉、腓动脉远段狭窄。③左胫后动脉、腓动脉闭塞，胫前动脉中远段狭窄。PPG：双下肢末梢循环严重障碍。ABI：左侧0.80，右侧0.86。

诊为脉痹（动脉硬化闭塞症），证属寒湿阻络。治以温阳通脉，活血化瘀。方用麻黄附子细辛汤合通脉活血汤加减：当归20g丹参30g鸡血藤30g细辛12g，麻黄12g，白术15g，炮山甲12g，薏苡仁30g，陈皮20g，甘草10g。取15剂，水煎服，每日1剂。

二诊（2008年11月17日）：用药后，患者双下肢麻木、发凉、疼痛有明显好转，行走距离较前明显延长。舌质淡，苔薄白，脉沉细，在上方中加入黄芪30g、党参20g以益气行血。取20剂，水煎服，每日1剂。

三诊（2008年12月7日）：经前两诊后，患者下肢发凉、麻木、疼痛得以明显改善，患者病情趋于稳定，嘱其口服通脉丸3个月以巩固治疗效果。

【按语】患者为中老年男性，脾肾阳气亏虚，运化不足，寒湿内生，停滞于脉络，气滞血瘀，阳气不达四末，经脉不得温煦濡养而致脉痹之证。药用通脉活血汤加减治疗，当归补血活血，可使离经之血归之当归之处；丹参凉血化瘀，止痛安神；鸡血藤守走兼备，既补血行血，又能舒筋活络，故血虚、血滞之手足麻木、疼痛、腰膝酸痛，以及内湿痹痛均可治之。崔师在治疗动脉血管疾病时常将三者合用，相辅相成，起到补血活血化瘀之效。细辛、麻黄温经散寒通络；白术益气健脾，可制约细辛、麻黄之辛散太过；炮山甲活血散瘀，《医学衷中参西录》："穿山甲，味淡性平，气腥而窜。其走窜之性，无微不至，故能宣通脏腑，贯彻经络，透达关窍，凡血凝血聚为病，皆能开之。"薏苡仁、陈皮理气健脾燥湿，诸药相合，则有温阳通络、活血化瘀之功。二诊时，加用党参、黄芪益气行血。病情稳定后，可单服通脉丸巩固治疗。

例2：陈某，女，18岁，于2008年10月31日以双手遇冷后苍白、青紫1年余为主诉来诊。患者于2007年冬天偶然发现双手遇冷后麻木、有蚁行感，继而皮色也变为苍白，再变为青紫，一日数变。曾在2008年3月在上级医院按雷诺综合征采用强的松等药物治疗，效果不佳，现天气渐冷后，病情又逐渐加重。症见：双手遇冷后苍白、发绀，手指肿胀呈腊肠样，不易于捏起皮肤，手指表面皮肤粗糙，不能皱眉，面色苍白，呈满月脸。下肢贝格氏征（＋）。舌质淡、苔薄白，脉沉细。查ENA：抗UIRNP/Sm抗体阳性。PPG：四肢末梢循环严重障碍。诊为脉痹（综合结缔组织病伴发雷诺综合征），证属寒湿阻络，治以温阳通络、活血化瘀，药用通脉丸治疗。每日3次，每次10g，连用1个月。

二诊（2008年12月1日）：用药后，患者发作的次数已经明显减少，也觉四肢温度升高。药已对症，继续服用通脉丸，每日3次，每次10g，连用1个月。

三诊（2009年1月2日）：用药后，患者发作的次数已经明显减少，手指表面皮肤渐觉柔软，与组织粘连不易捏起，四肢皮肤温度升高。续用通脉丸，每日3次，每次10g，连用2个月。

四诊（2009年3月2日）：用药后，患者四肢已觉温暖，四肢遇冷后，仍有苍白现象，发作次数明显减少。续用通脉丸巩固治疗。

【按语】本例患者为青少年女性，素体血虚，脾肾阳气不足，不能温煦，寒邪客侵，营卫不和，气血运行不畅，阳气不达四末而致脉痹，证属寒湿阻络。药用通脉丸治疗2个月，症状已有明显好转，为继续巩固治疗，建议其长期服用通脉丸3个月以上。通脉丸是由崔师所研制，有祛风湿、通经络、消痛肿之功，常用来治疗风寒湿痹，四肢痉挛，骨节疼痛、痛肿，动脉硬化闭塞症，血栓闭塞性脉管炎，大动脉炎等动脉缺血性疾病所致寒凝脉络型脉痹、脱疽。其药物组成有：当归、赤芍、黄芪、丹参、陈皮、两头尖、洋金花、琥珀、甘草等。本方具有补肾气，健脾气，养血补血、化瘀通络，镇痛之功效，经现代药理研究，琥珀内有强效抗氧化、抗衰老的物质——前花青素，可以对抗动脉硬化的发生与发展。本方组方严谨，用药合理，适用于外周血管疾病的脾肾阳虚、寒湿阻络型患者。

例3：刑某，女，50岁，于2008年12月5日以双手指遇冷后苍白、发绀5个月为主诉来诊。患者于5个月前遇冷后出现双手指苍白、发绀，渐加重，曾在上级医院被诊为"雷诺综合征"，治疗效果欠佳。症见：双手指遇冷后苍白、发绀，双手指肿胀，呈腊肠样改变，皮肤粗糙增厚，皮温低。面部表情僵硬，不能皱眉，嘴唇有放射状纹理。双下肢足背动脉、胫前及胫后动脉搏动微弱。双上肢桡动脉搏动可以触及，但搏动微弱，平放双下肢，足底皮肤苍白。舌质淡，苔薄白，脉沉细。查ENA：抗UIRNR/Sm抗体（+）。PPG：四肢末梢循环严重障碍。

诊为脉痹（综合结缔组织病伴发雷诺综合征），证属寒湿阻络，治以温阳通络、活血化瘀，药用通脉丸，每日3次，每次10g，连用30天。其他治疗：白蒺藜磨面后蒸馒头，日常食用。

二诊（2009年1月5日）：用药后，患者四肢发凉已经明显减轻，双手变色次数也有减少，但是自述纳食不佳，为脾阳不足，无力运化，水湿停滞而致。治以健脾祛湿、温阳通络，处方：佩兰12g，茵陈20g，焦三仙各15g，薏苡仁30g，当归15g，丹参20g，鸡血藤20g，清半夏6g，麻黄6g，细辛9g，白术9g，大黄6g，甘草10g。取7剂，水煎服，每日1剂。中药服完后，续用通脉丸，每日3次，每次10g，连用30天，白蒺藜磨面后蒸馒头，日常食用。

三诊（2009年1月9日）：用药后，饮食已经恢复，患者四肢发凉已经明显减轻，双下肢足背动脉、胫前及胫后动脉搏动增强。双上肢桡动脉搏动增强，手指皮肤粗糙，可以轻轻捏起。舌质淡、苔薄白，脉沉细。通脉丸，每日3次，每次10g，连用2个月，白蒺藜磨面后蒸馒头，日常食用。

【按语】本案是由综合性结缔组织病所继发的雷诺综合征。患者为中老年女性，脾肾阳气亏虚，寒邪客侵，脉络痹阻，气血运行不畅，四末不得温煦濡养而致诸症，证属寒湿阻络。崔师积数年经验研制的通脉丸可以有效防止疾病的进一步发展。通脉丸有祛风湿，通经络，消痈肿之功。此外，嘱患者白蒺藜磨面后蒸馒头，日常食用。现代药理研究白蒺藜有抗动脉硬化和抗血小板聚集的作用，能降低胆固醇水平，显著阻止血胆固醇升高。其所含的茎叶总皂苷有强壮作用，能增强小鼠的耐高温和抗寒冷能力。二诊时，患者四肢发凉已经明显减轻，双手变色次数也有减少，但是自述纳食不佳，为脾阳不足、无力运化、水湿停滞而致，证属脾虚湿困。药物用通脉活血汤加减以祛湿健脾，温阳通络。待饮食恢复后，继续服用通脉丸治疗。

## （三）活血化瘀，养血通络法治疗脉痹

例1：潘某，男，36岁，于2006年11月6日初诊。主诉：左下肢发凉疼痛，酸胀不适3年。患者于3年前左下肢出现发凉疼痛，行走后酸困疼痛感明显，渐加重，曾在当地医院诊断为"脉管炎"治疗效果欠佳。曾在上级医院查左下肢彩超提示：左下肢胫前动脉，胫后动脉供血不足，左下肢股浅动脉、腘动脉闭塞，左足背动脉二维及彩色均显示不清。症见：左下肢肌肉萎缩、变细，足弓前1/3，皮色发绀，汗毛稀疏，脱落，爪甲增厚变形，伴有发凉，睡眠差，有静息痛，二便调，舌质红、苔薄白，脉沉细。PPG提示：左下肢末梢循环严重障碍，右下肢末梢循环基本正常。ABI：左侧0，右侧0.78。诊为脉痹（血栓闭塞性脉管炎），证属血脉瘀阻。治以活血化瘀，养血通络。自拟通脉活血汤加减：当归20g，丹参30g，鸡血藤30g，制附子9g，炮山甲12g，陈皮20g，甘草10g。取10剂，水煎服，每日1剂。

二诊（2006年11月16日）：用药后，患肢疼痛发凉有所减轻，行走距离也有增加，舌质红、苔薄白，脉沉细涩，为防制附子辛热太过，加用玄参30g凉血化瘀。取20剂，水煎服，每日1剂。

三诊（2006年12月8日）：患者病情进一步好转，疼痛已经缓解，但患肢发凉，较健侧仍有差异。用上方去玄参，加用黄芪30g益气行血，薏苡仁30g祛湿健

脾，石斛20g滋阴养血。取30剂，水煎服，每日1剂。

**四诊**（2007年1月10日）：患者左下肢发凉及困沉不适等症状基本消失，病情稳定，口服通脉丸继续巩固治疗3个月。

【按语】患者素体脾肾阳虚，寒邪客侵，寒凝血脉，又嗜烟毒，损伤脉络，气血瘀滞，阳气不能通达而致脱疽，证属血脉瘀阻。治以活血化瘀、温阳通络，药用通脉活血汤加减。通脉活血汤是崔师的经验处方之一，具体药物组成有当归、丹参、鸡血藤、甘草。处方中当归养血活血；丹参行血活血，《本草正义》中有"丹参，专入血分，其功在于活血行血，内之达脏腑而化瘀滞，故积聚消而症瘕破，外之利关节而通脉络，则腰膝健而痹着行"；鸡血藤行血补血，舒筋活络；甘草协阴阳，和不调之营卫。四者相合，共成养血行血、活血化瘀之剂。全方药物精练，组方严谨，疗效确切，化瘀而不伤正，克服了常用活血化瘀类药物辛散之弊。加用制附子，温阳通络，附子其性善走，为通行十二经之要药。炮山甲咸、微寒，入肝经血分，性善走窜，专于行散，活血散瘀之力强。二诊时，患者疼痛发凉有减轻，行走距离也有增加，为防制附子之辛热太过，加用玄参凉血化瘀，制约制附子之辛热。三诊时，用药后，患者病情进一步好转，疼痛已经缓解，但患肢发凉，较健侧仍有差异，寒湿之邪稽留脉络不去而致。上方去玄参，加用黄芪益气行血，薏苡仁祛湿健脾，石斛滋阴养血。经过2个月的治疗，患者的病情稳定且渐趋好转，嘱患者口服通脉丸3个月。3个月后患者家属来我门诊为其带药，告知现在患者已经可以从事轻的体力劳动。

例2：赵某，男，31岁，于2008年11月10日以右下肢及足部疼痛8个多月，加重4天为主诉来诊。患者嗜好烟、酒，8个月前，患者无明显诱因出现右下肢及足部疼痛，伴有足趾发凉、麻木，夜间尤甚，曾在当地未予明确诊断，给予药物治疗，效果欠佳。近4天来右下肢疼痛加剧，出现间歇性跛行，伴见足趾端颜色发暗，足底可见瘀斑。症见：右下肢及足部胀痛明显，活动后加剧，伴间歇性跛行。右小腿上可见多处暗红色条索，足部皮温偏低，右踇趾趾端发绀，足底可见瘀斑。足趾甲增厚变形，生长缓慢。饮食一般，夜寐差，大小便正常，舌质暗红、苔薄白，脉沉细涩。PPG：双下肢末梢循环重度障碍。ABI：左侧0.42，右侧0.20。诊为脉痹（①血栓闭塞性脉管炎；②游走型浅表静脉炎），证属血脉瘀阻。以化瘀通络为法。自拟通脉活血汤加减：当归20g，丹参30g，鸡血藤30g，金银花30g，玄参30g，炮山甲12g，水蛭20g，黄芪20g，陈皮20g，甘草10g。取10剂，水煎服，每日1剂。嘱其：①戒烟酒，忌食腥荤、辛辣之品；②不用热水泡脚；③患肢注意保暖，避免外伤；④注意休息，减少运动。

二诊（2008年11月19日）：用药后，患者小腿上无新的条索产生，蹞趾发绀程度减轻，足底瘀斑颜色变淡。足趾甲增厚变形，生长缓慢。双下肢疼痛缓解。贝格氏征（＋），但较上诊已有所好转。舌质暗红、苔薄白，脉细涩。继守原方，取15剂，水煎服，每日1剂。

三诊（2008年12月5日）：小腿上无新的条索产生，蹞趾发绀程度明显减轻，足趾有正常指甲长出。双下肢贝格氏征弱（＋），足部皮温接近正常。舌质淡、苔薄白，脉涩，为气血两虚之象。处方：通脉活血汤合四君子汤加减。黄芪20g，党参20g，白术15g，当归20g，丹参 30g，鸡血藤30g，熟地20g，陈皮20g，甘草10g。取20剂，水煎服，每日1剂。

【按语】患者为中年男性，平素喜好烟、酒，邪毒日渐蓄积，则损伤脏腑，阻滞气机，气机受阻则推动血液运行之力不足，则气血的温煦濡养功能下降。邪毒积聚，气血运行不畅，血脉瘀滞。初诊时患者以血脉瘀阻为主，给予通脉活血汤加减以化瘀通脉。当归、丹参、鸡血藤共起活血化瘀之功。炮山甲善行血、活血、消症。《本草经疏》载："性走，能行瘀血，通经络。"配水蛭等破血逐瘀消症之品，共起化瘀通络之效；"气行则血行"，故配伍黄芪、陈皮、甘草以益气而化瘀。玄参清热凉血，泻火解毒，与金银花相配以清热。二诊时，患者气滞血瘀情况已有所改善，但邪毒蓄积日久，受损之气血经脉无法一时恢复，气血瘀滞情况依然明显，故仍用上述方药加以治疗。三诊时，因气滞血瘀日久，气血皆有所伤，故以气血两虚为主。用通脉活血汤合四君子汤加减以补气养血。黄芪、白术、党参均为补中益气要药，配以陈皮、甘草共起益气补虚之效。当归、丹参、鸡血藤、熟地合用以养血化瘀。本病例中，早中期因邪毒阻滞气机，而致血脉瘀滞，以邪实为主，治以化瘀通脉；晚期因久病耗损气血，致气血亏虚，以虚为主，治以补气养血。崔师在施方用药时，随病症灵活地加减变化，取得了较好疗效。

## （四）清热解毒，化瘀通络治疗脉痹合并青蛇毒

段某，男，22岁，于2008年11月3日以双下肢反复出现红肿结节伴间歇性跛

行2年为主诉来诊。症见：双足爪甲增厚变形，汗毛稀疏，左下肢外侧有一面积约为10cm×1.5cm的条索状皮损区，色鲜红，皮损下方沿浅静脉走行，有一面积约8cm×1.5cm的不规则铅褐色质硬皮损区，右下肢胫骨中段内侧及足背皮肤呈铅褐色，亦可触及皮下有五六处蚕豆大小结节，有压痛，平放双下肢时，脚底皮肤苍白，左重于右，贝格氏征（+）。左下肢胫前、胫后及足背动脉搏动未触及，右下肢胫前、胫后及足背动脉搏动微弱，双下肢皮温低。大便干，纳食、睡眠差，舌质红，苔黄腻，脉滑数。PPG：双下肢末梢循环重度障碍。肱踝指数：左侧0.23，右侧0.56。中医诊为脉痹及青蛇毒，证属热毒炽盛。西医诊为血栓闭塞性脉管炎（营养障碍期），伴游走性血栓性浅表静脉炎。治以清热解毒、化瘀通脉，处方用四妙勇安汤加减：全当归30g，金银花60g，玄参60g，生甘草30g。取10剂，水煎服，每日1剂。嘱其：患肢保暖，严格戒烟，禁用过热开水烫洗。避风寒，畅情志，劳逸适度。

二诊（2008年11月14日）：用药后，炎变区皮肤颜色变暗，红肿消退，已无新红肿结节出现，双下肢爪甲生长良好。舌质红、苔薄黄，脉滑数。药用四妙活血汤加减。全当归30g，丹参30g，鸡血藤30g，金银花30g，玄参30g，炮山甲12g，陈皮30g，石斛20g，麦冬20g，甘草10g。取15剂，水煎服，每日1剂。

三诊（2008年11月27日）：用药后，原色素沉着皮损区，颜色渐变淡。患者病情已经明显好转。舌质淡、苔薄白，脉沉细。应用通脉丸3个月巩固治疗，每日3次，每次10g。

【按语】患者为青壮年男性，先天肾（阳）气不足，脾阳不得温煦，脾胃虚寒则气血生化不足，脉络空虚，复寒湿客侵，寒凝血瘀，瘀久化热，流注于血脉，而致脱疽，证属热毒炽盛，药用四妙勇安汤加减治疗。金银花甘寒清香，甘寒清热而不伤胃，清香透达而不恶邪，既能宣散风热，又能清热解毒，故用于周围血管病急性感染期而见热证或热毒证者；玄参甘咸苦寒，凉血滋阴，泻火解毒，故用于脉管炎湿热型、热毒型及深静脉栓塞急性期；当归甘温而润，辛香善行，既可补血，又可活血，且能润肠，兼有行气止痛之功，故用于周围血管病而见血虚血滞证者；甘草甘平，泻火解毒，常用于急性感染性疾病、尚未化脓之前及粘连性浅表静脉炎。四妙勇安汤由此四味药物组成，有清热解毒、活血通脉之功。其运用指征是：肢体肿，皮肤发红，发热、灼疼，脉数大，舌质红，苔黄厚或黑。运用四妙勇安汤时应注意：①原方组成药物不可少；②甘草大量使用时，最多连服7剂；③有心血管系统疾病者，甘草应减量；④肾功能不全者慎用；⑤热毒炽盛者加生地30g，蒲公英60g，紫花地丁60g；⑥阴伤甚而口干、渴饮者加天花粉15g，生石膏30g，知母15g，生山药30g；⑦兼湿者加土茯苓60g；⑧有水肿而小便短赤者加猪苓30g；⑨大便秘结者加大黄15g，芒硝15g。凡阳虚证见四肢畏寒，麻木，厥冷，肤色苍白，脉细数，舌质淡，胃肠虚弱，大便溏泄等禁用，误用易致阳气更虚，精血亏损。二诊时，用四妙活血汤加减，以清余邪，四妙活血汤是崔师的经验处方之一，由通脉活血汤合四妙勇安汤组合而成，其中当归、丹参、鸡血藤、炮山甲养血活血凉血，以补其他活血药物辛散之弊，活血而不伤阴助热；金银花、玄参凉血解毒；陈皮理气健脾；石斛、麦冬养阴生津。纵观全方，其清热解毒之功虽不及四妙勇安汤之峻猛，但也不失为化瘀凉血养阴之良方。

## （五）通脉丸治疗血虚气滞寒凝型脉痹

王某，女，39岁，以手足遇冷及生气后出现苍白、发绀1年为主诉于2008年11月1日初诊。1年来无明显诱因出现手足遇冷后苍白、发绀，后变为潮红，曾在上级医院被诊为"雷诺综合征"，药物治疗效果欠佳。症见：手足遇冷刺激后，变苍白、发绀，双手皮温低。双手指肿胀呈腊肠样改变，皮肤粗糙增厚。舌质淡、苔薄白，脉沉细。PPG：四肢末梢动脉循环严重障碍。查ENA：抗UERNP/Sm抗体（+），抗SS-A抗体（+）。诊为脉痹（综合结缔组织病伴发雷诺综合征），证属血虚气滞寒凝。以养血补血、温阳通络、活血化瘀为法，药用通脉丸。每日3次，每次10g，连用30天。

二诊（2009年12月5日）：用药后，患者四肢发凉已经明显好转，双手变色次数也有减少，继用通脉丸，每日3次，一次10g，连用30天。

【按语】本病属于中医的脉痹、手足逆冷范畴，中医学中无关于"雷诺综合征"的病名，但是关于其临床表现，文献中有相似的记载。如清代《医宗金鉴》记载："脉痹，脉中血不和而色变也。"患者为中年女性，素体血虚，复感寒邪，情志抑郁，气滞血瘀，脉络瘀阻，四末失于血脉之温煦濡养而致诸症，证属血虚气滞寒凝。药用崔师研制的通脉丸以养血补血，温阳散寒，化瘀通络。经过1个月的治疗，患者病情已经有明显的好转，但考虑该病病程较长，并发症较多，患者和医生要相互配合，并坚持半年以上的巩固治疗，才能取得良好的疗效。

## （六）阳和汤加减治疗血虚寒凝型脉痹

张某，男，25岁，于2002年2月20日以双手发绀、发凉2年为主诉来诊。患者于两年前，双手遇冷后发绀，尤以早晨为重，将手浸入温水后，双手发绀减轻，潮红，无疼痛及烧灼感，曾在当地以"雷诺综合征"治疗，效果欠佳。症见：双手发绀、发凉，晨起加重，双手粗糙，皮肤与皮下组织粘连，呈腊肠样改变，无疼痛及烧灼感，足趾部无发绀。舌质淡，苔薄白，脉沉细。贝格氏征弱（+），PPG：双下肢末梢循环轻度障碍，右上肢第3指末梢循环严重障碍，余各指动脉血流图大致正常。ABI：左侧1.00，右侧0.97。血常规正常，冷凝集试验1∶110阳性，冷刺激激发试验（+），尿常规正常。既往史：10年前，曾患慢性淋巴细胞白血病，已治愈。诊为脉痹（冷凝集综合征），证属血虚寒凝型。以益气健脾、温阳补血、散寒通络为法，拟方阳和汤加减。处方：黄芪30g，党参20g，当归20g，赤芍30g，熟地15g，白芥子10g，炮山甲12g，制附子9g，桂枝12g，薏苡仁30g，甘草10g。取15剂，水煎服，每日1剂。

二诊（2002年3月10日）：用药后，患者双手发凉情况有所好转，辨证同前。在上方中加入郁金20g活血行气，继续服用3个月。

三诊（2002年5月15日）：患者病情渐趋好转，双手发凉已有明显好转，在上方中加用石斛20g、麦冬20g以滋阴养血，辨证同前，续用30剂。

四诊（2002年6月15日）：连续用药4个多月后，患者病情稳定，双手皮色发绀及发凉等情况均有明显的好转。舌淡红、苔薄白，脉沉细，辨证同前。药用崔师研制的院内治剂，通脉丸每日3次，每次10g。补气活血通脉丸每日3次，每次10g。连用1年。

【按语】冷凝集综合征可分为原发性和继发性，其中继发性占60%~75%，它常继发于系统性红斑狼疮、结节性多动脉炎、系统性硬皮病、干燥综合征、皮肤征及皮肤卟啉病等；或某些恶性肿瘤如多发性骨髓瘤、淋巴肉瘤、肝癌、慢性淋巴细胞白血病等；以及慢性感染如病毒性肝炎、梅毒、黑热病等。本例患者为青壮年男性，曾患有慢性淋巴细胞性白血病，气血虚损，阳气不足，复感寒邪，血虚寒凝，脉络闭阻，四肢不得温煦濡养而致血虚寒凝。故拟方阳和汤加减。以益气健脾、温阳补血、散寒通络为法，药用阳和汤加减。方解：黄芪、党参、当归、熟地益气升阳，滋阴养血；白芥子、制附子、桂枝温通经脉，助阳化气，散寒止痛，可外达肌表而散表寒、除湿止痛，内达脏腑而温肾阳；赤芍、炮山甲凉血化瘀通络，并防辛散类药物之温热太过；薏苡仁祛湿健脾；甘草缓和药性。本方的配伍特点是补血药和温阳药物合用，辛散与滋腻之品相伍，可以化寒凝而通经络，补经血而扶阳气。二诊时，患者双手发凉情况有所好转，辨证同前，在上方中加入郁金活血行气。三诊时，患者病情渐趋好转，双手发凉已有明显好转，在上方中加用石斛、麦冬以滋阴养血。四诊时，随着天气转暖患者病情相对稳定，为巩固治疗效果，嘱其服用崔师研制的通脉丸及补气活血通脉丸，连用1年。通脉丸温阳通络；补气活血通脉丸益气养血，活血化瘀。系统治疗1年多后，患者病情稳定，临床症状得以显著改善。

# 三、糖尿病足

## （一）通脉活血汤加减治疗糖尿病足

张某，男，77岁，于2006年2月16日初诊。主诉：双下肢发凉，麻木疼痛1年余，左足2、3趾结干痂1个月余。症见：双足趾皮肤发绀，双下肢皮肤枯槁，局部汗毛稀疏，爪甲增厚变形，贝格氏征（＋）。双下肢足背动脉、胫前动脉及胫后动脉搏动难以触及，舌质暗，苔厚腻，脉沉涩。PPG：双下肢末梢循环严重障碍。ABI提示：左侧0.43，右侧0.58。此患者为老年男性，患有消渴10年余，气阴耗伤，阴损及阳，四肢筋脉不得阴精之濡养，阳气不达四末，寒湿客侵，瘀阻脉络，不通则痛。诊为糖尿病足（糖尿病肢体闭塞性动脉硬化）。证属血脉瘀阻，气阴不足。治以养血化瘀，祛湿通络。自拟通脉活血汤加减：当归20g，丹参30g，鸡血藤30g，佩兰20g，茵陈12g，制附子12g，炮山甲12g，薏苡仁30g，陈皮20g，甘草10g。取15剂，水煎服，每日1剂。其他治疗：创面局部用碘伏清洁处理，并嘱其禁用过热开水烫洗患肢，严格控制血糖，合理限制饮食。

二诊（2006年3月3日）：用药15剂后，双下肢疼痛已经明显好转，可正常休息，但仍有凉感。已能正常行走500m左右，痂皮下肉芽组织生长良好。舌质暗、苔薄白，脉沉涩，去醒脾燥湿之茵陈、佩兰；其患有消渴10年余，日久耗津伤液，加用石斛、玉竹。取15剂，水煎服，每日1剂。余治疗同上。

三诊（2006年3月20日）：现双下肢凉疼较初诊已经明显减轻。长时间步行后，仍有双下肢不适，但自觉走路已较前有力。血糖控制良好，创面已经收口。舌质淡、苔薄白。在上方基础上加用麻黄、细辛以助温阳化瘀之功。其他治疗：补气活血通脉丸（院内制剂）口服6个月。

【按语】患者初诊时证属血脉瘀阻，方用通脉活血汤加减以养血化瘀，祛湿通络。药用当归、丹参、鸡血藤养血化瘀，佩兰、茵陈祛湿通络，制附子可通达四末阳气，温通血脉。炮山甲散瘀通络，活血止痛。薏苡仁、陈皮燥湿理气健脾，甘草调和诸药。用药15剂后，诸症改善，湿邪渐去，去佩兰、茵陈加石斛、玉竹滋阴养血，并继续控制血糖，保持血糖平稳。崔师指出，糖尿病是糖尿病坏疽形成的温床，故要把"控制血糖，防止感染"贯穿治疗的始终，防病于未然。同时要顾护气阴，祛瘀不伤正。由于"消渴"以阴虚为本，瘀血是病理产物又是致病因素，故在应用活血化瘀药物的时候要注意顾护气血和滋养阴液，做到祛瘀而不伤正，养阴又不致留寇恋邪。经过两个疗程的治疗，创面已经收口。但气阴耗伤日久，寒湿稽留，脉络受阻，在上方基础上加用麻黄、细辛，以助温阳化瘀之功。在治疗寒湿瘀阻型脱疽患者时，崔师对细辛的经验用量12g，《神农本草经》云，细辛主"百节拘挛，风湿痹痛，死肌"，其既散少阴肾经在里之寒邪以通阳散结，又搜筋骨间的风湿而祛痹止痛。故为通痹散结的要药。他指出，虽然历代都有"细辛不过钱"之说，此系指单用细辛末不过钱，入汤剂则不受此限。待病情稳定后，嘱其口服补气活血通脉丸3个月以巩固治疗效果。3个月后电话回访，创面愈合良好，临床症状基本消失，并可以从事轻体力活动。崔师强调，对于糖尿病坏疽患者的治疗，要谨守病机，把握其病理演变过程，把中医的辨证和西医的辨病有效地结合起来，灵活加减用药。

## （二）四妙勇安汤合通脉活血汤治疗糖尿病足

例1：孟某，男，64岁，于2008年11月5日初诊。半年前不明原因双足发凉，疼痛，出现间歇性跛行，后右足3、4趾间开始溃破，且疼痛难忍，夜间尤甚，行走困难，在当地医院住院给予抗感染，控制血糖等治疗，住院期间右足第4趾感染坏死加重，至外科行截趾术，术后创面一直未愈，近1个月来，症状加重，为求进一步治疗来诊。症见：右足第4趾缺如，创面溃烂，局部明显红肿，有黄白色脓性分泌物，右足疼痛，活动受限。双下肢皮肤粗糙，汗毛稀疏，肌肉瘦削，弹性差，浅表静脉瘪陷，趾甲增厚无更新，皮温较低，双股动脉搏动明显减弱，双腘动脉、足背动脉、胫前动脉、胫后动脉搏动消失。舌质红、苔黄燥，脉洪数。既往史：糖尿病史10年。PPG：左下肢末梢循环中度障碍，右下肢末梢循环严重障碍。ABI：左侧0.49，右侧0.20。下肢动脉双源CT成像：双侧胫前动脉闭塞，双侧胫腓干多发钙斑并管腔重度狭窄。细菌培养阴性。诊为糖尿病足（糖尿病肢体闭塞性动脉硬化），证属热毒炽盛。治以清热解毒，活血化瘀。方用四妙勇安汤合通脉活血汤加减：当归20g，玄参20g，金银花20g，丹参30g，鸡血藤30g，栀子15g，牡丹皮20g，生地15g，菊花20g，延胡索15g，甘草10g。取15剂，水煎服，每日1剂。其他治疗：外科清洁换药，碘伏纱布包扎。

二诊（2008年11月21日）：经上诊后，右足溃疡面渗出减少，边界清晰，肉芽生长缓慢，色淡。患肢仍有疼痛。舌质红，有瘀点，苔白，脉沉细涩。上方去栀子、牡丹皮、生地、菊花，加赤芍30g、炮山甲12g活血散瘀；加党参20g健运中气，养血而不偏滋腻。取20剂，水煎服，每日1剂。其他治疗：定期外科清洁换药，外用抗绿生肌散。

三诊（2008年12月12日）：用药后，患肢发凉、麻木、疼痛症状有明显减轻。创面基本无渗出，边界清，肉芽组织色淡，生长尚可；自觉全身疲倦乏力，舌质淡、苔白，脉沉而无力。药用八珍汤加减：当归20g，赤芍30g，熟地20g，党参20g，茯苓20g，白术20g，丹参30g，鸡血藤30g，黄精15g，玉竹15g，甘草10g。取20剂，每日1剂，水煎服。其他治疗：定期外科清洁换药，外用仲景药霜。

四诊（2009年1月2日）：肢体发凉怕冷、麻木等症状有明显好转，创面愈合良好。口服院内制剂通脉丸，每次10g，一日3次，继续巩固治疗3个月。

【按语】糖尿病肢体闭塞性动脉硬化是糖尿病比较常见的并发症，本病的病机以"湿""热""瘀""虚"为主，"瘀"贯穿疾病始终。此病所导致的足部坏疽，多为湿性，治疗中要把握好调整血糖、控制感染、由湿转干、分离坏死、促使愈合的原则。本例患者为老年男性，体质虚弱，外受毒邪客侵，脉道滞涩，瘀血停留，瘀久化热而致肉腐溃破难愈，初次来诊时以"热"为主，给予四妙勇安汤合通脉活血汤加减，治以清热解毒、活血化瘀为法。玄参、金银花、牡丹皮、菊花、栀子清热解毒；血壅而不流则痛，当归辛温以散之，使气血各有所归。当归、丹参、鸡血藤、延胡索活血化瘀止痛；生地清热养阴生津，"内专凉血滋阴，外润皮肤荣泽"，另外还具有降血糖的作用；甘草调和药性。二诊时，热毒渐除，血瘀明显，上方去栀子、牡丹皮、生地、菊花，加赤芍、炮山甲活血散瘀；加党参健运中气，且养血而不偏滋腻。三诊时，热瘀渐散，以"虚"为主，养正而疾自消，所以着重补养气血，兼活血化瘀，药用八珍汤加减。四诊时，创面愈合良好，肉芽组织新鲜，服自制中成药通脉丸，巩固治疗3个月。同时应注重外科清洁换药，在创面不同的发展阶段，分别应用干燥、祛腐、生肌、促愈的药物，以加速创面愈合，减轻患者痛苦。

例2：王某，女，80岁，于2009年9月3日以双下肢发凉疼痛两年，右足溃破1个月为主诉来诊。症见：双下肢发凉，双足肿胀、疼痛，双足踝以远皮色苍白，以足趾最为显著，皮温偏低，右足小趾内侧皮肤溃破，创面周围发红，双足呈非凹陷性肿胀，双侧股动脉搏动可，腘动脉搏动减弱，双侧胫后动脉，足背动脉未触及搏动。双下肢贝格氏征（＋）。饮食一般，夜寐差，二便自调。舌质红绛，苔黄燥，脉洪数。既往史：高血压病史10年，糖尿病史10年，脑梗死病史6年。此因患者年迈久病，脏腑功能减退，阳气偏虚，鼓动无力，脉道滞涩，血流缓慢，瘀血停留，瘀久化热，热盛肉腐而成。诊为糖尿病足（糖尿病肢体闭塞性动脉硬化），证属热毒炽盛。治以清热解毒，活血化瘀。方用四妙活血汤加减：当归20g，丹参30g，鸡血藤30g，玄参30g，金银花20g，牡丹皮20g，生地20g，赤芍30g，陈皮20g，薏苡仁30g，甘草10g。取15剂，每日1剂，水煎服。溃疡面外科清洁换药，外用抗绿生肌散。

二诊（2009年9月18日）：用药后，溃疡周边发红现象基本消失，双足肿胀有所缓解，溃疡面的渗出减少，但患足仍有疼痛。上方去金银花、玄参、生地、陈皮、薏苡仁。加炮山甲12g、黄精20g、玉竹20g以助活血化瘀。取20剂，每日1剂，水煎服。其他治疗：外科清洁换药。

三诊（2009年10月9日）：经上两诊后，热毒消退，瘀血渐散，溃疡面基本无渗出，逐渐干燥结痂，双足肿胀已明显缓解，疼痛较前减轻，双下肢尚有发凉感，舌质淡、苔白，脉沉而无力。为气血两虚之证，方用八珍汤加减：当归20g，赤芍30g，熟地20g，党参20g，茯苓20g，白术20g，丹参30g，鸡血藤30g，黄精15g，玉竹15g，甘草10g。取20剂，每日1剂，水煎服。其他治疗：定期外科清洁换药。

四诊（2009年10月30日）：溃疡面局限，干燥结痂，下肢发凉明显好转，疼痛消失，皮色苍白现象明显改善，嘱其口服通脉丸每次10g，每日3次，巩固治疗3个月，以进一步改善下肢循环。

【按语】患者年迈久病，脏腑功能减退，阳气偏虚，鼓动无力，脉道滞涩，血流缓慢，瘀血停留，瘀久化热，热盛肉腐而成热毒炽盛之证，给予四妙活血汤加减以清热解毒，活血化瘀。方中当归、赤芍、丹参、鸡血藤补血活血化瘀，《本草正》："当归，其味甘而重，故专能补血，其气轻而辛，故又能行血，补中有动，行中有补，诚血中之气药，亦血中之圣药也。"金银花、玄参清热解毒滋阴；牡丹皮凉血活血化瘀；生地凉血养阴生津，以防热毒伤阴太过；陈皮理气燥湿；薏苡仁渗湿消肿；甘草调和诸药。二诊时热毒渐消，瘀象明显，上方去金银花、玄参、生地、陈皮、薏苡仁，加炮山甲活血化瘀。《本草从新》指出，"山甲善窜，专能行散，通经络达病所"。崔师常以辨证用药的原理加用有显著降血糖、降血脂、降血压、改善心肌缺血作用的黄精、玉竹，以便促使动脉硬化闭塞症患者动脉血管内的脂质斑块生长减缓或消退。三诊时，患者以气血两虚为主要表现。崔师常引古人之言："气血充盈，则百邪外御，病安从来？""养正而疾自消。"故给予当归、赤芍、熟地补血养血，党参、茯苓、白术补气健脾，丹参、鸡血藤活血化瘀。三诊后，溃疡面干燥结痂，下肢发凉明显好转，疼痛消失，皮色苍白现象明显改善，嘱其口服通脉丸巩固治疗3个月，以进一步改善下肢循环。

## （三）温阳散寒，祛湿通络为主治疗糖尿病足

例1：梁某，男，73岁，于2008年12月1日以双下肢困沉发凉，疼痛不适半年为主诉来诊。症见：双下肢困沉发凉，左足冰冷尤甚，双下肢爪甲增厚变形，生长缓慢。平放时，左足潮红，皮肤光滑菲薄，右足底苍白，贝格氏征（＋）。左侧胫后动脉及足背动脉未触及搏动。右侧胫后动脉及足背动脉可触及微弱搏动。舌质淡，苔薄白，脉沉细。既往史：糖尿病史10年。PPG：左下肢动脉容积波平直，右下肢呈沉默波，弹性波消失。ABI：左侧0.42，右侧0.69。双源64排CT：①腹主动脉、右侧髂总动脉、双侧髂内动脉、左侧股动脉及股深动脉起始处多发小钙化斑并管腔轻度狭窄，双侧髂内动脉较重；②胫前动脉中段中重度狭窄，胫后动脉狭窄闭塞。诊为糖尿病足（糖尿病肢体闭塞性动脉硬化）。证属寒湿阻络。治以温阳散寒，活血通络。药用麻黄附子细辛汤合通脉活血汤加减：当归20g，丹参

30g，鸡血藤30g，炮山甲12g，麻黄12g，细辛12g，白术15g，麦冬20g，石斛20g，甘草10g。取15剂，水煎服，每日1剂。

二诊（2008年12月17日）：用药后，患者双下肢困沉、发凉均有减轻，舌质淡，苔薄白，脉沉细。照上方续服15剂。

三诊（2009年1月2日）：自述双下肢发凉及困沉已明显减轻，血糖控制平稳，病情趋于稳定，舌质暗、苔薄白，脉细涩。在上方中去麻黄、细辛，加用水蛭20g，以助活血化瘀。取20剂，水煎服，每日1剂。中药用完后嘱其口服通脉丸2个月以巩固治疗。

【按语】患者年迈，且素有糖尿病史，致肝肾不足，脉络虚空，寒湿内袭，阻滞脉道而致诸症，证属寒湿阻络，方用通脉活血汤加减，其中当归、丹参、鸡血藤、炮山甲养血活血，化瘀通络，麻黄、细辛、白术辛温散寒，麦冬、石斛滋养阴液，甘草调和诸药。全方辛温而不耗散，祛瘀而不伤正，温补兼施。二诊时，诸症均有改善，药已对症，故守方用药。三诊时，病情趋于稳定，在上方中去麻黄、细辛，加用水蛭以助活血化瘀。在治疗周围血管疾病中，崔师常用一"瘀"字概括这一类动脉性疾病的临床表现，他在治疗上将活血化瘀贯穿于疾病的始终，热毒盛者，佐以清热解毒；阳气虚者佐以温阳；气血两虚者，佐以补益气血。崔师常用的化瘀药物有：当归、丹参、鸡血藤、赤芍、炮山甲、水蛭等。

例2：马某，女，63岁，于2008年11月1日初诊，主诉：右下肢发凉、疼痛伴间歇性跛行1年。症见：右下肢发凉、疼痛伴间歇性跛行，跛行距离为120m左右。平放时，右足底及足弓前皮色苍白，右下肢贝格氏征（+），右足爪甲不长。舌质淡、苔薄白，脉沉细。既往史：高血压，糖尿病10年。PPG：左下肢末梢循环中度障碍，右下肢末梢循环严重障碍。ABI：左侧0.78，右侧0.20。双源64排CT：①腹主动脉及双侧髂总动脉、髂内动脉多发小钙化斑块形成，并管腔轻度狭窄。②右侧股动脉闭塞，股深动脉、双侧腘动脉多发软斑并管腔中度狭窄。③双侧胫前动脉、腓动脉及右侧胫后动脉狭窄闭塞。诊为糖尿病足（糖尿病肢体闭塞性动脉硬化），证属寒湿阻络。治以温阳散寒，活血化瘀。方用麻黄附子细辛汤合通脉活血汤加减：当归20g，丹参30g，鸡血藤30g，麻黄12g，细辛12g，白术15g，炮山甲12g，薏苡仁20g，石斛20g，陈皮20g，甘草10g。取20剂，水煎服，每日1剂。

二诊（2008年11月21日）：右下肢疼痛已明显减轻，可一次行走200m左右，但仍有患肢麻木、发凉不适。舌质淡、苔薄白，脉沉细。在上方基础上去石斛加用黄精20g、玉竹20g滋阴养血。取20剂，水煎服，每日1剂。

三诊（2009年1月12日）：右下肢疼痛麻木，发凉，疼痛均明显减轻，可以一次行走300m左右。自觉腹胀满，大便干结，纳食不香。舌质淡，苔白腻，脉沉细。上方去麻黄、细辛，加用郁李仁15g、厚朴15g、焦三仙各15g。取15剂，水煎服，每日1剂。其他治疗：生首乌煎汤代茶饮。

四诊（2009年1月28日）：右下肢疼痛麻木，发凉症状已不甚明显。腹部胀满已经消失，饮食情况良好。肢体也渐觉有气力，可以一次行走300m以上，病情趋于稳定，舌脉同前，嘱其服用补气活血通脉丸巩固治疗2个月。

【按语】患者年迈病久，肝肾阴虚，阴损及阳，不能温煦濡养经脉，脉络空虚，复感寒湿，致寒凝血瘀而致诸症，证属寒湿阻络，药用通脉活血汤加减治疗。当归、丹参、鸡血藤养血活血；麻黄、细辛温通经络；白术益气健脾，与细辛、麻黄相合，可制约其辛散太过；炮山甲化瘀通络；薏苡仁、陈皮理气健脾燥湿；石斛滋阴养血；甘草益气温中，调和诸药。二诊时，患肢疼痛明显缓解，在上方基础上去石斛加用黄精、玉竹滋阴养血。三诊时自觉腹胀满，纳食不香，大便干，因气阴耗伤、脾运不健所致。去麻黄、细辛，加用厚朴、焦三仙、郁李仁健脾助运。对于老年津亏便秘患者，崔师常加用生首乌，或者单用生首乌煎汤代茶饮。四诊时，诸症改善明显，病情趋于稳定，药用补气活血通脉丸巩固治疗2个月。

## （四）糖尿病足的内治与外治

例1：牛某，男，81岁，于2008年11月14日初诊。以右足溃破、疼痛3个月，加重3天为主诉来诊。症见：双下肢发凉、麻木，双足稍肿，皮温偏低。右足背有一个5cm×3cm大小发黑溃疡面，有液体渗出，有少量肉芽组织生长，疼痛不适，活动受限，双下肢营养障碍，肌肉萎缩，皮肤变薄光亮，汗毛稀疏，趾甲增厚变形，生长缓慢，双下肢皮温低，以足部明显，双足呈指陷性水肿，右侧股动脉搏动未触及，左侧腘动脉搏动减弱，右侧腘动脉、胫后动脉及足背动脉未触及，贝格氏征（＋）。舌质红、苔黄厚，脉滑数。既往史：2型糖尿病2年，高血压病10年。PPG：左下肢末梢循环中度障碍（多呈平顶波），右下肢末梢循环严重障碍（均呈平线出现）。ABI：左侧0.26，右侧0。彩超：右侧股浅动脉、腘动脉血栓形成；双侧胫前动脉及右侧胫后动脉闭塞；左侧足背动脉不全闭塞。诊为糖尿病足（糖尿病肢体闭塞性动脉硬化），证属湿热毒盛。治以清热解毒，利湿消肿。方用四妙勇安汤加减：金银花30g，玄参20g，当归10g，连翘10g，紫花地丁10g，苍术10g，黄柏10g，陈皮10g，生甘草10g。取15剂，每日1剂，水煎服。其他治疗：用双氧水、生理盐水冲洗溃疡面，而后用氯霉素及庆大霉素纱布交替局部湿敷溃疡面，每日1次外科换药。

二诊（2008年11月28日）：用药后，溃疡面渗出明显减少，边界清晰，但肉芽组织色淡，生长欠佳。舌质红，苔白，脉细弱。以气血两虚为主，用八珍汤加减：黄芪30g，党参20g，白术20g，云苓10g，当归20g，白芍15g，炮山甲12g，丹参15g，川芎10g，薏苡仁30g，甘草10g。取20剂，每日1剂，水煎服。其他治疗：用九一丹外涂，干纱布覆盖创面。每日1次外科换药。

三诊（2008年12月19日）：患者溃疡处干燥、局限，肉芽组织生长良好。大便偏干，舌尖红、苔薄白，脉细涩。在上方中加入石斛20g、麦冬20g、火麻仁15g，以滋阴生津，润肠通便。其他治疗：抗绿生肌散外涂创面，每日外科清洁换药。

【按语】糖尿病足，属中医"脱疽"范畴，男性多见，为糖尿病的常见并发症之一，其原因可归纳为缺血和感染。有糖尿病病史患者，要预防其并发症的发生，防止其神经病变，避免外伤。出现肢端缺血坏死并发感染有渗出时，要把握以下原则：控制感染，改善循环，分离坏死，促使愈合。应四诊合参，辨证施治，给予得当的中药口服并结合外科换药，使溃疡面得以愈合，缺血程度得以改善，达到满意的疗效。患者初诊时，湿热毒盛之象明显，给予四妙勇安汤加减以清热解毒，利湿消肿。金银花甘寒，善清热解毒，能清气分之热，能解血分之毒，以治病因；当归为血中气药，行血气之凝滞，祛瘀生新；玄参清热滋阴，泻火解毒，助金银花以解热毒，合当归以和营血；生甘草、连翘、紫花地丁均合增清热解毒之力；苍术、黄柏、陈皮以化湿消肿。使用抗生素纱布交替湿敷疮面，防止细菌产生耐药性，以控制感染。二诊时，湿热已除，溃疡边界已较前清晰，但肉芽组织生长欠佳，以气血两虚为主，药用八珍汤加减。此次来诊感染已控制，换药时给予九一丹外涂溃疡处，以助祛腐生新。三诊时，患者溃疡处干燥、局限，肉芽组织生长良好，大便偏干，在上方中加入石斛20g、麦冬20g、火麻仁15g，以滋阴生津，润肠通便。此阶段在外科换药时给予抗绿生肌散、仲景药霜外涂。整个阶段采用"蚕食"方法清除坏死组织，并结合中药对症调理，使溃疡得以愈合。

例2：王某，男，57岁，于2009年4月19日以糖尿病史5年，右足疼痛、溃破2个月为主诉来诊。症见：右足肿胀，足底外侧缘皮肤溃破，有大量坏死组织，渗出较多，呈脓性，味臭；溃疡面约4cm×3cm大小，溃烂较深，已至跟骨；溃烂面周围皮肤发红，右足皮温低。双侧股动脉可触及搏动，双侧腘动脉搏动减弱，双胫后动脉，足背动脉未触及搏动，双下肢贝格氏征（＋），舌质红、苔黄稍腻，脉弦数。腹主动脉及双下肢动脉MRI示：①腹主动脉，双下肢动脉硬化性改变。②左侧胫前、胫后、腓动脉多发节段性狭窄；足底、足背动脉未见显影，考虑为狭窄。③右侧小腿动静脉瘘。患者为老年男性，脏腑功能减退，气血运化不足，致脉络瘀阻，日久瘀而化热，致肉腐骨脱。诊为糖尿病足（糖尿病肢体动脉闭塞症），证属热毒炽盛。治以清热凉血，化瘀通络。方用四妙勇安汤合通脉活血汤加减：当归20g，玄参30g，金银花20g，赤芍60g，丹参30g，鸡血藤30g，炮山甲12g，陈皮15g，甘草10g。取20剂，水煎服，每日1剂。其他治疗：溃疡面外科清洁换药，每日1次。用双氧水稀释液冲洗溃疡面，并逐步剪除部分坏死组织，碘伏纱布清洁覆盖包扎固定。医嘱：保持创面清洁，干燥。勿用过热开水烫洗，严格控制饮食，及时监测空腹及餐后血糖。

二诊（2009年5月10日）：右足疼痛较前减轻，溃疡面可见新生红色肉芽组织生长，周围皮肤发红基本消退，但四肢发凉仍然明显。舌质淡、苔薄白，脉沉细。处方：熟地30g，制附子9g，细辛15g，麻黄12g，丹参30g，白芥子6g，姜炭6g，生甘草10g。取15剂，水煎服，每日1剂。其他治疗：溃疡面坏死组织上涂抹自制抗绿生肌散以提脓去腐，解毒活血；外涂自制仲景药霜以去腐生肌，两药合用，隔日清洁换药1次。同时行分泌物培养加药物敏感试验。

三诊（2009年5月25日）：用药后，创面渐趋愈合，下肢发凉症状亦得到改善。舌质暗、苔薄白，脉沉细涩。处方：当归20g，丹参30g，鸡血藤30g，黄芪20g，党参20g，陈皮20g，薏苡仁30g，甘草10g。取20剂，水煎服，每日1剂。其他治疗：隔日清洁换药，根据分泌物培养加药物敏感试验结果，先用双氧水稀释液冲洗，后用生理盐水冲洗，碘伏纱布外周皮肤常规消毒，剪除部分坏死组织，后用敏感药物阿米卡星湿纱布覆盖创口，并清洁包扎固定。

**四诊（2009年6月11日）：** 右足肿胀已完全消退，溃破处干燥局限，溃疡面约1.5cm×1cm大小，溃疡面周围见大量上皮组织向中央爬行。舌质暗，有瘀点，苔薄白，脉沉细。处方：当归20g，丹参30g，鸡血藤30g，玉竹20g，石斛20g，麦冬20g，炮山甲12g，黄芪30g，陈皮30g，甘草10g。取20剂，水煎服，每日1剂。其他治疗：创面局部清洁换药，碘伏常规消毒覆盖创口，包扎固定。

**【按语】** 本案患者是在消渴病的基础上发展而来的，消渴病的基本病机为燥热偏盛，阴精亏耗，病久则阴消气耗，而致气阴两伤，运化无力，气滞血瘀，阴虚寒凝。若瘀血湿浊，阻滞脉络，营血瘀滞，日久化热；或患肢破损，外感邪毒，热毒蕴结，而致肉腐、筋烂、骨脱。证属热毒炽盛，方以四妙勇安汤合通脉活血汤加减，其中甘草用量较大，助玄参、金银花清热解毒凉血；赤芍用至60g，以助清热凉血，行瘀消肿止痛。二诊时热毒渐消，阳虚之象明显，方以阳和汤合麻黄附子细辛汤加减以温阳化瘀。三诊时患者气虚血瘀之象明显，药用通脉活血汤加减。崔师常将脱疽分为寒湿阻络、热毒炽盛、血脉瘀阻、气血两虚四型，指出疾病是在不断发展的，要根据具体症状合理选择用药。同时，崔师强调中医外治与内治相结合，外治在内治改善循环的基础上给予清创，有助于伤口早日愈合。患者使用崔师自制的抗绿生肌散及仲景药膏局部外敷。抗绿生肌散可以抑制绿脓杆菌的生长，提脓去腐，解毒活血；仲景药膏是以乳剂为基质所配制的膏体，pH值为5.5~7.8，对创面无刺激，无毒性，不会弄脏衣服，具有亲水性，能与药物的水溶液充分混合，柔软润泽，长期使用不致过敏。崔师在此类基质内加入透明脂酸酶、糜蛋白酶、蜂乳、维生素E、含锌类药物、扩血管药物及抗感染药物，可以保护创面，分离坏死组织。二者相结合使用可化腐生肌。经以上内外结合治疗后，可见溃疡面逐渐愈合，大量肉芽组织生长新鲜，溃疡周围上皮组织向中央爬行。

# 四、股肿

## （一）四君子汤合赤芍甘草汤加减治疗股肿

刘某，男，78岁，于2009年7月24日初诊，主诉：左下肢肿胀1个月余。2个月前患者在当地医院行"胃切除"手术。近1个月来左下肢出现肿胀，在当地按"静脉栓"治疗，症状有所缓解，现仍有肿胀。既往史：患高血压病20年。症见：左下肢自股骨中段以下肿胀明显，皮色发亮，时觉胀疼。纳差，乏力，不欲动，舌尖红、苔白，脉沉细弱。在当地做彩超示：左下肢深静脉血栓形成。患者为老年男性，"胃切除"术后脾胃虚弱，津液无以运化，形成水湿。水湿阻于脉络，血液不行化瘀。脾胃亏虚，则气血生成乏源，气亦无力运血，加重脉络瘀阻，血中津液外泄化湿。诊为股肿（左下肢深静脉血栓形成），属脾虚血瘀型。以健脾益气、活血化瘀为法，用赤芍甘草汤合四君子汤加减治疗。处方：黄芪30g，党参20g，云苓20g，茜草20g，泽兰20g，赤芍60g，薏苡仁30g，水蛭20g，甘草10g。取15剂，每日1剂，水煎服。

二诊（2009年8月10日）：左下肢自股骨中段以下肿胀明显减轻，皮肤纹理疏松，胀疼减轻。不欲饮食，仍觉乏力，舌脉同上，辨证同前。茜草、赤芍药性偏凉，大剂量用久恐造成寒凝，不利于祛瘀，故去茜草，赤芍减半。脉络瘀阻症状减轻，久用多量逐瘀药恐伤机体正气，方中有水蛭破血逐瘀足矣，故将泽兰去之。因患者不欲饮食，仍觉乏力，加陈皮理气健脾，加白术15g补气健脾，燥湿利水。取15剂，每日1剂，水煎服。

三诊（2009年8月25日）：左下肢有轻微水肿，胀痛消失，饮食改善，行走较前有力，可行走300m不觉累。给予通脉丸口服3个月。建议穿医用弹力袜。

【按语】本例患者为老年男性，胃切除术后脾胃虚弱，津液无以运化，水湿内停，阻于脉络而成瘀。脾胃亏虚，则气血生成之源，气亦无力运血，加重脉络瘀阻，血中津液外泄化湿而致股肿。初诊时证属脾虚血瘀，用赤芍甘草汤合四君子汤加减治疗。黄芪补气升阳，利水消肿。现代药理研究表明黄芪能明显抑制血小板的聚集，促进骨骼造血，还有镇静镇痛的作用。党参、云苓、薏苡仁益气健脾祛湿；茜草、赤芍凉血活血；泽兰活血祛瘀，利水消肿。李时珍谓本品"气香而温，味辛而散"，致"肝郁散"及"脾气舒"，"则三焦通利……故能治水肿"。现代研究表明水蛭有抗凝和溶栓的作用，可降低血液黏稠度。甘草调和诸药。诸药合用共奏健脾益气、活血祛湿之功。二诊时，患肢肿胀明显减轻，皮肤纹理疏松，胀疼减轻。不欲饮食，仍觉乏力。在上方的基础上加减治疗。茜草、赤芍药性偏凉，大剂量用久恐造成寒凝，不利于祛瘀，故将茜草去之，赤芍减半。脉络瘀阻症状减轻，久用多量逐瘀药恐伤机体正气，方中有水蛭破血逐瘀足矣，故将泽兰舍去。因患者不欲饮食，仍觉乏力，加陈皮理气健脾，加白术补气健脾，燥湿利水。三诊时，左下肢有轻微水肿，疼痛消失，饮食改善，行走较前有力，可行走300m不觉累。诸症明显减轻，口服通脉丸3个月助侧肢循环的建立。

## （二）赤芍甘草汤加减治疗股肿

杜某，女，32岁，于2009年2月16日就诊，主诉：左下肢肿胀1个月。患者于1个月前行宫外孕手术后出现左下肢肿胀，在当地医院按"左下肢深静脉血栓"治疗，肿胀减轻，但是仍有肿胀。症见：左下肢呈非指陷性肿胀，舌质紫暗、苔白腻，脉沉涩。浅表静脉充盈。左下肢彩超提示：左肌间静脉及胫后静脉血栓形成。患者为青年女性，宫外孕手术后，脉络损伤，瘀血阻络，气血不行，停滞于血脉，证属湿瘀脉络。诊为股肿（左下肢深静脉血栓形成）。治以活血化瘀，祛湿通络。方用赤芍甘草汤加减治疗。处方：当归20g，赤芍60g，茜草20g，泽兰20g，水蛭20g，薏苡仁30g，陈皮20g，甘草10g。取10剂，每日1剂，水煎服。嘱其抬高下肢休息，避风寒，畅情志，劳逸适度。多食蔬菜、水果以保持大便通畅。

二诊（2009年2月17日）：左下肢肿胀已经明显减轻，行走后，仍觉困重不适，大便一日2次。舌质暗、苔白腻，脉沉涩。辨证同前。守上方取20剂，每日1剂，水煎服。

三诊（2009年3月20日）：下肢肿胀明显减轻，左下肢长时间行走后，仍觉困重不适，大便一日2次。舌质淡、苔薄白，脉沉缓。证属脾虚血瘀。给予通脉丸，一次10g，每天3次，连用3个月，长期穿着医用弹力袜。

【按语】《千金备急要方》中描述股肿为："气血瘀滞则痛，脉道阻塞则肿，久瘀而生热。"其主要症状为患肢的肿胀、疼痛，血栓形成的早期，易引起肺栓塞，故患者来诊时要详细询问是否有胸疼、胸闷、咯血等症状。一般血栓形成后1～2天即开始机化，3～4天就可牢固地黏附于血管壁上。较大的血栓，一般需要2周方可机化。在机化与再通的过程中，静脉瓣膜受到破坏而丧失正常的功能，致血液逆流。所以对于陈旧性静脉血栓，崔师指出，此病一经确诊，彻底治好的可能性不大，但通过坚持应用药物治疗，肿胀会明显好转，并能有效预防或减少并发症。由于手术取栓再次发生血栓的概率较高，崔师提倡保守治疗，早期要及时应用尿激酶进行插管溶栓，并给予清热利湿、活血化瘀的药物。此病可分为三个时期，初期表现为以"湿""热""瘀"为主，中期以"湿""瘀"为主，后期以"虚""瘀"为主，针对不同的阶段给予相应的治则。崔师认为治疗静脉血管疾病，开通微循环是改善肢体静脉水肿的有效方法。同时稳定期嘱患者穿上医用弹力袜，减少血管壁的跨壁压，进一步降低血管的静水压，改善下肢静脉瓣膜功能，有效地促进下肢静脉回流。

## （三）清热利湿、活血通络法治疗股肿

例1：郭某，女，53岁，于2009年7月3日初诊，患者5年前左下肢自膝关节以下不明原因出现非指陷性肿胀，并伴疼痛。曾在多家医院诊疗，疗效欠佳。症见：左下肢自膝关节以下肿胀，为非指陷性，并伴疼痛。小腿外侧有地图样暗色斑块，质硬，浅表静脉迂曲扩张。饮食可，二便调。舌质淡、苔白腻，脉细数。左下肢静脉造影提示：左下肢深静脉血栓形成。辨证患者为中老年女性，形体较胖，嗜食肥甘厚腻，伤脾损胃，脾虚则健运失司，不能化湿，日久化热，煎熬成痰。痰湿易阻气机，气不行则血瘀，瘀血阻于肢末脉络，血不行则影响津液运行，湿聚为肿。证属湿热瘀阻。诊断为股肿（左下肢深静脉血栓形成）。治以清热利湿，活血通络。药用四妙勇安汤合赤芍甘草汤加减：茜草20g，泽兰20g，赤芍60g，陈皮20g，萆薢20g，两头尖12g，金银花30g，水蛭20g，薏苡仁30g，甘草10g。取10剂，每日1剂，水煎服。

二诊（2009年7月13日）：患者左下肢肿胀明显减轻，疼痛基本消失，小腿外侧有地图样暗色斑块，仍质硬。水湿已渐去，故去茜草、泽兰、萆薢，减少赤芍用量，加皂角刺12g、牡丹皮20g、生地20g。取10剂，水煎服，每日1剂。

三诊（2009年7月24日）：患者左下肢肿胀已消失，小腿外侧原地图样暗色斑块颜色变浅，质变软。去皂角刺、水蛭。取20剂，水煎服，每日1剂。坚持用药，巩固治疗。

【按语】由于人们对静脉血栓的认识不足，往往会错过最佳手术时间，只能采取保守治疗。在静脉血栓的保守治疗上，中药可以发挥出非常显著的作用。崔师通过临床用药经验总结，自拟赤芍甘草汤加减用于治疗此病，疗效显著。方中赤芍以凉血散瘀止痛为长，善清血分实热。大剂量有泻下之功，使湿热之邪从下而解。遵循因势利导的治疗原则。《药品化义》载："赤芍，味苦能泻，……入六一顺气汤，泻大肠闭结，使血脉顺下。以其能主降，善行血滞，调女人之经，

消瘀通乳。以其性禀寒，能降热烦，祛内停之湿，利水通便。较白芍味苦重，但能泻而无补。"当归养血活血，二者合用，使邪去而不伤正，共为君药。方中重用甘草，甘草的常规用量为3~10g，但据病情可以大剂应用。正如清代汪昂所说："凡仲景之甘草汤、甘草芍药汤、炙甘草汤、桂枝、麻黄……无不重用甘草，赞助成功。"甘草为臣药，助君药以祛湿化瘀。两头尖、薏苡仁合用以清热祛湿，化瘀通络，共为佐药。陈皮燥湿理气，气行则血行，为使药。诸药相合，共奏清热凉血，祛湿通络，活血化瘀之效。本例患者初诊时，湿热血瘀之象明显，药用赤芍甘草汤加减。二诊时患者肿胀明显消退，疼痛消失。但可见小腿外侧有地图样暗色斑块，质硬。水湿渐去，去茜草、泽兰、草薢，减少赤芍用量，加皂角刺破血逐瘀散结，牡丹皮、生地清热凉血，活血化瘀。三诊时患者临床症状基本消失，去皂角刺、水蛭，继服20剂，巩固治疗。后随访，患者情况良好。

例2：李某，女，29岁，于2008年12月5日就诊，主诉：左下肢肿胀疼痛10天。患者13天前行剖宫产，术后一直卧床休息，于10天前出现左下肢肿胀、疼痛，活动受限。在许昌市某医院诊治，彩超示：左下肢深静脉血栓形成。给予对症治疗后，患肢肿胀疼痛症状有所缓解。症见：左下肢自腹股沟至足部呈非指陷性水肿，张力较大，皮下浅静脉略怒张，皮色略红，皮温高，伴疼痛明显。膝关节上下15cm处较对侧增粗约5cm。左下肢尼霍夫征（+），霍曼征（+）。饮食一般，夜寐差，小便黄，大便偏干。舌质暗红、苔白腻，脉滑数。患者为青年女性，因剖腹产后长期卧床，致肢体气机不利，气滞血瘀于经脉之中，致营血回流不畅，而见下肢肿胀疼痛，苔白腻。瘀血留滞于经络，瘀而化热，而见皮色红，皮温高，伴见舌质暗红，脉滑数。辨其证为湿热瘀阻型。诊为股肿（左下肢深静脉血栓形成）。治以清热利湿，活血化瘀，方用四妙勇安汤合赤芍甘草汤加减：当归20g，赤芍60g，玄参30g，金银花30g，两头尖12g，木香6g，水蛭15g，草薢20g，陈皮20g，甘草10g。取10剂，每日1剂，水煎服。其他治疗：芒硝500g、冰片5g装入布袋内局部外敷。

二诊（2008年12月15日）：左下肢肿胀较上诊有所减轻，皮色略发红，疼痛已明显减轻，时觉下肢困沉乏力，纳眠均可。舌质紫暗、苔白腻，脉细涩。守上方加减如下：减木香、草薢、玄参、金银花，加白术15g以补中益气；加茜草、泽泻以增强祛湿之功。取10剂，每日1剂，水煎服。其他治疗：芒硝500g、冰片5g装入布袋内局部外敷。

三诊（2008年12月24日）：左下肢仍稍有肿胀，皮色略发暗，行走时仍偶有疼痛，纳眠均可。舌质淡，舌体胖大，苔薄白，脉沉涩，为脾虚血瘀之象。治以益气健脾，活血化瘀，上方去茜草，加党参20g、山药20g以益气健脾。取20剂，每日1剂，水煎服。中药用完后，口服补气活血通脉丸以巩固治疗，连用3个月。

【按语】患者为青年女性，因剖腹产后长期卧床，气机不利，气滞血瘀于经脉之中，致营血回流不畅，瘀滞脉络，瘀而化热而致诸症。初诊时患者以湿热瘀阻为主，给予赤芍甘草汤加减。当归为血中之气药，行血补血；赤芍能于血中化滞；水蛭破血逐瘀，三者合用以活血化瘀。金银花合玄参以清热；木香行气止痛，兼有健脾之功；陈皮，理气健脾燥湿；再配以萆薢、两头尖祛湿清热之品，共起行气止痛、祛湿清热之效；甘草缓急止痛，调和诸药。二诊时，湿热瘀阻之象已有所缓解，但因气机阻滞，经脉不畅，营卫回流受阻则聚而为湿，湿瘀脉络之象明显，故用祛湿化瘀汤加减以活血破瘀，祛湿通络。赤芍，清热凉血，散瘀止痛，与当归、水蛭合用，共起活血化瘀之效。白术，为补中益气要药，与陈皮、甘草合用，取其益气健脾之功。脾为后天之本，脾气足则运化水湿之力强，加茜草、泽泻以增强祛湿之功。三诊时，湿瘀脉络之象已渐有消减，但久病耗伤气血，气虚血瘀之象明显。故去茜草，加党参、山药。党参益气兼有补血之功，合以山药，共起益气健脾之效。《黄帝内经》云："诸湿肿满，皆属于脾。"故崔师在对下肢肿胀的患者进行辨治时，常注重健脾药的应用，健脾以渗湿，益气化瘀，往往能够收到较好的疗效。

## （四）湿热瘀阻型股肿合并黄鳅痈

耐某，女，64岁，于2008年3月10日初诊，主诉：左下肢肿胀4年，右下肢局部红肿1个月。患者于4年前，无明显诱因出现左下肢肿胀、疼痛，曾在当地进行彩超检查，提示"左下肢深静脉血栓"，在当地治疗效果不佳，长时间站立后左下肢有肿胀、困沉不适，并渐出现左下肢皮色发暗呈铅黑色，曾在外院按"皮下水肿"治疗，症状无改善。症见：左下肢肿胀，胫骨中段以下至踝关节组织发硬，有压痛，皮肤与皮下组织紧密粘连，右股骨远1/3前有4cm×8cm的皮肤红肿。舌质红、苔黄腻，脉滑数。左下肢静脉造影提示：左下肢陈旧性静脉血栓。诊为股肿及黄鳅痈（①左下肢陈旧性静脉血栓；②血栓性浅静脉炎），证属湿热型，热重于湿。给予四妙勇安汤合赤芍甘草汤加减：茜草20g，泽兰20g，当归20g，赤芍60g，金银花30g，牡丹皮20g，薏苡仁30g，陈皮20g，两头尖12g，甘草10g。取10剂，每日1剂，水煎服。

二诊（2008年3月20日）：用药后，左下肢肿胀基本消失，肿胀及困重感有减轻，右股骨远1/3前皮肤红肿消失。局部皮色变暗，纳眠均可，大便较前增多，舌质暗，苔白腻，脉沉涩。守上方去茜草、泽兰、金银花、牡丹皮凉血解毒之类，并减少赤芍剂量为30g，加水蛭20g、蛤蜊20g软坚散结，化瘀通络。取20剂，水煎服，每日1剂。

三诊（2008年4月11日）：用药后，左下肢肿胀消失，右股骨远1/3前，皮损区颜色接近正常，左下肢肿胀及困重感有减轻，食欲不佳，大便一日2次。舌质淡、苔薄白，脉沉细弱。在上方的基础上加黄芪20g、党参20g，以益气养血。取15剂，水煎服，每日1剂。中药用完后，坚持口服通脉丸3个月巩固治疗。

【按语】股肿整个病程可用"湿、热、瘀、虚"概言之，其中"瘀、虚"为本病之本，"湿、热"为本病之标。"急则治其标，缓者治其本"，急性期侧重清热利湿化瘀，"气行则血行，气滞则血瘀"，气虚则血瘀，气旺则血脉通畅，故而迁延期着重补气活血。在急性期若能得到及时治疗，多能使患肢肿胀、疼痛完全消失，此期当患者出现胸痛、咯血等症状时，要警惕肺栓塞的发生，可采用放置滤器的方法避免此致命性并发症的发生。2周内来诊的患者通过积极治疗，可使患肢肿胀消失，此阶段嘱患者抬高下肢卧床休息，足部可适当做背屈运动，不宜下床活动；清淡饮食，预防便秘。若超过2周来诊，则依其症状体征及相关检查可明确诊断为陈旧性静脉栓，彻底治好的可能性不大，通过治疗可使皮色由发绀变红润，肿胀有所缓解，能基本适应正常的劳动，尽量减少皮肤色素沉着、湿疹样皮炎、继发感染或慢性溃疡等下肢深静脉血栓形成后综合征的发生。本病例患者来诊时其血栓病史已有4年，故以补气活血，祛湿化瘀为法，药用赤芍甘草汤为主方加减，经过1个多月的治疗，症状已得以明显改善。

# 五、青蛇毒

## （一）湿热瘀阻型青蛇毒

例1：邓某，男，52岁，于2009年6月22日初诊。主诉：双下肢静脉曲张10年，左下肢红肿热痛10天。患者患有双下肢静脉曲张10余年，未予治疗，逐渐加重，10天前患者发现左下肢静脉曲张处红肿，为求保守治疗，今来诊。症见：双下肢自胫骨下段至踝关节内侧静脉迂曲扭张，纠集成团，形如蚯蚓，左侧静脉曲张区域红肿热痛，面积达15cm×15cm，皮肤与周围组织粘连，皮下可触及数个花生米大小硬结节，有压痛，扪之发热，舌质红、苔黄腻，脉滑数。既往史：脑梗死病史6个月。此患者素喜辛辣刺激、肥甘厚腻之品，伤脾损胃，内生湿热，且患有筋瘤10余年，血蓄于下肢不能回返，聚而为湿，瘀阻脉络，湿热相合，而致此证。诊为筋瘤伴青蛇毒（静脉曲张伴浅表静脉炎），证属湿热瘀阻。治法：清热利湿，活血化瘀。方药四妙勇安汤合赤芍甘草汤加减：金银花30g，玄参30g，当归20g，赤芍60g，陈皮20g，两头尖12g，甘草30g。取7剂，水煎服，每日1剂。

二诊（2009年6月29日）：患者病灶区红肿热痛大为好转，皮肤与皮下组织粘连，可触及多个花生米大的结节，舌质紫暗、苔薄白。崔师减少甘草用量至10g，加入延胡索15g、浙贝母15g、生牡蛎30g以消肿止痛，软坚散结。取7剂，水煎服，每日1剂。

三诊（2009年7月6日）：左膝关节下病灶区红肿热痛已明显减轻，现发现大隐静脉上有一硬索，同时伴有结节性血栓形成。舌质暗、苔薄白，脉沉细数。按上方继续服用10剂。

【按语】患者初诊病灶区红肿热痛较重，在瘀血的基础上热象较为明显。崔师主张在静脉炎性改变的急性期与亚急性期应以清热解毒、化瘀通络散结为法，方以赤芍甘草汤为基础加减，其中生甘草应用30g以清热解毒，消散痛肿。赤芍味苦，性微寒，清热凉血，活血祛瘀止痛，尤善清血分实热，散瘀血留滞。在赤芍活血化瘀的基础上，甘草清热解毒，共为君药；当归味辛、苦，性温，补血活血，主血虚诸证，为臣药。三药相辅相成，达到活血而不伤血，清热而不损阴之效。正如《血证论》中言："火旺而益伤血，是血病即火病矣，治法宜大补其血，归地是也。然血由火生，补血而不清火，则火终亢而不能生血，故滋血必用清火诸药。……则知治火即是治血，血与火原一家，知此乃可与言调血矣。"陈皮味苦、辛，性温，理气健脾，燥湿化痰。崔师强调在治疗肢体静脉血管疾病时要贯穿一个"气"字，气行则血行，血行则瘀散，气不滞则热减。两头尖，味辛，性热，有毒，散结消肿，为佐药。甘草调和诸药，又为使药。二诊，患者病灶区红肿热痛大为好转，皮肤与皮下组织粘连，可触及多个花生米大的结节。所以崔师减少甘草用量，加入延胡索、浙贝母、生牡蛎以清热化痰消肿，软坚散结止痛。三诊时，患者症状进一步好转，疼痛减轻，药已对症，故守方用药。

例2：陈某，女，54岁，于2009年2月6日以左小腿内侧红肿疼痛半个月为主诉来就诊。半个月前左小腿内侧出现红肿疼痛症状，不明原因，当时未给予重视，但随着病情进展，症状加重，炎症区上下蔓延，逐渐变大，且皮下可触及硬性结节，有压痛，为求治疗，今来诊。症见：左下肢浅表静脉裸露，迂曲扭张，左小腿内侧沿浅表静脉走行区发红、发热、肿胀、疼痛，左小腿下1/3段内有一蚕豆大小包块，压痛明显。患肢动脉搏动良好。饮食一般，夜寐可，二便自调。舌质红，苔黄腻，脉滑数。白细胞$11 \times 10^9/L$。患者为中老年女性，素有静脉曲张病史，营血回流受阻，水湿浸溢，复感湿热之邪，蕴于肌肤，湿性黏滞，气血运行不畅，脉络滞塞不通，不通则痛。诊为青蛇毒（血栓性浅表静脉炎），证属湿热瘀阻型。治以清热祛湿，活血化瘀。方药四妙勇安汤合赤芍甘草汤治疗。处方：当归20g，赤芍60g，玄参30g，金银花30g，两头尖12g，陈皮20g，甘草30g。取10剂，每日1剂，水煎服。

二诊（2009年2月16日）：皮损区发红肿胀已明显缓解，灼热感消失，疼痛较前减轻，尚有压痛，由于瘀痰互结，难以消散，皮下可触及硬性结节，有压痛，皮色变褐。舌质暗红，有瘀斑，苔白，脉沉细涩。上方去两头尖，减甘草量至10g，加蛤蜊30g、川贝母15g以软坚散结，水蛭20g以理血活血、逐瘀通经。

【按语】血栓性浅表静脉炎可因外伤、感染、输液或素有静脉曲张病史等而诱发，多发于大隐静脉或小隐静脉及其属支。临床上主要单独侵犯一条浅静脉，可见浅表静脉出现疼痛、发红、肿胀、灼热，随着急性炎症被慢性炎症替代，血栓发生纤维性改变，可摸到硬结或硬性索状物，有明显压痛，有时伴有患肢肿胀，亦可出现浅静脉周围大片炎症反应，尚可伴有发热。待炎症吸收消退后，局部皮肤遗留色素沉着和硬性索状物，有时会遗留微痛感觉，需1~3个月之后方能消失。本病急性期湿热邪盛，正邪交争，邪盛则病进，故治疗上以祛邪为先，清热利湿为主，活血通络为辅；慢性期湿热消退，瘀血显现，以活血化瘀软坚为主。崔师认为本病可以以一"瘀"字概言之，以赤芍甘草汤加减，"急则治其标，缓则治其本"，灵活辨证，合理用药，药少而力专，方药精简，二诊后炎症消退，瘀血消散，硬结消失，疗效显著。

## （二）内服加外洗治疗湿热瘀阻型青蛇毒

靳某，男，27岁，于2008年7月3日以右小腿内侧红肿热痛10天为主诉来诊。10天前不明原因地开始出现右小腿内侧发红、发热、肿胀、疼痛，体温偏高，曾在当地接受输液治疗（具体用药不详），但症状未见缓解，为求进一步诊治，今来诊。症见：右小腿内侧有一个1.5cm×15cm的纵形索状物，皮色发红，皮温偏高，触之有灼热感，疼痛，索状物与皮肤有粘连。饮食、睡眠一般，二便自调，舌质红，苔黄厚，脉滑数。血常规：白细胞$13 \times 10^9$/L。患者为青年男性，感受湿热之邪，湿热下注，发于下肢，湿滞肌肤，津液不能正常输布、代谢，湿邪会形成黏性病理产物，稀薄为"饮"，稠厚为"痰"，痰凝互结则见条索状物改变。湿性黏滞，阻滞脉络，瘀血停留，脉络不通，不通则痛，则见病变处疼痛。湿热蕴积，则见患处发红、发热；舌质红，苔黄厚，脉滑数，均为湿热瘀阻之象。诊为青蛇毒（血栓性浅静脉炎），证属湿热瘀阻。治以清热祛湿，化瘀散结。用赤芍甘草汤加减治疗：当归20g，赤芍60g，陈皮30g，两头尖12g，大黄6g，甘草30g。取10剂，每日1剂，水煎服。其他治疗：如意金黄膏外用。

**二诊**（2008年7月14日）：右小腿病变区局部肿胀，炎性浸润症状基本消失，皮损区开始有白色鳞屑脱落，皮色变暗。病变区已不觉发热，已无疼痛感。舌红，边有瘀斑，苔白。血常规：白细胞$8.5 \times 10^9$/L。患者湿热渐消，表现为以瘀为主。处方：当归20g，赤芍60g，陈皮20g，蛤蜊30g，川贝母15g，皂刺20g，甘草10g。取15剂，每日1剂，水煎服。其他治疗：苏木60g，红花60g，透骨草30g，乳香20g，没药20g。取10剂，每日1剂，水煎外洗。

**【按语】**患者为青年男性，外感湿热之邪，引发于下肢。初次来诊表现为以湿热为主，结合其临床症状、体征、相关检查及舌苔脉象辨为湿热瘀阻型，给予赤芍甘草汤加减，以清热利湿、化瘀散结。崔师在治疗这些疾病时，除特别强调除湿祛瘀外，他认为还应该注意饮与痰互结后，采用行气的方法治疗。正如朱丹溪所说："善治痰者，不治痰而治气，气顺则一身之津液亦随气而顺矣。"崔师遵照朱丹溪的用药规则，重用陈皮等理气药物，使疗效更为显著。外用如意金黄膏以清热解毒，消肿止痛。二诊时湿热渐消，表现为以瘀为主，给予活血通脉、化瘀通络之品。在上方基础上去两头尖、大黄，加蛤蜊、川贝母清热软坚散结；皂刺活血化瘀消肿；由于久服较大剂量的甘草，易引起浮肿，故将甘草剂量调为10g；同时给予活血化瘀中药外洗以消结散肿，内外治法相结合，使湿热退，红肿消，瘀血除，结节散。并嘱其：①注意休息，减轻活动；②生活起居规律，避免辛辣刺激食物；③戒烟酒；④避风寒，畅情志。

## （三）桃红四物汤合赤芍甘草汤加减治疗青蛇毒

艾某，男，49岁，于2009年6月10日以左下肢浅静脉皮肤红肿热痛2个月为主诉来诊。患者左下肢静脉曲张20年，3个月前其胫骨上1/3以远内侧皮肤红肿热痛，在附近医院诊治疗效不佳，今来诊。症见：左下肢多处浅静脉迂曲扭张，胫骨上1/3以下内侧沿大隐静脉走行有7cm×9cm大小皮肤暗红区，触之质硬，皮肤与皮下组织粘连，能摸到数个花生米大小硬结节，有压痛。舌尖红，舌质暗，苔薄白，脉沉细。诊为筋瘤伴青蛇毒（静脉曲张伴静脉炎），证属脉络血瘀型，治以活血理气，通络止痛。方药以桃红四物汤合赤芍甘草汤加减：桃仁15g，红花15g，当归20g，赤芍30g，陈皮20g，两头尖12g，水蛭20g，牡丹皮20g，甘草10g。取10剂，水煎服，每日1剂。

二诊（2009年6月19日）：患者左下肢胫骨上1/3以远内侧4cm×5cm大小皮肤红肿区，触之质硬，皮肤与皮下组织粘连，能摸到数个黄豆大小硬结节，有压痛。皮损变小，皮色恢复。舌质暗、苔薄白，脉沉细数。患者述其足踝肿胀，故上方药加茜草20g、泽兰20g利水消肿；萆薢30g、薏苡仁30g渗湿健脾；草果10g燥湿健脾。取10剂，每日1剂，水煎服。

三诊（2009年6月29日）：左下肢可见多处浅静脉迂曲扭张，足踝部肿胀，原胫骨上1/3以远皮肤红肿区消失，皮色呈浅褐色，触之稍软，皮肤与皮下组织粘连程度减轻，结节数量减少，重按有压痛。舌尖红、苔薄白，脉沉细数。患者病情稳定，继以活血化瘀巩固治疗。桃仁15g，红花10g，当归20g，赤芍30g，陈皮

20g，两头尖12g，甘草10g。取10剂，水煎服，每日1剂。

【按语】青蛇毒多由于肝脾湿热或寒湿凝结、痰瘀互结、外伤脉络等因素致使气血运行受阻成瘀，留滞脉中而发病，其多见于筋瘤后期，以下肢多见。本例患者辨证为脉络血瘀型，以理气活血化瘀、清热通络散结为法，药用桃红四物汤合赤芍甘草汤加水蛭、牡丹皮。当归、赤芍、牡丹皮活血养血和血，气血以和为贵；水蛭专入血分，活血而不伤血，因其不耐高温，故崔师用量达20g，以抵高温破坏之药效，应用几十年效果良好，未见意外情况。上四药均为活血而不伤正之品。崔师认为脉络血瘀证不应只考虑活血破血攻瘀，也要认识到其耗血伤血之害，用当归、赤芍之类药无此虑。气以通为补，陈皮行气，气行则血行。两头尖温阳散结；甘草用到30g，取其生用清热解毒、散结消痈之功效。甘草长期大量应用有升高血压、导致水肿之弊，故应用不超10天。二诊时，患者病变区变小，皮色恢复。患者述其足踝肿胀，故上方药加茜草、泽兰利水消肿；草薢、薏苡仁渗湿健脾；草果燥湿健脾。三诊时，患者皮肤呈浅褐色，触之结节变小变软，用二诊方继续巩固治疗。

# 六、臁疮

## （一）中药外洗兼内服治疗湿热下注型臁疮

例1：张某，男，37岁，于2008年10月30日初诊。主诉：双下肢肿胀伴溃疡3年余。患者于5年前曾因双下肢肿胀，在当地医院查双下肢静脉血管彩超提示：双下肢广泛静脉血栓形成，给予溶栓类药物治疗（具体不详），近3年，双下肢内踝处皮肤颜色变暗、瘙痒，抓搔后创面溃破久不敛口，渍水淋漓；双下肢肿胀，内踝处皮肤颜色为棕褐色。症见：左下肢和右下肢内踝处各有一个5cm×4cm及5cm×3cm的溃疡创面不愈，表面有渗液溢出，纳眠可，二便调，舌质红、苔黄腻，脉滑数。诊为股肿合并臁疮（下肢深静脉栓后综合征）。证属湿热下注型，治以清热利湿为主。自拟方加减：赤芍60g，茜草20g，泽兰20g，陈皮20g，草薢20g，防己15g，水蛭20g，土茯苓30g，甘草10g。取7剂，水煎服，每日1剂。其他治疗：自拟疮疡外洗方加减，用淘米水配制1%~2%的明矾溶液2 000mL，加入黄柏

60g、黄连60g、石榴皮60g、椿根皮60g、艾叶60g。诸味中药煎汤外洗，每日2次。

二诊（2008年11月8日）：用药7剂后，双下肢肿胀有所减轻，但仍有困重感，创面已经开始敛口并趋于干燥，舌质红、苔黄腻，脉滑数。按上诊方案，内服及外洗药物均再续用10剂。

三诊（2008年11月21日）：用药10剂后，患肢肿胀基本消失，但局部皮色暗，皮损处皮肤质硬，舌质红、苔薄白，脉沉涩。上方减草薢、防己、土茯苓，加用薏苡仁30g、蛤蜊20g以助健脾祛湿，软坚散结之力。取10剂，水煎服，每日1剂。其他治疗：自拟疮疡外洗方外洗，用法如上，并嘱其穿医用弹力袜。

【按语】在臁疮的治疗中，崔师强调，首先要辨清阴证、阳证，整体调整与局部治疗相结合，配合应用中药煎汤外洗等外治法，较单纯的内服中药治疗效果更佳，能提高疗效，缩短病程。对于有水疱糜烂，渗出明显者宜采用有收敛燥湿止痒的药外用。本例患者为陈旧性静脉血栓患者，瘀血阻络，郁久化热，热盛肉腐，气血运行不畅，水湿停聚，泛溢于肌表，肌肤失养而成溃疡，证属湿热下注，以清热祛湿、化瘀通络为法。茜草、赤芍凉血化瘀，祛湿利水；草薢、防己、土茯苓、泽兰清热解毒，利水渗湿；水蛭破血逐瘀，诸药配伍，相得益彰。在本病例中，除了内服中药以外，还采用中药煎汤外洗。具体操作及用法：用淘米水配制1%~2%的明矾溶液2 000mL，加入黄柏60g、黄连60g、石榴皮60g、椿根皮60g、艾叶60g煎汤外洗，每日2次。7剂后，双下肢肿胀已经明显减轻，创面干燥并开始有新生肉芽组织生长，其效果之佳，非单内服中药所能及。臁疮外洗自拟方中的黄柏、黄连、石榴皮、椿根皮、艾叶诸药相合，可起到祛湿、止痒、收敛之功。现代药理研究证明：它们都有一定的杀菌、抑菌作用。三诊时，患肢肿胀基本消失，但局部皮色暗，皮损处皮肤质硬，血瘀之象明显。上方减草薢、防己、土茯苓，加用薏苡仁30g、蛤蜊20g以助健脾祛湿，软坚散结之力。中药煎汤外洗处方不变继续，配合内服中药，用完10天后，双下肢仅有轻度肿胀，伤口愈合良好，最后嘱其穿医用弹力袜。崔师认为对于静脉血栓稳定期的患者，日常生活穿医用弹力袜，可以有效改善静脉回流，减少并发症的发生，提高患者的生活质量，并形象地比喻弹力袜为静脉功能障碍性疾病患者康复的"护身符"。

例2：李某，男，58岁，于2007年9月12日初诊，以双下肢静脉曲张10余年，右下肢皮肤溃破20天为主诉来诊。症见：双下肢浅表静脉裸露明显，迂曲扭张，甚者扭曲成团，双膝以远轻度肿胀，为凹陷性，双足靴区皮肤呈褐色改变，右下肢小腿外踝上方皮肤溃破，约2cm×2cm。舌质红、苔黄腻，脉滑数，诊为臁疮（下肢静脉曲张并溃疡），证属湿热下注，以清热祛湿、和营解毒为法，药用萆薢渗湿汤加减内服：苍术20g，萆薢15g，两头尖12g，薏苡仁30g，牡丹皮20g，栀子15g，大黄6g，白蒺藜30g，陈皮20g，甘草10g。取10剂，每日1剂，水煎服。疮疡外洗方加减外洗：苏木30g，红花30g，艾叶60g，白矾60g，地骨皮60g。取10剂，每日1剂，水煎外洗。

二诊（2007年9月24日）：用药10天后，双下肢肿胀已有明显减轻，右足外踝上方溃疡边界较清，渗出已明显减少，右足靴区皮肤干燥，有脱屑，仍略有肿胀。舌质暗、苔白，脉沉细无力。方用参苓白术散加减内服：党参20g，茯苓15g，扁豆15g，陈皮20g，薏苡仁30g，白术15g，苍术15g，当归20g，甘草10g。取12剂，每日1剂，水煎服。外洗药物加用透骨草60g以增强通络化瘀之功。

三诊（2007年10月8日）：右足外踝区溃疡面缩小，可见上皮组织爬行，肉芽组织淡红，渗出减少，足靴区干燥、脱屑、皮色呈褐色改变，右下肢仍酸困不适，舌质淡，舌边有瘀斑，苔白，脉细涩。病程迁延日久，耗伤气血，方用桃红四物汤加减内服：黄芪20g，党参20g，当归20g，赤芍30g，桃仁10g，红花10g，川牛膝10g，陈皮15g，甘草10g。取12剂，每日1剂，水煎服。外用方药同上，续用12剂。2个月后回诊时溃疡面已愈合，未见反复。

【按语】臁疮多由久站、过度负重，或血脉瘀阻、臁部气血运行不畅，久而化热或小腿破损染毒，湿热下注而成。后期以"虚""湿"为主，以健脾祛湿为要；最后体现为"虚""瘀"的表现，给予益气活血化瘀之品。针对不同阶段的证型，给予清热、祛湿、健脾、益气、化瘀，经内外治法相结合系统治疗后，使热邪消、湿邪退、脾气健、气血旺、瘀血散，溃疡得以愈合。本例患者为中老年男性，脏腑功能有所减退，血流缓慢，瘀血留滞，瘀久化热，又加上其素有静脉曲张病史，营血回流受阻，水浸外溢，聚而为湿，湿热下注，发于下肢，湿热瘀交结，热毒成腐，而成溃疡，初次来诊表现为湿热下注，给予萆薢渗湿汤加减以清热祛湿，和营解毒。苍术、萆薢、薏苡仁、两头尖除湿消肿；栀子、牡丹皮清热活血化瘀；白蒺藜祛风活血止痒；陈皮理气燥湿；大黄泻热解毒，祛瘀通经；甘草调和诸药。同时给予苏木、红花、艾叶、白矾、地骨皮外洗，以清热止痒，活血化瘀。二诊时热邪退，湿未尽除，脾虚湿盛之象明显，给予参苓白术散加减，以健脾祛湿，消肿生肌。党参补气；扁豆、茯苓、白术健脾祛湿；薏苡仁、苍术除湿消肿；当归活血化瘀。外洗方在上方基础上加透骨草增强通络化瘀之功。三诊时以"虚""瘀"为主，给予桃红四物汤加减，以益气活血，祛瘀生新。明代缪仲淳说："抑思瘀血不行，则新血断无生理……然又非去瘀是一事，生新另是一事也，盖瘀血去则新血已生，新血生而瘀血自去，其间初无间隔……"取瘀中应补虚之意，故给予黄芪、党参以补气；当归、赤芍、桃仁、红花活血化瘀；川牛膝引药下行。经三诊系统治疗后，溃疡愈合，下肢酸困不适等症状得以好转。

例3：严某，男，64岁，于2008年7月2日初诊。以左下肢静脉曲张20余年，左足内踝区皮肤反复溃破3年为主诉来诊。症见：左下肢浅表静脉迂曲扭张成团，行走后患肢易出现困沉乏力酸胀不适感，患肢有轻度的指陷性肿胀，活动后症状加重。左足靴区皮肤粗糙、增厚，瘙痒，肤色较暗，呈褐色改变等营养障碍性改变。左足内踝上方有一个2cm×3cm大小溃疡面，有黄白色液体渗出，周边发红、肿胀，压痛明显。舌质红，苔黄腻，脉滑数。左下肢静脉造影提示：左下肢深静脉瓣膜功能不全。诊为臁疮（下肢静脉曲张并溃疡），证属湿热型，热重于湿。以清热祛湿、和营解毒为法，自拟疮疡外洗方加减治疗：石榴皮60g，白矾60g，黄柏30g，苦参30g，地骨皮30g，地肤子30g。取10剂，水煎外洗，每日1次。内服赤芍甘草汤加减：赤芍30g，茜草20g，泽兰20g，金银花30g，玄参20g，陈皮20g，薏苡仁30g，两头尖12g，大黄3g，甘草10g。取10剂，水煎服，每日1剂。

二诊：用药后，患者下肢肿胀明显减轻，溃疡面渗出减少，周边有新鲜肉芽组织生长。但是患肢皮色仍较暗，有困沉不适，舌质淡、苔白腻，脉濡缓。外洗方中去黄柏、苦参，加用苏木30g、红花30g以增强活血化瘀之功。内服中药中去茜草、泽兰、金银花、玄参，加用党参20g、茯苓20g、白术15g以益气健脾通络。均取20剂。

三诊：原溃疡创面已经愈合，新生肉芽组织生长良好，无须服用药物，为巩固治疗效果，治疗原发疾病，建议患者日常生活中可以穿医用弹力袜保护。

【按语】崔师认为臁疮多由脾虚湿盛，气虚血瘀所致，溃疡难愈的根本原因与"瘀"的存在有关，气血瘀滞，经络瘀阻，浊邪留恋，瘀滞不化。瘀为其本，溃疡为标，故而活血化瘀为治病之重。急性期湿热之象明显，治疗以清为主；慢性瘀滞期与创面愈合期以"瘀""虚"为主，治疗以"通""补"为本。崔师采用的中药活血化瘀即为所谓的"通"，中药的内服与外洗相结合，以促进创面愈合。本例患者为中老年男性，脏腑功能减退，血流缓慢，瘀血留滞，瘀久化热；又因其长期从事体力劳动，素有静脉曲张病史，营血回流受阻，水液外溢，聚而为湿，湿热下注；湿热瘀交结，热毒成腐，而成溃疡。初次来诊表现为湿热型，热重于湿。给予赤芍甘草汤加减：茜草、泽兰、赤芍凉血化瘀；金银花、玄参清热解毒；陈皮、薏苡仁健脾燥湿；两头尖消肿祛湿，舒筋活络；甘草调和诸药。同时给予黄柏、苦参、石榴皮、白矾、地骨皮、地肤子等药物水煎外洗清热燥湿止痒，活血化瘀通络。二诊时，患肢皮色较暗，仍有困重不适，水湿停滞，脉络瘀阻，证属脾虚血瘀型。药用四君子汤合赤芍甘草汤加减治疗。外洗药物中去黄柏、苦参，加用苏木、红花活血化瘀。三诊时患者病情稳定，穿医用弹力袜保护。经三诊系统治疗后，溃疡愈合，下肢酸困不适等症状得以明显好转。

## （二）如意金黄膏兼内服治疗臁疮

史某，女，71岁，于2008年4月23日以左小腿红肿半年为主诉来诊。半年前无明显诱因，左小腿下1/3段皮肤出现片状红肿，有灼热感，触之疼痛，曾在当地医院用抗生素治疗（具体用药不详），但无明显缓解，今症状反复遂慕名来诊。查舌质红、苔黄腻，脉滑数。既往静脉曲张病史10年。PPG：左下肢深静脉瓣膜功能不全。诊为臁疮（下肢静脉瓣膜功能不全伴瘀积性皮炎），证属湿热下注型。治以清热利湿，理气化瘀。药用：黄芩15g，郁金20g，木香15g，桃仁20g，水牛角20g，浮萍20g，蝉蜕20g，白茅根30g，防己12g，薏苡仁30g，甘草10g。取15剂，每日1剂，水煎服。其他治疗：如意金黄膏外用，每日3次。

**二诊（2008年5月3日）**：用药10剂后，左小腿炎变组织好转，皮色变淡，左下肢肿胀有所减轻，左小腿皮肤有脱屑，较干燥，仍时有瘙痒感，尚有压痛。舌淡胖、苔黄厚，脉沉细。湿热之邪渐消，但由于病程日久，耗伤气血，故脾虚湿盛之象明显。处方：藿香20g，佩兰20g，茵陈20g，草果6g，浮萍20g，蝉蜕20g，白茅根30g，薏苡仁30g，水牛角20g，茯苓15g，甘草10g。取15剂，每日1剂，水煎服。其他治疗：如意金黄膏外用，每日3次。

**【按语】**瘀积性皮炎可继发于下肢静脉曲张的患者，又可发于下肢深静脉栓的患者。此病再发展，则出现病变区的溃疡，而成臁疮，即该病为下肢静脉曲张或深静脉栓发展到臁疮的过渡阶段。《外科正宗》载："臁疮者生于两臁，初起发肿，久而腐烂或浸淫瘙痒，破而脓水淋漓……"故对瘀积性皮炎应该重视，积极治疗。此病多发于小腿下1/3或2/3处，表现以皮肤营养障碍为主，如皮肤干燥、脱屑、瘙痒、色素沉着，甚者有渗液。治疗上，应准确辨证，灵活用药，内服中药配合外用如意金黄膏以清热解毒，消肿止痛，多能快速取得疗效。患者为老年女性，久立久坐，致使血液回流受阻，引发筋瘤。长期血脉不畅，气机受阻，水液不得运化，聚而成湿，湿邪浸渍肢体，出现肢体酸困，肿胀不适；湿邪停滞，郁而化热，瘀血停留，则见病变区发红，有灼热感；气血无力达于四末，则见肢体皮肤干燥，瘙痒，脱屑，有色素沉着。初次来诊时表现为以湿热下注为主，给予清热利湿、理气化瘀之品。黄芩清热燥湿，郁金活血止痛，木香行气止痛，桃仁活血祛瘀；白茅根、水牛角清热凉血解毒；浮萍、蝉蜕利水消肿、除湿止痒；防己除湿消肿止痛，《本草求真》中有"防己，辛苦大寒，性险而健，善走下行，长于除湿、通窍、利道，能泻下焦血分湿热"；薏苡仁健脾渗湿；甘草调和药性。诸药合用，使湿热渐消，瘙痒感明显缓解。二诊时，脾虚湿盛之象为主，上方去黄芩、郁金、木香、桃仁、防己，加藿香、佩兰、茵陈以化湿，《本草正义》："藿香芳香而不嫌其猛烈，温煦而不偏于燥烈，能祛除阴霾湿邪，而助脾胃正气。"加草果以芳香化湿，燥湿温中。加茯苓以健脾渗湿。内服中药的同时，给予如意金黄膏外用，以清热解毒、消肿止痛。二诊后，脾健，湿退，热除，病变区红肿热痛现象基本消失。

## （三）局部植皮兼赤芍甘草汤加减治疗臁疮

吴某，男，57岁，于2009年8月4日以右足内踝溃破不愈8年为主诉来诊。20年前不明原因右下肢浅表静脉开始裸露明显，迂曲扭张，久站后右下肢出现酸困发胀不适感，曾至多家医院诊治，疗效欠佳。8年前右小腿中下段皮肤渐增厚变硬，肤色发黑，伴溃疡，在当地医治，但症状无明显缓解，溃疡范围渐增大。6年前在解放军第一一七医院行手术治疗，术后症状缓解不明显，溃疡久不愈合，自行换药至今，为求进一步治疗而来诊。症见：右下肢浅表静脉裸露明显，稍有肿胀，右足靴区皮肤增厚粗糙，肤色暗黑，内踝上方有一个8cm×8cm大小溃疡面，外踝上方可见2cm×2cm大小的溃疡面，创面渗出较多，色暗无华，周边红肿，触痛明显。舌质红、苔黄腻，脉滑数。PPG：右下肢静脉瓣膜功能不全。诊为臁疮（下肢静脉瓣膜功能不全伴皮肤溃疡）。证属湿热型，热重于湿。治以清热祛湿，和营解毒。处方用自拟赤芍甘草汤加减：当归20g，赤芍60g，金银花30g，蜀羊泉20g，陈皮20g，草薢15g，黄柏20g，薏苡仁30g，两头尖12g，甘草10g。取15剂，每日1剂，水煎服。其他治疗：外科定期清洁换药，外用抗绿生肌散。

二诊（2009年8月20日）：上诊后，创面渗出较前减少，色较暗，肉芽组织生长尚可，右足靴区皮肤干燥，有脱屑。湿邪困脾，日久脾虚不得运化，湿邪更盛，见患肢尚有肿胀；脾主肌肉四肢，脾脏虚则见肢体时感酸困、沉重不适，活动后症状加重；舌质淡，苔白，脉沉细无力。脾虚血瘀之象明显，方用赤芍甘草汤合四君子汤加减：党参20g，茯苓20g，白术20g，当归20g，赤芍30g，陈皮20g，薏苡仁30g，两头尖12g，甘草10g。取20剂，每日1剂，水煎服。其他治疗：采用邮票式植皮法植皮，定期外科换药。

三诊（2009年9月11日）：用药后，右足内外踝区溃疡面缩小，可见上皮组织爬行，肉芽组织淡红，渗出减少；足靴区干燥、脱屑、皮色呈褐色改变；溃疡周边压痛不明显，下肢肿胀好转；患者仍有身倦乏力、活动后肢体酸困不适等现象；舌质淡，舌边有瘀斑，苔白。在上方中加入黄芪30g以助健脾化瘀。取20剂，每日1剂，水煎服。

【按语】本病溃疡难愈根本原因与"瘀""湿"的存在有关，故崔师在中医药治疗期间，着重祛湿化瘀之法。患者为中老年男性，脏腑功能有所减退，气血不足，血流缓慢，瘀血停留，瘀久化热，又静脉曲张病史20多年，营血回流受阻，水浸外溢，聚而为湿，湿热下注，而发为溃疡。一诊时，表现为湿热型，热重于湿，给予赤芍甘草汤加减以清热祛湿、和营解毒。二诊时，创面渗出较前减少，色较暗，肉芽组织生长尚可；湿邪困脾，患肢尚有肿胀舌质淡，苔白，脉沉细无力，四诊合参，辨之为脾虚血瘀型，药用四君子汤合赤芍甘草汤加减治疗，待感染控制，血液循环得以改善，溃疡面较大，给予邮票式植皮法，以加速创面愈合。三诊时，患者仍有身倦乏力，活动后肢体酸困不适、沉重等现象症状加重。创面周边皮肤发硬，呈褐色，舌淡，边有瘀斑，苔薄白，脉细涩，均为脾虚血瘀之象，在上方中加入黄芪30g。经治疗后，溃疡完全愈合。建议穿医用弹力袜保护。

## （四）自制仲景药霜兼赤芍甘草汤治疗臁疮

赵某，女，46岁，于2009年5月22日以左下肢静脉曲张12年，左足内踝上方反复溃破3年为主诉来诊。症见：左下肢浅表静脉迂曲扭张成团，裸露明显，活动后肢体肿胀，有酸困不适感，休息或平卧后有所缓解，左小腿部皮肤呈褐色，粗糙，瘙痒，内侧有4cm×3cm大小的溃疡面，表面有结痂，有脓性分泌物，周边发红、肿胀，有压痛。舌红、苔黄腻，脉滑数。细菌培养：有金黄色葡萄球菌生长。左下肢静脉造影提示：左下肢深静脉瓣膜功能不全。诊为臁疮（下肢静脉瓣膜功能不全伴皮肤溃疡）。证属湿热型，湿重于热。治以清热祛湿、和营解毒，处方用赤芍甘草汤加减：苍术20g，萆薢20g，薏苡仁30g，两头尖12g，茜草20g，泽兰20g，赤芍60g，土茯苓20g，苦参15g，防己20g，陈皮20g，甘草10g。取10剂，每日1剂，水煎服。其他治疗：定期清洁换药，用庆大霉素、氯霉素纱布交替湿敷创面。

二诊（2009年6月8日）：下肢肿胀明显减轻，左足内踝上方溃疡边界较清，渗出已明显减少，左足靴区皮肤干燥，有脱屑，长时间站立后，仍有酸胀不适。舌质淡、苔白腻，脉沉细无力。处方：黄芪30 g，党参20g，茯苓15g，扁豆15g，陈皮20g，薏苡仁30g，白术15g，当归20g，甘草10g。取12剂，每日1剂，水煎服。其他治疗：清洁换药，隔日1次。

三诊（2009年6月20日）：下肢肿胀基本消退，左足内踝区溃疡面缩小，可见上皮组织爬行，肉芽组织淡红，渗出减少；活动后下肢仍有酸困不适感。舌质淡，舌边有瘀斑，苔白，脉细涩。处方：黄芪20g，党参20g，白术15g，当归20g，赤芍30g，桃仁10g，红花10g，刘寄奴20g，川牛膝10g，陈皮20g，甘草10g。取12剂，每日1剂，水煎服。其他治疗：清洁外科换药，外用仲景药霜煨脓长肉；通脉丸每次10g，每日3次，连用3个月。

【按语】究此病根源，溃疡为标，瘀为本，故活血化瘀通络应贯穿治病始终。创面可因毒邪感染，伤口处有异物，组织营养不良，换药不当等而经久难愈。崔师强调外科换药时一定要注意创面的变化，在每次换药时要及时清除腐坏组织，为肉芽组织生长，周边上皮组织爬行，创造良好的条件，同时注意不同的阶段采用不同的处理方案。若初次来诊，细菌培养有细菌感染的创面，可给予几种敏感的抗生素交替湿敷，以防细菌产生耐药性。待炎症消退后，可给予中药外洗或抗绿生肌散、仲景药霜外用，以祛腐生肌，促进创面加速愈合。患者为中老年男性，脾肾气虚，血流缓慢，瘀血留滞，瘀久化热，又因其素有静脉曲张病史，营血回流受阻，水浸外溢，聚而为湿，湿热下注，发于下肢；湿热瘀交结，热毒成腐，而成溃疡，初次来诊表现为湿热下注型，给予赤芍甘草汤加减。苍术、草薢、薏苡仁、两头尖除湿消肿；茜草、泽兰、赤芍凉血化瘀；陈皮理气燥湿；苦参清热除湿止痒；土茯苓、防己祛湿利水；甘草调和诸药。用庆大霉素、氯霉素交替湿敷，以防细菌产生耐药性。二诊时热邪退，湿未除，为脾虚湿盛之象，给予参苓白术散加减，以健脾祛湿，消肿生肌。黄芪、党参补益中气，扁豆、茯苓、白术健脾祛湿，薏苡仁除湿消肿，陈皮理气燥湿，当归活血化瘀。三诊时以"虚""瘀"症状为主，给予桃红四物汤加减，以益气活血，祛瘀生新。外用仲景药霜以促进肉芽组织生长，创面愈合。经三诊系统治疗后，溃疡愈合，下肢酸困不适等症状好转。治疗静脉疾病，崔师认为开通微循环是改善肢体静脉水肿的有效方法，他自制的通脉丸具有温阳通络、活血化瘀及促使侧支循环建立的作用，常用于静脉功能性疾病的巩固治疗。

## （五）脾虚湿盛证，治以健脾祛湿，消肿生肌

赵某，男，52岁，于2008年10月6日以左下肢内踝关节上部皮肤溃破1年余为主诉来诊。1年前不慎碰破左下肢内踝关节上部皮肤，大小约1cm×1.5cm，在当地医院给予换药等处理，效果欠佳，溃疡面久不愈合。半年前在当地县医院行左下肢大隐静脉高位结扎剥脱术，术后溃烂面仍不愈合。现症见：左下肢浅表静脉裸露明显，迂曲扭张，呈指陷性水肿，皮肤干燥，有脱屑。左下肢踝关节上6cm，胫骨内侧皮肤溃烂约4cm×4cm大小，触痛明显，创面色暗，有少许黄白色分泌物。纳食欠佳，夜寐可，二便自调。舌淡、苔白腻，脉沉。左下肢静脉造影示：①左下肢深静脉瓣膜功能不全。②左下肢静脉曲张。诊为臁疮（静脉瓣膜功能不全伴皮肤溃疡），证属脾虚湿盛型。治以健脾祛湿，消肿生肌。处方用参苓白术散加减：党参15g，茯苓30g，陈皮20g，白术15g，薏苡仁30g，草薢30g，牛膝15g，白扁豆12g，丹参30g，泽兰10g，甘草10g。取12剂，每日1剂，水煎服。其他治疗：定期外科清洁换药，去除坏死组织。

二诊（2008年10月19日）：右下肢肿胀已较前好转，疼痛已较前好转，略有隐痛。创面色淡，腐肉已脱，溃疡边界基本不红肿，渗出减少，肉芽组织淡

暗，生长尚可，溃疡周边见有湿疹样皮肤改变。舌质淡紫、苔白腻，脉细涩。湿邪渐退，气虚血瘀之象明显，药用四君子汤加减：黄芪30g，党参20g，云苓20g，白术15g，陈皮20g，薏苡仁30g，川芎15g，川牛膝15g，丹参30g，甘草10g。取10剂，每日1剂，水煎服。其他治疗：创面周边给予派瑞松软膏涂抹，溃疡面给予仲景药霜外敷，定期清洁换药。

三诊（2008年10月30日）：溃疡面边界清，周边皮瓣向中间爬行，基本无渗出，肉芽组织较前新鲜，溃疡周围无红肿，皮温基本正常，无压痛。足踝区有色素沉着，板滞木硬。舌质淡、苔腻，脉细涩。治以益气活血，祛瘀生新。在上方中去薏苡仁、川牛膝、川芎，加当归以活血止痛。取10剂，每日1剂，水煎服。其他治疗：定期换药，溃疡面给予仲景药霜外敷。

【按语】本例患者为中老年男性，由于经久站立或负担重物，劳累耗伤气血，中气下陷，脾气亏虚，运化、输布津液乏力，水湿内生，湿为阴邪，易阻滞气机，血流迟缓，停而为瘀，湿瘀困阻，日久为腐，而成溃疡，患者来诊时以脾虚湿盛为主，给予参苓白术散加减以健脾祛湿，消肿生肌。"脾胃属土，土为万物之母。东垣曰：脾胃虚则百病生，调理中州，其首务也。"脾悦甘，故用党参、甘草、薏苡仁、扁豆；土喜燥，故用白术、茯苓；陈皮为调气行滞之品；草薢除湿去浊；丹参、泽兰活血化瘀；甘草健脾和中，调和药性。诸药合用，则补中气，渗湿浊，行气滞，使脾气健运，湿邪得去。二诊时给予四君子汤加减，以益气活血，祛瘀生新。黄芪补气，陈皮、川芎、川牛膝行气祛瘀通经，丹参活血通经，散瘀止痛。三诊时去薏苡仁、川牛膝、川芎，加当归以活血止痛。崔师强调外科换药时一定要注意创面的变化，在每次换药时要及时清除腐坏组织，为肉芽组织生长、周边上皮组织爬行创造良好的条件，同时注意不同阶段采用不同的处理方案。若初次来诊，细菌培养显示有细菌感染的创面，可给予几种敏感的抗生素交替湿敷，以防产生耐药性。待炎症消退后，可给予中药外洗或抗绿生肌散、仲景药霜外用，以祛腐生肌，促进创面愈合。同时，崔师强调，如有静脉曲张或深静脉栓等病史者，积极治疗原发病是根治本病的关键。

# 七、梅核丹

## （一）血热瘀滞型梅核丹

例1：丁某，女，28岁，于2006年6月12日以四肢片状花斑、右足反复溃疡3年为主诉来诊。患者3年前无明显诱因出现四肢片状花斑，病变初期呈浅红玫瑰色，病变后期呈暗红色，右足反复出现溃疡。在当地医院按"网状青斑"治疗，效果不佳。症见：双下肢自膝关节以下至足中段皮肤呈花斑样改变，呈暗红色，双足下段呈片状浅表溃疡状。舌尖红、苔薄白，脉滑细数。PPG：双下肢末梢循环中度障碍，双上肢末梢循环轻度障碍。结核菌素试验（－）。患者为年轻女性，素体血分有热，湿邪从外侵袭，湿与热相蕴结，热则血瘀，湿性黏滞易阻气机，气不行则血瘀，经络郁结，气血凝滞，日久化热成腐，证属血热瘀滞型。诊为梅核丹（变应性皮肤血管炎），证属血热瘀滞型。治法以清热凉血、化瘀消斑为主，用自拟血管炎经验方加减：柴胡9g，黄芩15g，葛根30g，浮萍20g，蝉蜕20g，白茅根20g，牡丹皮20g，生地15g，水牛角30g，金银花20g，薏苡仁30g，甘草10g。取10剂，水煎服，每日1剂。

二诊（2006年6月22日）：双下肢自膝关节以下至足中段皮肤呈花斑样改变，呈暗红色，双足下段呈片状浅表溃疡，较上次没有明显变化。舌尖红、苔薄白，脉滑细数。加石斛20g、麦冬20g。取15剂，水煎服，每日1剂。

三诊（2006年7月8日）：双下肢自膝关节以下至足中段呈花斑样改变、暗红色皮肤颜色变浅，双足下段呈片状浅表溃疡面积变小，无新的病灶出现，舌尖红，苔薄白，脉沉细数，继服上药巩固治疗。取30剂，水煎服，每日1剂。

【按语】血管炎经验方为崔师自拟方剂，具有清热解毒、凉血消斑、祛湿化瘀之效。方中柴胡味苦辛，性微寒，解表退热，疏肝解郁，疏散湿热，《药性论》谓其可"宣畅气血"，黄芩味苦燥湿，阴寒所以胜热，主诸热，邪热与湿热也，两者一清一散。《本草汇言》言："清肌退热，柴胡最佳，然无黄芩不能凉肌达表。"葛根味甘辛，性凉，辛能散，凉而去热，配柴胡以升散解肌退热，配黄芩以散邪清热燥湿，三者共为君药。浮萍、蝉蜕疏散风热，透发斑疹；白茅根甘寒而入血分，能清血分之热而凉血止血。《本草求真》："白茅根，清热泻火，消瘀利水，专理血病……"水牛角凉血解毒，止血化瘀消斑，四者共为臣药，助君药以清热解毒散瘀。此患者热毒炽盛，故用金银花和蝉蜕来清热解毒。二诊时，患者病情变化不大，加石斛、麦冬以助滋阴清热。三诊时，症状改善明显，无新斑形成，继服上药巩固治疗。

例2：薛某，女，29岁，于2006年8月21日以双下肢散在红斑2年为主诉来诊。患者于两年前发现双下肢反复出现红斑，消退后留有褐色色素沉着斑，自感双下肢酸困不适，在当地被诊断为血管炎，采用强的松类激素药物治疗，停药后病情常反复，现红斑复现，伴低热及咽喉肿痛。症见：双下肢胫骨中下段散在出现黄豆及蚕豆大小的红斑，可融合成片，并出现中心性坏死灶，呈黑色或褐色，愈合后中间出现白色凹陷性瘢痕，口腔黏膜充血，水肿。贝格氏征（－）。理化检查：白细胞$11 \times 10^9$/L，血沉30mm/h，结核菌素试验，舌质红，苔黄腻，脉滑数。诊为梅核丹（结核性变态反应性血管炎），治以凉血消斑、疏肝解郁，自拟血管炎经验方加减：柴胡9g，黄芩12g，葛根30g，浮萍20g，蝉蜕20g，白茅根30g，水牛角20g，薏苡仁30g，牡丹皮20g，生地20g，香附15g，木香9g，甘草10g。取15剂，水煎服，每日1剂。其他治疗：口服异烟肼片每日3次，每次0.1mg。三维B片，每日3次，每次2片。并依次递减至停止服用强的松类药物。

二诊（2006年9月8日）：用药15剂后，低热已退，无新病灶出现，原红斑变为褐色色素沉着斑，部分出现白色凹陷性瘢痕，自觉腹胀满，不欲饮食，舌质淡红、苔薄腻，脉细数。为余毒留恋，湿困脾胃所致。加用藿香12g、佩兰9g以醒脾燥湿，取5剂，水煎服，每日1剂，其他治疗同上，依次递减至停止服用强的松类药物。异烟肼片配合三维B片坚持服用2年。1年后，电话随诊，无复发。

【按语】患者为青年女性，平素工作压力大，情志不畅，气滞血瘀，复外感风湿热毒，相互搏结，瘀而化热，血热妄行，证属血热瘀滞。药用血管炎经验方加减以凉血消斑，疏肝解郁，服药15剂后，低烧已退，亦无新斑再生。加用藿香、佩兰续服5剂后，临床症状消失，已基本治愈。《素问·生气通天论》曰："营气不从，逆于肉里，乃生痈肿。"在临床上血瘀和气滞往往同时存在，正如《格致余论·经水或紫或黑论》曰："血为气之配……气凝则凝，气滞则滞。"《薛氏医案·保婴撮要·吐血》曰："血之所统者气也，故曰气主煦之，血主濡之，是以气行则血行，气止则血止。"这些都说明气血是相互作用的。在此类疾病的治疗中，崔师积累了丰富的经验，常在凉血化瘀消斑的同时加用少许疏肝理气药物"木香、香附"之类，其效如桴鼓。他指出对于诸多皮肤血管性疾病，如结节性红斑、过敏性紫癜、硬红斑、变应性皮肤血管炎等，常发于女性患者，适当加入理气类药物，其疗效显著。并且在治疗中，都可以采用相同的治法，但要注意辨证与辨病相结合，同病异治，异病同治，积极治疗结核、病毒感染等原发疾病。

例3：钱某，女，18岁，于2009年2月2日初诊，主诉：双小腿内侧不规则出现网状青斑1年余。1年前无明显诱因出现双小腿内侧上方不规则网状青斑，自觉有痒感，纳眠可，二便调，在当地医院诊为"神经性皮炎"，治疗效果欠佳。症见：双侧膝关节下至胫骨中段前侧有树枝状发绀区，稍隆起于皮肤，边界清楚，无脱屑，无抓痕。舌质红，苔黄腻，脉滑数。理化检查：白细胞$10.2 \times 10^9$/L，嗜酸性粒细胞在正常范围。诊为梅核丹（变应性皮肤血管炎），证属湿热瘀滞。治法以清热凉血、醒脾祛湿、祛风止痒为主。处方：自拟血管炎经验方加减：柴胡9g，葛根20g，黄芩15g，藿香15g，佩兰15g，茵陈20g，浮萍20g，蝉蜕20g，白茅根30g，地肤子30g，甘草10g。取10剂，水煎服，每日1剂。其他治疗：每次在煎煮后的药渣中加入狼毒20g，再煎煮后外洗，一日1次。

二诊（2009年2月15日）：双侧膝关节下至胫骨中段前侧发绀区颜色变淡，稍隆起于皮肤，境界清楚，无脱屑，无抓痕，无新斑再出。舌脉同前，辨证同前，去藿香、佩兰、茵陈醒脾祛湿之品，加用生地20g滋阴凉血，取30剂，每日1剂，水煎服。其他治疗：每次在煎煮后的药渣中加入狼毒20g，再煎煮后，外洗，一日1次。病情稳定，观察3个月无再发。

【按语】患者为青少年女性，平素脾虚蕴湿化热，湿热下注，脉络瘀阻，证属湿热瘀滞，湿重于热，治以清热凉血、醒脾祛湿、祛风止痒。崔师用其自拟的血管炎经验方为基础加减治疗。另外嘱患者每次在煎煮后的药渣中加入狼毒20g，再煎煮后，外洗。狼毒是崔师在治疗中常用的药物之一，取其散结杀虫之功，现代药理研究证实：狼毒对金色葡萄球菌、链球菌、大肠杆菌、绿脓杆菌及真菌有抑制作用。在内服中药整体调理的同时，还应注意局部的外洗治疗是本案的一个特点。用药10天，无新斑再生，在上方中去藿香、佩兰、茵陈醒脾祛湿之品，加用生地滋阴凉血，后病情稳定，观察3个月无再发。

## （二）湿热下注型梅核丹

李某，女，47岁，于2008年12月5日初诊。主诉：双下肢反复出现散在褐斑3年余，左足背肿胀3天。患者3年来不明原因双下肢反复出现褐斑，并有破溃，未予治疗，近3天左足背及内踝肿胀，并见外踝有浅表坏死溃疡点。症见：双下肢自膝关节以下散在有米粒大小的红色丘疹，内踝及外踝丘疹融合成溃疡坏死点，其中中央有黑色坏死灶。舌质红、苔黄腻，脉滑数。理化检查：血沉35mm/h。诊为梅核丹（变应性皮肤血管炎），证属湿热下注，以祛湿泻热、凉血消斑为治法。用自拟血管炎经验方治疗：柴胡9g，黄芩12g，葛根30g，浮萍20g，蝉蜕20g，白茅根30g，水牛角20g，薏苡仁30g，香附15g，甘草10g。取15剂，水煎服，每日1剂。

二诊（2008年12月20日）：双下肢已无新病灶出现，内踝部肿胀明显减轻，外踝处浅表坏死溃疡点已经结痂，颜色变暗，并有白色脱屑。舌质红、苔白腻，脉细数。理化检查：血沉18mm/h。但湿热之邪黏滞，为防余毒留恋，继续坚持用药。血宜温，温则通，寒则凝，故在原处方中加制附子9g，助温阳通络之力。连用20剂，未再复发。

【按语】崔师指出，在临床中变应性皮肤血管病常需和结节性红斑、硬红斑、结节性多动脉炎等相鉴别，但在治疗中可以采用异病同治的法则，其效果俱佳。患者为中老年女性，平素脾虚失运，水湿内生，湿郁化热，湿热下注，脉络闭阻，气滞血瘀，证属湿热下注。药用血管炎经验方加减治疗，全方有清热凉血、祛湿泻热、疏肝解郁之功，是崔师的经验处方之一，对于血管性皮肤病有很好的效果。"气为血之帅，血随气行。"崔师常在诸药物中稍佐理气类药物，则气顺血行。二诊时，无新病灶出现，内踝部肿胀明显减轻，外踝处浅表坏死溃疡点已经结痂，并有白色脱屑。但湿热之邪黏滞，为防余毒留恋，继续坚持用药。血宜温，温则通，寒则凝，故在原处方中加制附子助温阳通络之力。连用20剂后，无再复发。

## （三）湿热瘀滞型梅核丹

谭某，男，22岁，于2003年4月23日以双小腿反复出现散在红色斑点2个多月为主诉来我院初诊。患者2个月前无明显诱因发现双小腿出现散在红斑，后逐渐增多，曾在外院被诊断为变态反应性血管炎，治疗效果不佳，反复发作。症见：双下肢自膝关节以下反复出现米粒及黄豆大小红斑，红斑融合成片处皮温偏高。消退处留下褐色及白色斑点。舌尖红、苔白腻，脉数。理化检查：贝格氏征（＋），PPG：双下肢末梢动脉循环轻度障碍。结核菌素试验（＋）。患者为青年男性，素体血分有热，且感染结核菌，阴虚化热，脾虚湿胜，湿性黏滞日久郁而化热，湿热阻于脉络，血瘀不行，证属湿热瘀阻型。诊为梅核丹（结核性变应性皮肤血管炎）。证属湿热瘀滞。治以清热凉血、化瘀消斑、醒脾祛湿。用血管炎经验方加减治疗：柴胡9g，黄芩15g，葛根30g，浮萍20g，虫蜕20g，白茅根20g，牡丹皮20g，生地20g，水牛角30g，藿香20g，佩兰15g，甘草10g。取10剂，水煎服，每日1剂。其他治疗：三维B片，每日2片，每日3次，口服。异烟肼片，0.1g×100片，一日一片，口服，连用1年。

**二诊**（2003年5月9日）：双下肢自膝关节以下散在米粒及黄豆大小红斑，红斑融合成片处皮温略偏高，未出现新斑，自觉有口渴感，饮食情况良好，二便正常。贝格氏征（＋）。舌质红、苔白，脉数。患者湿热之象渐消，未出现新斑，故去牡丹皮、生地、藿香、佩兰，加金银花20g清热解毒，既能清气分之热，又能解血分之毒。加石斛20g滋阴清热，加麦冬20g滋阴，以防清泻太过。二诊后，电话随访，患者情况良好，未再复发。

**【按语】**变应性血管炎属于中医学"梅核丹""湿热下注"范畴。其病因及发病机理尚不明了，但大多数与感染痨虫有关。崔师总结，临床上许多疾病都与感染痨虫有关系，如顽固性口腔溃疡、慢性结肠炎等一些疾病都可检测到痨虫活动。故崔师要求患者在应用中药治疗本病的同时一定要配合正规的抗结核治疗。崔师提出的"一三二"计划的"二"就是要进行2年抗结核治疗。《傅青主男科》言："痨症既成，最难治者，必有虫生之以食人之气血也，若徒补其气血，而不入杀虫之药，则饮食入胃，祇荫虫而不生气血，若但杀虫而不补气血，则五藏俱受伤，又何有生理哉，惟于大补之中，加杀虫之药，则元气既全，真阳未散，虫死而身安矣。"初诊时，在血管炎经验方的基础上加藿香、佩兰以助其醒脾化湿之功。二诊时，湿热之象渐消，未出现新斑。去牡丹皮、生地、藿香、佩兰，加金银花清热解毒，既能清气分之热，又能解血分之毒。加石斛滋阴清热，麦冬滋阴，以防清泻太过。用芳香化湿醒脾类药物与凉血化瘀类药物相互合用，以解内生之湿，外透内蕴之热。在治疗的过程中不忘用异烟肼来处理其原发病灶。二诊后电话随访，患者情况良好。

# 八、痛风

## （一）湿热血瘀型痛风

例1：毋某，男，34岁，于2008年11月6日以右足趾疼痛1个月为主诉来我院初诊。患者于1个月前和朋友聚餐后，夜晚骤然出现右足蹋趾关节处肿痛，曾在外院查尿酸517μmol/L，诊断为"痛风"，并给予"英太清"及消炎类药物治疗，疼痛得到控制。2天前，右足蹋趾关节肿痛复现，夜晚不能安然入睡。症见：右足蹋趾关节处肿痛，舌质红、苔黄腻，脉滑数。患者有乙肝病史6年，此为久病损伤脏腑，致脾脏虚弱，健运无权，湿浊内停，阻塞经络，日久郁久化热，湿热蕴结，而致痛风之证。治宜化痰除湿，行气活血。自拟祛痹痛风饮加减：柴胡9g，黄芩15g，葛根30g，山慈菇12g，金果榄12g，两头尖12g，大黄9g，栀子15g，薏苡仁30g，甘草10g。取4剂，水煎服，每日1剂。

二诊（2008年11月10日）：用药后，患者右足蹋趾关节红肿疼痛已基本消失，舌质红、苔薄黄，脉滑数，药已对症。热邪渐消，去山慈菇、金果榄、两头尖、栀子、薏苡仁，加用木贼20g、苍术15g、白术15g以益气燥湿健脾，兼清余热；生首乌30g滋阴养血，润肠通便。续服15剂。

三诊（2008年11月21日）：患者病情稳定，无再复发。患者平素脾气虚弱，舌质淡、苔薄腻，脉细数，证属脾虚血瘀。药用健脾固肾痛风饮，黄芪、党参、茯苓益气健脾安神；葛根、山慈菇解肌退热，清除余邪；苍术燥湿健脾；桃仁化瘀通络；大黄泻下瘀热；甘草益气健脾。取20剂，水煎服，每日1剂。

【按语】《诸痹准绳》王肯堂："行痹者，行而不定也，称为走注疼痛及历节之类是也。痛痹者，疼痛苦楚，世称为痛风及白虎飞尸之类是也。"归纳之，诊断本病时需把握：①多为单个趾指关节猝然红肿疼痛，逐渐痛剧如虎咬，昼轻夜重，反复发作，可伴有发热等症。②多见于40岁以上的男子，可有痛风家族史。常因劳累、暴饮暴食、吃高嘌呤食物、饮酒等诱发。③初起可单关节发病，以第1跖趾关节为多见，继则足踝、手指及其他小关节出现红肿热痛，甚者关节腔可渗液。反复发作后，可伴有关节周围、耳部等处出现痛风石。④血尿酸、尿尿酸增高。崔师治疗痛风时注重5个字："湿、热、痰、瘀、虚"。虚为本病之本，痰、瘀为疾病之变，湿、热为疾病之表征。崔师认为痛风发病时应分主因与次因：主因为肾阳虚、脾气虚，五谷精微不得气化；次因为湿邪内蓄，郁而化热，血脉瘀阻，经络凝闭。所以在痛风性关节炎发作期以清热祛湿为主，发作后期以化瘀通络为主，方用自拟的祛痹痛风饮加减，立足于标本兼治，往往可获良效。

例2：李某，男，44岁，于2008年12月5日初诊。主诉：左足间断疼痛5年。患者于5年前不明原因出现左足跗趾关节处红肿，后间断交替肿痛，曾在当地医院查血尿酸偏高，按"痛风"诊治给予"秋水仙碱"类药物治疗，疼痛控制后，仍有复发。症见：左足跗趾关节及踝关节处红肿，有压痛，舌质红，苔黄腻，脉滑数。理化检查：血尿酸528μmol/L。患者为中年男性，脾肾阳虚，水谷精微不得运化，又喜食肥甘厚味，痰浊瘀阻留滞经络，郁而化热以致诸症，诊为历节风（痛风性关节炎），证属湿热血瘀。治以清热解毒、化瘀祛湿。自拟祛痹痛风饮加减：柴胡9g，黄芩15g，葛根30g，金果榄15g，山慈菇15g，两头尖12g，陈皮30g，薏苡仁30g，大黄（后下）15g，茜草30g，泽兰15g，甘草10g。取5剂，水煎服，每日1剂。

二诊（2008年12月10日）：用药后，患者左足跗趾关节及踝关节处红肿消失，但仍有轻压痛。患者湿邪内停，自觉纳食不香，查舌质红、苔白腻，脉滑数。辨证同前，守上方加用藿香9g、佩兰9g、茵陈20g醒脾祛湿；去茜草、泽兰，减大黄剂量为9g，防其伤及脾气。取10剂，水煎服，每日1剂。

【按语】对于该病的治疗，西医大多以"秋水仙碱"等为首选用药，虽见效较快，但并不能彻底降血尿酸及促进尿酸排泄，治疗上只注重治其表而无法断其病根，易反复发作，难以彻底治愈，并会形成药物依赖，引起的并发症日趋增多，肾功能所受损害越来越大，且有明显的胃肠道反应和毒性反应。中医方面治疗时遵循人体自然平衡规律，以祖国医药现代理论为指导，调节并恢复身体各脏腑器官的功能，施之顺势，祛邪外出，对疾病不仅治标，更重视治本，使人体的失衡状态得以纠正，逐步调整体内嘌呤代谢的内环境，使尿酸的生成和排泄趋于平衡。崔师认为本病之标为湿毒内滞，闭阻经络，是急性痛风性关节炎发作的关键所在。其本在于脾失健运，清浊不分；或缘于肾气亏虚，气化失责，致浊毒流注于关节经髓。治疗上急则治其标，缓则治其本。湿热毒邪内聚，是发病的关键因素，故急性期重在清热利湿，泄浊解毒，迅速驱邪，以终止本病的发作。在缓解期则配合化瘀或温补脾肾之品，为湿毒之外出创造条件。四诊合参，辨证施治，取得良好的疗效。

## （二）祛痹痛风饮在治疗不同证型痛风中的辨证加减

例1：顿某，男，72岁，于2008年11月14日就诊，主诉：右足外踝部肿胀疼痛3天。患者10年来反复出现四肢手足关节肿胀疼痛，曾在外院查血尿酸值偏高，给予"秋水仙碱"类药物治疗，效果欠佳。症见右足外踝部肿胀疼痛，睡眠差，大便干，舌质红、苔黄腻，脉滑数。理化检查：血尿酸538μmol/L。患者年老体虚，脾肾亏虚，津液亏耗，脾失健运，肾失气化，开合失司，不能分清泌浊，湿热内生，蕴久化热，聚痰留瘀。证属湿热血瘀。诊为痛风（痛风性关节炎）。以清热祛湿、化瘀通络为治法，用祛痹痛风饮加减：柴胡9g，黄芩12g，葛根30g，山慈菇12g，牡丹皮20g，苍术15g，白术12g，大黄9g，甘草10g。取15剂，每日1剂，水煎服。医嘱：戒烟限酒，适当限制饮食，减少高嘌呤类食物的摄入，多饮水，多食碱性食物，避风寒，畅情志，适度运动。

二诊（2008年11月17日）：用药后，右足外踝部肿胀疼痛明显减轻，但四肢仍有僵硬不适，纳食、睡眠均可，大便次数一天两次。舌质紫暗、苔白腻，脉弦数。辨证为血瘀型。在上方中去黄芩、大黄，加白芍15g，桃仁20g，刘寄奴15g，生首乌30g以化瘀通络，滋阴散结。取15剂，每日1剂，水煎服。

三诊（2008年12月5日）：用药后，右足外踝部肿胀疼痛均明显缓解，四肢仍觉僵硬不适，纳眠均可，大便次数一天两次。舌质淡、苔薄白，脉沉细。血尿酸在正常范围。辨证为脾虚血瘀型。治以祛湿健脾、化瘀通络。方药如下：党参20g，白术20g，云苓20g，山慈菇12g，两头尖15g，生首乌30g，苍术15g，金果榄20g，甘草10g。取30剂，每日1剂，水煎服。

【按语】痛风是长期嘌呤代谢紊乱、尿酸排除障碍引起的一种抑制型疾病，临床表现为高尿酸症、特征性急性多发性关节炎、痛风石沉淀、痛风性慢性关节炎、痛风性肾病等临床症状，患者往往同时兼有糖尿病、高脂血症、心血管、脑血管等全身疾病。痛风发病原因应归结为劳伤虚损，房劳过度，过食膏粱厚味、醇酒肥甘，致使肾阳虚、脾阳虚，是此病发病之本。多数患者在痛风性关节炎发作前，会出现面色苍白、萎黄、黧黑，以及精神疲惫、四肢体倦等症状。痛风性关节炎发作时，出现红、肿、热、胀疼痛等关节炎症状，处于迁延期时，关节出现酸困、沉胀，病损关节周围皮色发暗；病情发展到后期，会有腰膝疼痛、四肢倦怠、心悸、胸闷、虚劳水肿等症。所以此病发病之本为肾阳虚、脾阳虚，因其水谷精微不得运化，郁久化热，热则成毒，反复发作会致关节废用。痰瘀互结，变生痛风结节，致使关节僵肿、畸形，旷日持久，虚劳内伤，致成顽疾。崔师治疗痛风时注重5个字："湿、热、痰、瘀、虚"。虚为本病之本，痰、瘀为疾病之变，湿、热为疾病之现。在此病的治疗中，崔师积累了丰富的经验，并自拟祛痹痛风饮，临床应用多年，收效甚佳。

例2：李某，女，58岁，于2008年11月5日就诊，主诉：右足踇趾关节处肿痛1个月。患者于1个月前不明原因出现右足踇趾关节处肿胀疼痛，未予治疗。症见：右足部踇趾关节处肿痛，舌质紫暗、苔薄白，脉弦数。血尿酸563 μmol/L。既往高血压病史15年。诊为痛风（痛风性关节炎）。证属血瘀型。以活血化瘀通络为治法，用祛痹痛风饮加减：柴胡9g，葛根30g，山慈菇12g，桃仁20g，刘寄奴15g，苍术15g，白术12g，生首乌30g，甘草10g。取7剂，每日1剂，水煎服。

二诊（2008年11月12日）：用药后，右足踇趾关节处肿胀已缓解，走路时自感有压痛，纳食、睡眠均可，无明显不适。舌质淡、苔薄白，脉细数。辨证为脾虚血瘀型。以健脾固肾痛风饮加减：当归20g，熟地15g，川芎15g，党参15g，茯苓20g，白术12g，苍术15g，山慈菇12g，葛根30g，木贼20g，生首乌30g，甘草10g。取30剂，每日1剂，水煎服。

【按语】本例患者为中老年女性，肝肾亏虚，津液不足，脾失健运，嗜食肥甘，痰浊积蓄，郁久化热，脉络阻滞，证属湿热血瘀，崔师自拟祛痹痛风饮加减以活血化瘀通络。二诊时，诸症均有明显好转，但是走路后仍有疼痛，为巩固治疗效果，改用健脾固肾痛风饮。该方以养血补气、健脾祛湿、化瘀通络为主，主要用于痛风患者的缓解期或间歇期，防止复发。崔师认为，痛风病情缠绵，易于反复，故在疼痛缓解后，间歇期应该守化痰泄浊、补肾健脾之法，并审证权变，加减用药，多可获效。谨守大法、坚持用药、精心调治是非常重要的。若临证时不知守方，方药朝令夕改，或调治时断时续，则往往病情反复，甚则前功尽弃，病反加重。因此即使在稳定期仍应坚持辨证治疗，防患于未然。痛风后期，出现脾肾两虚现象，崔师以健脾固肾痛风饮为主加减治疗，以健脾阳固肾气为法，辨证治疗，促使机体运化，巩固治疗效果，从而达到标本兼治的目的。

# 九、腰痹

## （一）肾虚络阻型腰痹

例1：魏某，男，56岁，于2006年2月17日初诊，以双下肢麻木、疼痛8年余，加重1年为主诉来诊。症见：双下肢疼痛、麻木，贝格氏征（－）。大便干结，舌质淡、苔薄白，脉沉细数。腰部CT提示：$L_3$~$L_4$、$L_4$~$L_5$、$L_5$~$S_1$腰椎间盘突出。诊为腰痹（腰椎间盘突出），肾虚络阻型。治以补益肝肾、通络止痛，方用祛痹通络方加减：羌活20g，狗脊20g，桑寄生20g，熟地15g，续断15g，防己15g，乌蛇20g，蜈蚣3条，制马钱子1.5g，生首乌30g，甘草10g。取10剂，水煎服，每日1剂。

二诊（2006年2月27日）：用药10剂后，患者二便调，疼痛明显减轻，但活动后仍觉疼痛不适，上方中去生首乌、防风，加用当归20g、白芍20g以助滋阴养血通络。取20剂，水煎服，每日1剂。

三诊（2006年3月20日）：经上诊治疗后，患者下肢疼痛、麻木症状基本消失，无特殊不适。上方不变，续服15剂以巩固治疗效果。嘱其不要超体力劳动，注意防护。

【按语】祛痹通络方是崔师总结数十年的临床用药经验而形成的治疗腰椎间盘突出症的有效方剂。方中狗脊既可散风寒湿邪，使气血通畅而关节通利，又能补肝肾强腰膝；羌活味辛、苦，性温，有较强的祛风湿、止痹痛的作用，二者合为君药。熟地为滋补肾阴、养血补虚要药；续断甘温助阳，辛以散瘀，兼可补益肝肾，强筋健骨，通利血脉，二者合为臣药。乌蛇甘平，归肝经，祛风通络，用于风湿痹痛；蜈蚣为虫类药物，味辛性温，走窜通行，搜风通络；马钱子始载于《本草纲目》，善于搜风除湿，通络止痛，是治疗风湿顽痹痛，麻木不仁的要药。其具有剧毒的特征，限制了其临床的应用，所谓"毒药猛剂善起沉疴"，崔师用马钱子的常用剂量是1.5~2.0g，但使用前必须经过严格的炮制。三者合为佐药。甘草调和诸药，缓和药性。诸药合用，共成益肝肾、祛风湿、强筋骨、止痹痛之剂。临床治疗1周后疼痛多可明显缓解，治疗1个月后临床症状可基本消失，疗效肯定。

例2：宋某，女，51岁，于2008年2月18日以双小腿麻木、疼痛10年余，加重2年为主诉来诊。症见：双小腿疼痛、麻木，大便干结，舌质红、苔薄白，脉沉细。腰部CT提示：L$_4$~L$_5$、L$_5$~S$_1$腰椎间盘突出。贝格氏征（–），腰部活动受限。患者为中老年女性，肝肾两虚，气血不足，津液亏耗，不能濡养四末，脉络瘀阻，而致疼痛。诊为腰痹（腰椎间盘突出），证属肾虚络阻。治以益肝肾，祛风湿，止痹痛。药用自拟祛痹通络方加减：独活20g，狗脊20g，桑寄生20g，牛膝15g，续断15g，防己15g，乌蛇20g，蜈蚣3条，制马钱子1.5g，生首乌30g，甘草10g。取10剂，水煎服，每日1剂。

二诊（2008年2月28日）：用药后，患者二便调，患肢麻木疼痛明显减轻，但活动后，仍觉疼痛不适，舌质红、苔薄白，脉沉细。上方中加用当归20g、白芍20g滋阴养血。取15剂，水煎服，每日1剂。

三诊（2008年3月17日）：双下肢麻木疼痛较上诊又有减轻，活动后偶有疼痛，舌质淡、苔薄白，脉沉细。上方中生首乌变为15g，取15剂，水煎服，每日1剂。嘱卧硬板床，减少弯腰活动，避风寒，畅情志，勿劳累。

【按语】本例患者为中老年女性，肝肾两虚，气血不足，不能濡养四末，脉络瘀阻，不通则痛。症见：双小腿麻木、疼痛，舌质红，苔薄白，脉沉细，证属肾虚络阻。其病变以正虚为本，邪实为标。《素问·脉要精微论》曰："腰为肾之府。"因肾藏有先天之精，而精生髓，髓养骨。崔师以祛痹通络方为主方加减：独活辛苦微温，本品辛散温通，既可驱除风寒湿邪，又可温通经络、止痛，凡是风寒湿邪着于肌肉、筋骨所致之痹痛，无问新久，皆可用之，又因本品主入肝、肾经，肝、肾二脏同为下焦，故本品为治风寒湿邪而致的腰痛或腰腿疼痛、两足痿痹难以行走等症之要药；狗脊、续断、桑寄生、牛膝补益肝肾，强壮筋骨，引药下行；防己辛散苦泄，长于祛风湿而止痛，药性偏寒，可制约温补类药物之辛热；生首乌滋阴润肠通便；甘草调和诸药，缓和药性。全方共成益肝肾，祛风湿，强筋骨，止痹痛之剂。二诊时，患者疼痛已经明显好转，为巩固治疗，加用当归、白芍滋阴养血，继续服用15剂。三诊时，诸症均有明显减轻，生首乌大量久用会致大便次数增多，故减其量为15g，续用15剂，巩固疗效。

## （二）寒湿阻络型腰痹

刘某，男，52岁，于2009年7月17日以双下肢及足趾疼痛、麻木不适1个月为主诉来诊。症见：双下肢及足部疼痛麻木明显，活动后尤甚，舌体大、苔薄白，脉细数。专科检查：L₂~L₃、L₃~L₄、L₄~L₅两侧有压痛。腰部CT提示：①腰椎退行性改变；②L₂~L₃、L₃~L₄椎间盘突出；③L₄~L₅椎间盘膨出并突出（中央型）。患者为中年男性，平素过劳，耗伤正气，寒湿之邪趁虚内侵，凝滞脉络，阻遏气机而成此证。诊为腰痹（腰椎退行性改变伴椎间盘突出）。证属寒湿阻络。治以散寒祛湿，舒筋通络。方用自拟祛痹通络方加减：狗脊20g，独活20g，桑寄生20g，防己15g，续断20g，乌蛇20g，蜈蚣3条，制马钱子2g，甘草10g。取10剂，水煎服，每日1剂。

二诊（2009年7月27日）：用药后，患者双下肢疼痛、麻木均有明显减轻，活动后仍有少许疼痛不适。去防己，加熟地20g以增强滋补肝肾作用，加延胡索15g以助行气活血止痛。1个月后电话随访，疼痛麻木基本消失，无明显不适。

【按语】崔师认为腰椎间盘突出内因多为肾虚，外因为外感风寒湿。患者初诊，崔师应用独活寄生汤加减。独活，祛风胜湿，散寒止痛。《药品化义》："独活，能宣通气道，自顶至膝，以散肾经伏风，凡颈项难舒，臀腿疼痛，两足痿痹，不能动移，非此莫能效也。……能治风，风则胜湿，专疏湿气，若腰背酸重，四肢挛痿，肌黄作块，称为良剂。又佐血药，活血舒筋，殊为神妙。"此药为君药。乌蛇祛风湿，通经络；蜈蚣祛风通络止痛；制马钱子通络、强筋、散结、止痛，主风湿痹痛，肌肤麻木；防己祛风止痛。四者共为臣药助独活祛风胜湿。狗脊补肝肾，强腰脊，祛风湿。《本草求真》："狗脊，何书既言补血滋水，又曰去湿除风，能使脚弱、腰痛、失溺、周痹俱治……"桑寄生，补肝肾，强筋骨，祛风湿，通经络。《本草求真》："桑寄生，号为补肾补血要剂。缘肾主骨，发主血，苦入肾，肾得补则筋骨有力，不致痿痹而酸痛矣。"续断补肝肾，强筋骨，有补伤生血之效，补而不滞，行而不泻。三者补肾强筋壮骨为佐药。甘草调和诸药。二诊时患者足趾麻木感觉已减轻，活动后有少许疼痛感。崔师用药时去防己，加熟地20g以增强滋补肝肾作用，加延胡索15g以助行气活血止痛。

# 十、无脉症

## （一）血脉瘀阻型无脉症

例1：李某，女，20岁，于2009年3月11日以间断性头晕、头痛1个月为主诉来诊。1个月前无故出现头晕、头痛，多次测得血压值为140~160/90~100 mmHg，伴心慌、恶心，无明显呕吐，胸闷、心悸，四肢麻木及视物模糊，自觉右侧肢体乏力，皮温低于左侧，服用尼莫地平片后，血压仍高达140~170/90~110 mmHg，头晕、头痛间断发作，曾于2009年2月中旬在某医院被诊为"高血压、多发性大动脉炎、原发性闭经"，使用左旋氨氯地平片等治疗，效果不佳。刻下症：间断性头晕、头痛，月经不调，舌质紫暗、苔薄白，脉沉涩。既往史：平素体质差，15年前曾被诊为脑动脉栓，12年前曾患肺结核，3年前因双侧卵巢囊肿行"右侧卵巢巧克力囊肿摘除术"。双下肢贝格氏征（+）。曾查彩超示：①左侧颈总动脉内低回声充填，未见血流通过；②左侧颈内动脉变窄，可见血流通过（考虑侧支循环，椎动脉可能）；③子宫、左侧卵巢多囊性改变；④肝内胆管回声增强、胆囊壁毛糙。双源CT提示：自颈总动脉起始处至腹主动脉多发软斑伴管腔节段性闭塞。眼底照片提示：动脉走行迂曲，小动脉狭窄，动静脉交叉处小静脉遮挡、位移（轻度动静脉交叉征）。诊为无脉症（多发性大动脉炎），证属血脉瘀阻。治以补气养血，化瘀通络。方用自拟四妙活血汤加减：黄芪30g，当归20g，丹参30g，鸡血藤30g，炮山甲12g，金银花20g，玄参30g，甘草10g。取30剂，水煎服，每日1剂。

二诊（2009年4月13日）：用药后，患者头晕、头痛现象有所好转，舌质红、苔薄白，脉沉涩。因患者禀赋不足，曾罹患多病，气血亏耗，故在上方中加入黄精20g、玉竹20g以助养阴生津润燥，滋阴养血。取30剂，水煎服，每日1剂。

三诊（2009年5月15日）：经过2个月的治疗，患者病情渐趋好转，头晕、头痛现象较前有明显改善，右侧桡动脉可以触及微弱搏动，舌质红、苔薄白，脉沉涩。去黄精、玉竹，加用石斛20g、麦冬20g以助滋阴，加薏苡仁30g以渗湿健脾。

四诊（2009年6月26日）：经治疗后，头晕头痛症状已得到明显缓解，血压情况也渐趋稳定，舌质淡、苔薄白，脉沉细。继续口服院内制剂通脉丸半年，以巩固疗效。

【按语】患者为青年女性，先天肾气不足，气血亏虚，复感结核杆菌，肺气不足，阴液亏耗，脉络瘀阻，气血不达四末，症见间断性头晕、头痛，月经不调，舌质紫暗、苔薄白，脉沉涩。证属脉络瘀阻型。在四妙活血汤的基础上加用黄芪，其药性甘温，为补气要药，能升举阳气，常用于脾气不足、肺气亏虚之证，益气升阳。现代药理证实黄芪皂苷对多种动物均有降压作用。二诊时，患者头晕、头痛现象有所好转，舌质红、苔薄白，脉沉涩。因患者禀赋不足，曾罹患多病，气血亏耗，故在上方中加入黄精、玉竹以助养阴生津润燥，滋阴养血。三诊时，患者病情渐趋好转，为巩固治疗效果，将上方中黄精、玉竹改为石斛、麦冬以助滋阴润肺之力，同时加用薏苡仁渗湿健脾。半年后电话随访，头晕、头痛症状基本消失，血压稳定，无须再服药物。崔师自拟的四妙活血汤是由四妙勇安汤及通脉活血汤组成的，在本案有清热凉血、活血化瘀之效。在四妙活血汤中加用黄芪、黄精、玉竹等益气滋阴之品，活血化瘀，培补肺、肾之气，滋阴养血，标本兼顾是治疗本案患者的正确法则。

例2：田某，男，33岁，于2003年12月1日以双肩部酸困疼痛10年余，加重2年为主诉来诊。10年前无明显诱因出现双肩部酸困疼痛，疼痛位置固定不移，不能举物，近2年加重。自觉头后仰时有眩晕感，近1年来视力下降明显，常感体倦乏力，心烦易怒。曾在当地按"大动脉炎"治疗，效果欠佳。症见：双肩部酸困疼痛，有眩晕感，体倦乏力，心烦易怒，喜冷饮，舌质暗，舌尖红，苔薄白，脉沉细。专科检查：双侧颈动脉触之搏动微弱，听诊时颈动脉可闻及收缩期4/6吹风样杂音。彩超提示：双侧颈动脉内膜增厚；左颈总动脉狭窄。诊为无脉症（大动脉炎），证属血脉瘀阻。治以活血化瘀，清热祛湿。方用自拟通脉活血汤加减：当归20g，丹参30g，鸡血藤30g，水牛角20g，薏苡仁30g，甘草10g。取30剂，水煎服，每日1剂。

二诊（2004年1月2日）：用药1个月后，患者双肩部酸困疼痛和头部眩晕感有好转，舌质暗，舌尖红，苔薄白，脉沉细。药已对症。自觉时有口干，因瘀热日久而阴伤，故在上方基础上加石斛20g以养阴清热，益胃生津。取30剂，水煎服，每日1剂。

三诊（2004年3月20日）：经治疗3个多月后，患者双肩部酸困疼痛及头部眩晕感有明显好转，无特殊不适。舌质淡、苔薄白，脉沉细，病情趋于稳定，口服院内制剂通脉丸继续巩固治疗半年。

【按语】患者为中青年男性，风寒湿邪内侵，客于脉络，经络阻塞，脉络瘀阻，气血运行不畅，不能濡养头身四肢，且瘀久易化热伤阴，症见双肩部酸困疼痛，位置固定不移，有眩晕感，体倦乏力，心烦易怒，喜冷饮。舌质暗，舌尖红，苔薄白，脉沉细。证属血脉瘀阻。方用通脉活血汤加味治疗。当归、鸡血藤可养血活血，通络止痛。《本草汇言》："丹参，善治血分，去滞生新，调经顺脉之药也。"《重庆堂随笔》称丹参"能安神定志，神志安，则心得其益已"。此处用丹参既可祛瘀又可安神，有一举两功之妙。因其瘀久有热象，故用水牛角来清热解毒；薏苡仁可健脾渗湿除痹；甘草调和诸药。诸药合力，共奏活血化瘀、清热祛湿之功。用药1个月后，患者双肩部酸困疼痛和头部眩晕感有好转，药已对症。自觉时有口干，因瘀热日久而阴伤，故在上方中加石斛20g以养阴清热，益胃生津。经治疗3个多月后，患者双肩部酸困疼痛及头部眩晕感有明显好转，无特殊不适。病情趋于稳定，口服院内制剂通脉丸继续巩固治疗半年。

## （二）气虚血瘀型无脉症

王某，女，39岁，于2009年1月9日初诊，主诉：间断低热及左上肢无脉半年余。查双侧颈动脉可触及，左上肢桡尺动脉均未触及，左肱动脉未触及，右桡动脉可触及微弱搏动，双下肢可触及股腘动脉搏动，双下肢足背动脉搏动减弱，听诊颈动脉可闻及收缩期4/6吹风样杂音。症见：间断低热，乏力，不伴头晕、眼前黑蒙症状，纳食、睡眠均可，二便正常，舌质暗红，苔薄白，右侧脉沉细弱。理化检查：血沉22mm/h，白细胞$7.7 \times 10^9$/L，中性粒细胞71.7%，白蛋白36.3g/L，肌酐42.1μmol/L。诊为无脉症（大动脉炎），证属气虚血瘀。以补气养血、活血化瘀为法，药用通脉活血汤加减治疗：当归20g，丹参30g，鸡血藤30g，党参20g，白术20g，茯苓20g，薏苡仁30g，甘草10g。取30剂，水煎服，每日1剂。

二诊（2009年2月12日）：用药30剂后，患者病情有明显好转，已不觉乏力，舌质淡红、苔薄白。为进一步鼓舞气血运行，加入辛温升散之品麻黄10g、细辛10g，以助温阳通络。加入白术20g益气健脾，并制约细辛、麻黄之辛散太过。

三诊（2009年3月16日）：低热、乏力症状均已不甚明显，舌质淡、苔薄白，脉沉细。坚持口服通脉丸半年以巩固疗效。

【按语】本例患者为中青年女性，平素体弱多病，气血亏虚，气虚无力助血通达四末，脉络空虚，致血瘀脉络，郁而化热，故症见间断低热，左上肢无脉乏力。舌质暗红、苔薄白，左上肢寸口脉未触及，右上肢寸口细弱。证属气虚血瘀，药物选用崔师自拟的经验方通脉活血汤加减治疗。方解：当归、丹参、鸡血藤为君药以活血化瘀。当归可使离经之血归于当归之处；丹参活血祛瘀、凉血消肿、止痛养血；《本草纲目拾遗》："鸡血藤，大补气血，……统治百病，生血、活血、补血、破血，通七窍，走五脏，宣经络。"崔师治疗动脉相关疾病时，三者联合运用，相辅相成，为君药。党参甘温益气，与白术、茯苓、薏苡仁相合可益气健脾，培补后天之本，加强益气助运之力。甘草调和诸药。用药30剂后，患者病情已有明显好转，药已对证。为进一步鼓舞气血运行，加入麻黄、细辛，辛温升散之品，温阳通络，加入白术益气健脾，并可制约细辛、麻黄之辛散太过，现代医学认为本病属变态反应性疾病，应用细辛有抗阻胺、抗变态反应作用。诸药相合，以收全功。

# 十一、丹毒

## （一）湿热毒盛型丹毒

例1：白某，男，50岁，于2009年7月20日以左下肢发红、肿痛3天为主诉来诊。患者于3天前无明显诱因出现全身发热，伴左下肢发红、肿痛不适，遂到当地医院就诊，给予抗生素治疗（具体用药不详），发热有所缓解，余症状无明显改善，今为求进一步治疗，来我门诊就诊。症见：左下肢肿胀、发红发热，伴疼痛不适，口干，纳食、睡眠一般，大便干，1~2日1次，小便正常。专科检查：左下肢膝以远至足背肿胀，非指陷性，表皮紧绷，呈暗红色，边界清楚，按压皮肤红色消退，去压后复现，触之皮温高，疼痛不适，足趾间隙有脱皮，腹股沟淋巴结触及肿大。舌质红、苔黄稍腻，脉滑数。既往史：反复足癣感染1年余。诊为丹毒，证属湿热毒盛。治以清热利湿，凉血化瘀。方用四妙勇安汤加减：当归20g，玄参30g，金银花20g，赤芍30g，川芎30g，牛膝15g，茯苓30g，泽泻30g，陈皮15g，甘草10g。取15剂，水煎服，每日1剂。其他治疗：如意金黄膏及达克宁分次外涂。

二诊（2009年8月6日）：服药后，左下肢膝以远至足背肿胀渐见消减，表皮松弛，肤色微红，触之皮温稍高。疼痛亦较前明显减轻，舌质红、苔薄黄，脉滑数。血分蕴热之象仍然明显，处方：当归20g，玄参30g，金银花20g，赤芍30g，茯苓30g，泽泻30g，水牛角20g，陈皮15g，甘草10g。取20剂，水煎服，每日1剂。

【按语】该患者平素喜食辛辣油腻之物，素体火旺，血分有热，且素有足癣病史，湿热下注，蕴阻血分，化生火毒，郁于肌肤，气滞血瘀，经络不通，在外则赤如丹涂之色；在内则有口干，便秘，伴舌质红、苔黄稍腻，脉滑数。证属湿热毒盛。故在治疗时，给予清热利湿、凉血化瘀之四妙勇安汤加减内服；外用如意金黄膏外涂以清热消肿、活血散瘀止痛，同时给予达克宁外用治疗足癣，祛除诱因。复诊时可见诸症减轻，但血分蕴热之象仍然明显，上方中去川芎、牛膝，减赤芍用量，加用水牛角。仍用茯苓、陈皮、泽泻以利水消肿，渗湿健脾泄热。此病发于下肢者多夹有湿邪，湿为重浊有质之邪，其性黏腻，为病多缠绵，易复发，若反复发作，皮肤粗糙增厚，下肢肿胀则易成象皮腿。崔师认为湿热毒蕴为致病根本病机，治疗上着重清热祛湿解毒，在不同阶段给予准确辨证，灵活用药，使热退，湿去，毒解，皮损区红肿热痛症状消失，色泽变暗、变淡，脱屑而愈。崔师在诊治时常告诫患者，一定要彻底治疗足癣，注意饮食宜忌，防止湿热内生、外感毒邪而反复发作。

例2：陈某，男，47岁，于2008年6月12日以双小腿交替反复发红、肿胀、疼痛20年余为主诉来诊。20年前不明原因腹股沟处淋巴结先有肿大，而后发热，体温波动在39℃左右，双下肢开始反复交替出现红肿热痛。曾在郑州市某医院以"丹毒"诊治，但疗效欠佳。近1年来频繁发作。为求进一步治疗，今来诊。症见腹股沟附近有疼痛感，压痛明显，双小腿皮肤粗糙、增厚，呈指陷性肿胀，皮色发红，伴灼热感。体温在39℃左右，舌质红、苔黄腻，脉洪数。饮食一般，夜寐可，二便自调。既往史：反复脚癣感染3年。血常规：白细胞$20 \times 10^9$/L，中性粒细胞85%。诊为丹毒，证属湿热毒蕴。治以清热利湿，解毒通络。方用四妙勇安汤加减：当归20g，玄参40g，牡丹皮20g，金银花30g，萆薢30g，薏苡仁30g，蒲公英20g，紫花地丁15g，土茯苓30g，甘草10g。取15剂，每日1剂，水煎服。其他治疗：如意金黄膏外敷。

二诊（2008年6月27日）：患者体温趋于平稳，波动在37℃左右，皮损区颜色由鲜红转为暗红，有脱屑，患肢肿胀已较前改善，病变区皮温逐渐恢复正常，触之无灼热感，舌质淡红、苔黄，脉数。处方：当归20g，玄参40g，牡丹皮20g，金银花30g，薏苡仁30g，蒲公英20g，紫花地丁15g，土茯苓30g，生地20g，大黄9g，甘草10g。取15剂，每日1剂，水煎服。其他治疗：如意金黄膏外敷。

【按语】患者为中年男性，既往有脚癣史，脚湿气糜烂，毒邪乘隙而入，湿为阴邪，易袭下肢，湿性重浊黏滞，络脉阻隔，不通则痛；气血不畅，湿邪留滞，聚而不散，而见肢体水肿；因其素体血分有热，肌肤不固，火热毒邪乘虚侵入，搏结于肌肤，营卫不和，可见发作时发热寒战，病变区发红。初次来诊，患者表现以湿热毒蕴为主。给予四妙勇安汤加减，以清热利湿、解毒通络。金银花、牡丹皮、蒲公英、紫花地丁清热解毒，《本草衍义补遗》载蒲公英"散滞气，化热毒"；玄参滋阴清热，泻火解毒；当归活血和营；甘草既可助银花解毒之效，又有和药调中的作用；土茯苓解毒祛湿，《本草正义》载："土茯苓蔓生，而根又节节连贯，性又利湿去热，故能入络搜剔湿热之蕴毒。"草薢、薏苡仁利湿去浊，《食疗本草》载薏苡仁有"去干湿脚气"之功。诸药合用，使湿热毒邪渐退。二诊时，病变区皮肤色泽已变暗，肿胀不明显，皮温恢复正常，有脱屑。结合其舌苔脉象，可知此阶段尚属湿热毒蕴型，但其湿热毒象已明显好转。在上方基础上去草薢，加生地、大黄。生地清热凉血，养阴生津，以防热毒耗伤阴津，《本经逢原》载，生地"味厚气薄，内专凉血滋阴，外润皮肤荣泽"。大黄取其泻火、清热解毒之用。在服中药清热化湿解毒的同时，给予如意金黄膏外用，以清热解毒，消肿止痛。二诊后，患肢已不肿胀，皮温正常，皮色已由鲜红变暗变淡，最后脱屑而愈。

例3：张某，女，75岁，于2009年4月29日初诊。主诉：双下肢红肿，反复发作4年，加重半个月。4年前，无明显诱因出现双侧小腿部红肿斑块，经过治疗后，症状好转。半个月前，双下肢红肿复现，静脉点滴"青霉素"类药物治疗，效果不佳。症见：双下肢自胫骨2/3以下有红赤斑，未融合成片，与周围皮肤分界清楚，按压皮肤红色减退，放手恢复，患部皮肤肿胀。舌质红、苔黄腻，脉弦数。既往史：高血压病史20年，脑梗死病史2年。诊为丹毒，证属湿热毒蕴。治以醒脾利湿，清热凉血解毒。药用四妙勇安汤加减：当归20g，丹参30g，藿香20g，佩兰20g，薏苡仁30g，金银花30g，连翘20g，蜀羊泉20g，紫花地丁20g，陈皮20g，大黄9g，甘草10g。取20剂，水煎服，每日1剂。

二诊（2009年5月19日）：用药后，湿渐去，热渐清，毒渐解，患者病情大为好转。症见：左下肢自胫骨中下2/3以远皮肤肿胀明显减轻，红斑减小，局部有鳞屑脱落，舌质淡、苔黄白，脉弦细。处方：当归20g，赤芍30g，牡丹皮20g，生地15g，蜀羊泉20g，金银花15g，玄参20g，连翘10g，大黄3g，甘草10g。取20剂，水煎服，每日1剂。

【按语】患者为老年女性，素体血分有热郁于内，患者皮肉受损，湿热火毒之邪，乘隙而入，郁阻肌肤，而发为丹毒。初诊时，患者已发丹毒4年余，病情反反复复，持久不愈。崔师认为常见湿热症有湿热毒蕴与湿热瘀滞两个类型。本例患者为湿热毒蕴型，崔师以醒脾利湿、清热凉血解毒为法，药用四妙勇安汤加减。金银花配连翘，清热解毒为君。蜀羊泉味苦，性寒，清热解毒；紫花地丁苦辛性寒，有清热解毒消痈散结之效，可治疗丹毒肿痛。《本草正义》言："地丁专为痈肿疔毒通用之药。"二者佐金银花、连翘，共起清热解毒之效，为臣药。藿香、佩兰芳香化湿醒脾；薏苡仁渗湿健脾；陈皮健脾理气化湿；大黄清热泻火解毒，活血祛瘀，使湿热从下而去。崔师认为大黄可清泻肺热，使肺通调水道功能恢复，使肿胀消退。五药共为佐药。甘草调和诸药。二诊时，患者左下肢肿胀明显减轻，局部有鳞屑脱落，是丹毒趋于好转之象。患者湿热之象渐消，但丹毒易复发，所以二诊时减去薏苡仁、藿香、佩兰、紫花地丁、陈皮，并减少连翘、金银花、大黄的用量，加入赤芍、牡丹皮清热凉血、活血化瘀，加玄参、生地清热养阴。在疾病的恢复期，崔师认为应遵从《黄帝内经》"虚则补之""损则益之"的原则，扶助正气，促进患者病情恢复。

## （二）湿热型丹毒治以清热利湿，凉血通络

张某，男，79岁，于2009年8月25日以右下肢肿胀、疼痛、皮肤发红3天为主诉来诊。患者于3天前无明显诱因出现右下肢肿胀、疼痛、皮肤发红，状若涂丹，伴发热。在当地社区医院按"上感"给予对症处理，效不佳，症状持续。症见：右下肢自胫骨上1/3段以远至足趾端皮色发红，如涂丹，皮温高，活动受限，膝以远肿胀，呈非凹陷性，浅静脉无充盈，足趾缝间可见透明水疱，有痒感。纳眠

一般，大便干，小便黄，舌质红、苔黄腻，脉滑数。既往史：既往高血压病史10年，平素口服硝苯地平缓释片20mg，一日两次；患足癣2年。彩超示：右下肢深静脉未见明显异常。血常规：白细胞$6.01 \times 10^9$/L。诊为丹毒，证属湿热型。治以清热利湿，凉血通络。方用萆薢渗湿汤加减：萆薢30g，连翘15g，当归20g，赤芍30g，川芎15g，牛膝15g，茯苓30g，泽泻30g，牡丹皮20g，薏苡仁30g，陈皮15g，甘草10g。取15剂，水煎服，每日1剂。其他治疗：如意金黄膏外涂。

二诊（2009年9月10日）：服上药后，患者肤色已转为微红，疼痛、肿胀不适较前均已减轻，足趾缝间已无透明水疱，治疗有效，因湿热日久，蕴阻血分，经络不通，仍可见患肢疼痛、肿胀、皮温高，舌质暗红、苔薄黄，脉滑数。处方：萆薢30g，连翘15g，当归20g，赤芍20g，川芎15g，牛膝15g，茯苓30g，泽泻30g，水蛭20g，薏苡仁30g，甘草10g。取15剂，水煎服，每日1剂。

【按语】本案患者为老年男性，平素喜食辛辣油腻之物，损伤脾胃，湿自内生，日久化热，湿热互结下肢脉络，郁于肌肤，使之赤如丹涂之色，辨证属湿热型。治以清热利湿，凉血通络。给予萆薢渗湿汤加减，以萆薢为君药，利湿去浊，通络止痛，使湿热从小便去；以连翘清热解毒，消肿散结，《珍珠囊》中记载"连翘之用有三：泻心经客热，一也；去上焦诸热，二也；为疮家圣药，三也"；赤芍、牡丹皮共奏清热凉血、散瘀止痛之效；当归活血止痛；川芎活血行气止痛，当归、川芎为血中之气药，补血而不滞血，行血而不伤血；牛膝活血通经，补肝肾，利水通淋，引火下行，《医学衷中参西录》中记载"牛膝原为补益之品，而善引气血下注，是以用药欲其下行者，恒以之为引经"；李东垣曰："脾胃虚则百病生，调理中州，其首务也。"故佐以茯苓、泽泻、陈皮、薏苡仁健脾利湿。以甘草为使，调诸药之不争。二诊湿热诸症减轻，但仍有血瘀之象，故在原方基础上去牡丹皮、陈皮，给以水蛭破血通经，逐瘀消症。水蛭味咸苦，性甘有毒，其力峻猛，药典规定用量为1.5~3g，崔师的经验用量为20~30g，他认为，该药不耐高温，为补偿其药力，可以大剂量使用。张锡纯在《医学衷中参西录》中对其评价道："凡破血之药，多伤气分，惟水蛭咸专入血分，于气分丝毫无损。且服后腹不疼，并不觉开破，而瘀血默消于无形，真良药也。"同时也指出："水蛭最易生用，甚忌火炙。……唯气血亏虚者，宜用补助气血之药佐之。"

# 十二、斑秃

## （一）血热生风型斑秃

刘某，男，21岁，于2006年8月5日初诊。以脱发2个月为主诉来诊。2个月前，患者因为学年期末考试，功课紧张，无意中发现头部枕区有毛发呈片状脱落，曾先后就诊于校医院与上级医院，内服胱胺酸、维生素片并外涂药物等治疗，效果不明显。症见：患者头部枕区偏左有一个约4cm×5cm的片状脱发区，脱发处皮肤光亮潮红，并见有散在的细软毳毛生长，夜寐欠安，神疲食少，舌质红、苔薄白，脉弦数。该患者因为学年期末考试，功课紧张，情志不畅，肝郁化火，损阴耗血，血热生风，风火相煽，循经上窜头部，上扰心神，毛发失于阴血濡养而致脱发。诊为斑秃，血热生风。治以清热凉血，养血健脾，疏肝解郁。内服丹栀逍遥散加减：当归15g，茯神20g，白芍15g，白术15g，柴胡9g，牡丹皮20g，栀子15g，天麻15g，白蒺藜15g，甘草10g。后下生姜、薄荷少许，同煎煮。取20剂，水煎服，每日1剂。其他治疗：外涂生发酊，用毛笔或棉棒蘸药液向皮损处涂抹，每日4次（对酒精过敏者不可外用）。

二诊（2006年8月29日）：经内服中药，外涂生发酊，每日涂药4~6次，涂药后局部有微痒感。自涂药后第2周已有新生毛发出现，原头部枕区偏左的片状脱发区皮肤已经有浓密新生毛发覆盖，长约5mm，发质硬，色黑，有光泽。舌质淡红、苔薄白，脉浮数。辨证同前。经过内服中药的治疗，患者睡眠及饮食均已经恢复，现全身情况良好，可以停用内服中药，仅外涂生发酊即可。半年后，患者家属代述原患处毛发生长良好。

【按语】患者因为学年期末考试，功课紧张，情志不畅，肝郁化火，损阴耗血，血热生风，风火相煽，循经上窜头部，上扰心神，毛发失于阴血濡养，肝木克伐脾土，脾胃虚弱。故症见：毛发成片脱落，脱发处皮肤光亮潮红。舌质红、苔薄白，脉弦数。证属血热生风。治以祛风凉血，养血健脾，疏肝解郁，药用柴胡、当归、白芍养血柔肝疏肝，白术、茯神、甘草健脾益气安神，使气血生化有源，心神得安。后又加入少许薄荷、生姜疏散郁遏之气，透达肝经郁热；天麻、白蒺藜祛风平肝，诸药相合，可以使肝郁得舒，血虚得养，脾弱得复。"发为血之余"，血充则毛发生长繁茂。二诊时，原头部枕区偏左的片状脱发区皮肤已经有浓密新生毛发覆盖，长约5mm，发质硬，色黑，有光泽。舌质淡红，苔薄白，脉浮数。辨证同前。经过内服中药的治疗，风热之邪渐退，且患者睡眠及饮食均已经恢复，自己感觉全身情况良好，又考虑开学入校后，不方便内服中药，故停用内服中药仅外涂生发酊。生发酊的药物组成：骨碎补30g，闹羊花15g，赤霉素200mg，75%乙醇1 000mL。具体制法：将骨碎补与闹羊花粉碎掺入酒精内，3天后加入赤霉素多次振荡后外用。虽然在现代药典里没有用赤霉素及闹洋花治疗斑秃的记载，但崔师应用中医理论结合现代药理研究发现，闹羊花祛风通络，赤霉素是一种植物生长激素，可以促使毛发再生，酒精促使诸药物成分浸出。全方药物精练，疗效明确，使用方便安全，为广大患者所接受。对斑秃的治疗，崔师特别重视局部外用药物的应用，对于病情相对稳定或轻浅的患者，无须内服中药。但在临证中，可以视患者整体情况，配合服用中药，并根据其具体症状灵活加减。

## （二）血虚发脱型斑秃

范某，女，42岁，2007年3月14日初诊，主诉：脱发4个月余。4个月前由于家事与爱人争吵后，冒雨外出，回家后发热，服药后体温下降，次日清晨起床时发现头部枕区有大片头发脱落，脱发处头皮光亮并感微痒。曾先后在多家医院服用中药、西药并外涂"生发药物"治疗，效果不明显，并渐出现眉毛、体毛脱落。自觉口干，纳差，夜寐欠安，多梦易醒，月经量少不规律。症见：头部枕区头发全部脱落，脱落面积约有7cm×8cm，脱发处的头皮光亮并见上有散在的细软毳毛生长，眉毛、体毛脱落，舌质淡、苔薄白，脉沉细数。乃肝火上炎，灼伤阴血而致血虚发脱之证。诊为斑秃，证属血虚发脱。治以平肝潜阳，养血生发。药用四物汤加减内服：当归20g，芍药10g，熟地20g，川芎15g，首乌藤30g，党参15g，茯神15g，天麻15g，钩藤15g，陈皮20g，甘草10g。取20剂，水煎服，每日1剂。其他治疗：外涂生发酊，用毛笔或棉棒蘸药液向皮损处涂抹，每日4次（对酒精过敏者不可外用）。

二诊（2007年4月4日）：遵医嘱内服中药，外涂生发酊20天后，现自述已无再脱发，原脱发区已有褐色、纤细、柔软的毳毛生长，有约3mm长，较稀疏。其精神状态及其他症状较前均有明显好转，药已对症，嘱其继续服用上方20剂，生发酊亦继续外用。并嘱待新生毛发再稍长些，剃除一次。

【按语】本病例患者为中年女性，肝肾精血渐亏，争吵生气后，情志抑郁化火，横逆犯脾，则气血生化乏源，肝火上炎，又灼伤阴血，发为血之余，血虚则毛发不得滋养，肝风内动，上扰清窍。症见：患者面容呆滞，头部枕区毛发大片脱落，眉毛、体毛脱落，自觉口干，纳差，夜寐欠安，多梦易醒，月经量少不规律。证属血虚发脱。药用四物汤——当归、芍药、熟地、川芎补血养血活血，宋代陈自明的《妇人大全良方》记载"医风先医血，血行风自灭"；党参、茯神、白术、陈皮理气健脾，使气血生化有源；首乌藤滋补肝肾，益精填髓；钩藤、天麻平肝祛风；甘草补中益气。诸药相和，有健脾益气、滋阴养血、平肝熄风之功。崔师认为，斑秃的病机概而论之有血热生风、气血两虚、肝郁血瘀、肝肾不足等，肝肾不足证仍是本病临床较为常见的症候。"发为肾之外候""发为血之余"都说明毛发的生长与脱落、润泽与枯槁，均与肾的精气盛衰和血的充盈有关。在治疗斑秃方面，要注意整体的辨证论治，同时不应忽视局部的治疗，针对本病例的致病原因，治疗时要内服中药以滋养肝肾，养血生发，并注重局部外涂生发酊，采用内外兼治的方法，以收全功。3个月后，电话回访，已不再有脱发，原脱发区毛发也已经浓密。

## （三）血瘀毛窍型斑秃

陈某，男，28岁，2006年12月9日初诊，主诉：外伤后脱发3个月余。2006年9月中旬因工伤砸伤头部枕区，砸伤后昏迷约有2小时，伤口出血较多，在厂区医院急诊室，行创面缝合、输液抢救等治疗才脱离危险。康复出院后，常感头部枕区有沉紧发胀，间或有轻度恶心及头晕现象，半个月后无意中发现头部枕区右下侧头发呈片状脱落，在厂区医院及上级医院求诊，外用生发类药液涂抹及内服中药、西药，治疗效果不明显。症见：头部枕区右下侧头发呈片状脱落，伴有头部沉紧发胀感及轻度恶心、头晕现象。舌质紫暗、苔薄白，脉沉细涩。瘀血阻络，血瘀毛窍而致斑秃之证。治以活血通窍、养血化瘀，方用通窍活血汤加减：当归15g，赤芍15g，桃仁20g，红花20g，川芎15g，老葱15g，生姜10g，大枣5枚，麝香0.15g，甘草10g，黄酒半斤。取15剂，每日1剂，水煎服。其他治疗：外涂生发酊，用毛笔或棉棒蘸药液向皮损处涂抹，每日4次（对酒精过敏者不可外用）。

二诊（2006年12月25日）：照上述方案治疗15天后，头晕、头胀、头部发紧现象已基本消失，原脱发处的光亮皮肤上被1.5mm长的新生毛发覆盖，但发质柔软、纤细，分布稀疏。舌质暗、苔薄白，脉沉细涩。内服药物去麝香、生姜、老葱，加用熟地20g、首乌藤70g，继续再用30剂，同时继续外涂生发酊，方法同前。嘱其待新发长到8mm左右将其全部剃除，4周后再来诊。

三诊（2007年1月27日）：照上方服用30剂中药后，先后剃除2次，原脱发处被2mm长的浓密新生毛发覆盖，发质硬，色黑而有光泽。舌质淡红、苔薄白，脉沉缓。瘀血已除，阴血渐充，全身情况良好。嘱患者可再外用生发酊2周，若无不适可自行停药。

【按语】患者外伤后，瘀血阻滞，络脉闭阻，血瘀于皮里肉外，毛窍瘀阻，瘀血不去，精气不宣，新血不生，发失所养。症见：头部枕区右下侧头发成片状脱落，伴有头部沉紧发胀感及轻度恶心头晕现象。舌质紫暗，苔薄白，脉沉细涩。证属血瘀毛窍。治以活血通窍、养血化瘀，药用通窍活血汤加减治疗。其中桃仁、红花、赤芍活血化瘀；当归、大枣健脾养血；老葱、生姜、麝香辛香走窜，通阳开窍；川芎，《本草纲目》称之为"血中之气药"，辛散温通，芳香走窜，善于行散开郁，通行血脉，具有升降双向性。张元素概括其功用特点为"上行头目，下行血海"；将麝香入黄酒煎，助其辛散上达头目。二诊时，自述照上方服用12剂中药后，头晕、头胀、头紧现象已基本消失。诊察见：原脱发处的光亮皮肤上被1.5mm长的新生毛发覆盖，但发质柔软、纤细，分布稀疏。舌质暗，苔薄白，脉沉细涩。辨证同前，内服药物去麝香、生姜、老葱，防辛散太过，伤及阴液。加用熟地20g、首乌藤20g滋阴养血生发。继续再用30剂，同时继续外涂生发酊，方法同前。嘱其待新发长到8mm左右将其全部剃除，4周后再诊。照上方服用30剂中药后，先后剃除2次。三诊时，原脱发处被约2mm长的浓密新生毛发覆盖，发质硬，色黑而有光泽。舌质淡红、苔薄白，脉沉缓。瘀血已除，阴血渐充，全身情况良好。嘱患者可再外用生发酊2周，若没新的不适可自行停药。崔师认为：患者有明确的诱因，除有脱发外，还伴有头部沉紧发胀感及轻度恶心、头晕现象，仅用外用药物则病因不除，容易反复，故内外药物合用，以全其功，可收良效。

# 十三、葡萄疫

## （一）血热瘀滞型葡萄疫

例1：郑某，女，37岁，于2006年6月15日以四肢间断起紫红点4个月余为主诉来诊。4个月前外地出差后，突然发现四肢散在有针尖到米粒大小的紫红点，在郑州市某医院被诊为"过敏性紫癜"，服用强的松类激素药物治疗，容易反复。症见：四肢散在针尖到米粒大小的紫红点。按压不褪色，无压痛，皮损稍高出皮面，表面光滑，纳食可，睡眠差，二便调，舌质红、苔薄黄，脉细数。理化检查：血小板和出凝血时间均正常；尿常规：镜下血尿（＋）。诊为葡萄疫（过敏性紫癜）。此患者外出旅游感受风热之邪，留于肌腠，客于营血，血热烁灼脉络，迫血妄行，血溢脉外所致诸症，证属血热瘀滞。治以清热凉血，化瘀消斑，解肌发表。自拟消癜汤加减治疗：柴胡9g，黄芩12g，葛根30g，浮萍20g，蝉蜕20g，白茅根30g，水牛角20g，槐花20g，藕节20g，甘草10g。取6剂，水煎服，每日1剂。

**二诊**（2006年6月22日）：用药6剂后，原皮损区已局限，紫色斑点已经全部消退，留有色素沉着斑，不再有新病灶出现，舌质淡红、苔薄白，脉细数。病情趋于稳定，考虑辨证同前，治法不变，原处方减槐花、藕节，加用石斛20g、麦冬20g滋阴养血，桃仁15g、红花15g活血化瘀以消离经之血所形成的血瘀，进一步巩固治疗效果。处方：柴胡9g，黄芩12g，葛根30g，浮萍20g，蝉蜕20g，白茅根30g，水牛角20g，桃仁15g，红花15g，石斛20g，麦冬20g，甘草10g。取15剂，水煎服，每日1剂。

**【按语】**患者外出感受风热之邪，留于肌腠，客于营血，血热烁灼脉络，血溢脉外，证属血热瘀滞，为阳斑范畴，治以清热凉血、化瘀消斑、解肌发表。柴胡味辛性寒，既为"解肌要药"，又有疏畅气机之功，还可助葛根外透郁热；黄芩清泄里热；葛根味辛性凉，辛能外透肌热，凉能内清郁热。三者合用共奏解肌发表，调和营卫之功。浮萍、蝉蜕疏散风热，透发斑疹；白茅根甘寒而入血分，能清血分之热而凉血止血。《本草求真》载白茅根"清热泻火，消瘀利水。……此药味甘性纯，专理血病，凡一切吐血衄血、血瘀血淋、血崩血闭，并哕逆、喘急、烦渴、黄疸、水肿等证，因热因火而成者，服之热除而血即理，火退而气与水消矣"；水牛角凉血化瘀、止血解毒；槐花、藕节凉血止血；甘草调和诸药。

二诊时，用药6剂后，原皮损区已局限，紫色斑点已经全部消退，留有色素沉着斑，不再有新病灶出现，舌质淡红、苔薄白，脉细数。病情趋于稳定，辨证同前，治法不变，考虑血热日久耗血伤阴，故原处方减槐花、藕节，加用石斛、麦冬滋阴养血，桃仁15g、红花15g活血化瘀以消离经之血所形成的血瘀，进一步巩固治疗效果。半年后电话回访无再次发作，原色素沉着斑已经变淡。

例2：吴某，女，54岁，于2009年2月23日以下肢散在多发斑点8个月余为主诉来诊。患者于8个月前不明原因双下肢出现散在褐色斑点，曾辗转在多家医院以"过敏性紫癜"为诊，采用西药治疗，效果欠佳。症见：双下肢自膝关节至足部出现散在红色粟米样斑点，指压不褪色，斑点融合成片。舌质红、苔薄黄，脉细数。既往史：乙肝30年。理化检查：血小板和出凝血时间均正常。尿常规：镜下血尿（－）。诊为葡萄疫（过敏性紫癜），证属血热瘀滞。治以清热化瘀、凉血止血、解肌发表。方用自拟消癜汤加减：柴胡9g，黄芩15g，葛根30g，浮萍20g，蝉蜕20g，白茅根30g，水牛角30g，牡丹皮20g，生地15g，旱莲草20g，藕节15g，甘草10g。取15剂，水煎服，每日1剂。

二诊（2009年3月9日）：用药后，已无新斑出现，自述晚上睡眠不好且平素脾胃虚弱，舌质红、苔薄黄，脉细数。在上方基础上加用四君子汤，以健脾益气安神，巩固治疗效果。处方：柴胡9g，黄芩15g，葛根30g，党参20g，茯神20g，白术10g，浮萍20g，蝉蜕20g，白茅根30g，水牛角30g，牡丹皮20g，生地15g，旱莲草20g，藕节15g，大黄6g，甘草10g。取30剂，水煎服，每日1剂。

三诊（2009年4月10日）：病情稳定，无新斑出现，原皮损区颜色变淡，睡眠情况明显好转。舌质淡、苔薄白，脉沉细。无须服用药物，注意饮食调适。

【按语】消癜汤为崔师自拟方，用于治疗因湿热瘀阻、血热妄行所致的血管炎、过敏性紫癜、硬红斑、结节性红斑等疾病。方解：柴胡、黄芩、葛根、浮萍、蝉蜕共用以清热透邪外出。水牛角清热凉血，用其代犀角，《陆川本草》载其"凉血，解毒，止衄。治热病昏迷，麻痘斑疹，吐血衄血，血热尿赤"；生地凉血滋阴，外润皮肤荣泽。二者合用，共起清热凉血解毒之效。白茅根、旱莲草均能凉血止血，疗血热妄行之肌衄病症，甘草调和诸药。本例患者为中老年女性，脾胃虚弱，气血生化不足，阴虚内热，热伤血络，血液不循常道，溢于脉外而致紫癜，证属血热瘀滞。治疗时，在崔师自拟的消癜汤方中加入旱莲草、藕节等以助凉血化瘀止血。二诊时，在上方基础上加用四君子汤以健脾益气，并用茯神增强清心安神之功，巩固治疗30天后，患者病情稳定，无新斑出现，睡眠情况也有明显好转。

## （二）血热妄行型葡萄疫

乔某，男，72岁，于2009年4月8日以双下肢远端肿胀半年，皮下散在出血点2周为主诉来诊。半年前，患者双下肢远端出现肿胀，伴有发热，行走或久立后自觉困沉乏力感明显，休息后可缓解。于3个月前就诊于我科，诊为双下肢静脉瓣膜病。给予中药及院内制剂通脉丸进行治疗，症状有明显缓解。2周前，患者双下肢出现散在针尖及绿豆大小的皮下出血斑，无痒感，指压不褪色，伴双下肢轻度肿胀，皮温略高，舌质红、苔薄黄，脉弦数。血常规正常，尿常规正常。患者因患有下肢静脉瓣膜病，血行瘀滞则易阻滞气机，气血运行受阻，日久化湿生热。湿热毒邪积聚，侵犯营血，迫血妄行，故见双下肢散在出血点，伴轻度肿胀及发热。舌质红、苔薄黄，脉弦数均为血分蕴热之象，证属血热妄行。中医诊断为葡萄疫，西医诊断为过敏性紫癜、静脉瓣膜病。治以清热解毒、凉血消斑，自拟消癜汤加减：柴胡9g，黄芩15g，葛根30g，水牛角20g，生地20g，浮萍20g，蝉蜕20g，白茅根30g，旱莲草20g，槐花20g，苍术15g，甘草10g。取10剂，水煎服，每日1剂。

二诊（2009年4月20日）：用药10剂后，已无新斑复出，舌质红、苔薄黄，脉弦数。处方：柴胡9g，黄芩15g，葛根30g，水牛角20g，生地20g，牡丹皮20g，藕节30g，旱莲草20g，槐花20g，薏苡仁30g，甘草10g。取20剂，水煎服，每日1剂。

三诊（2009年5月11日）：无新斑出现，原紫癜皮肤颜色变淡，基本接近正常肤色。为巩固治疗，照二诊方续服20剂。

【按语】本例患者属营卫气血蕴热，迫血妄行，灼伤血络，血溢脉外之证。《济生方·血病门》："夫血之妄行也，未有不因热之所发，盖血得热则淖溢。"故治以清热解毒，凉血止血，崔师自拟消癜汤方加减。二诊时，双下肢原出血点颜色变暗，已无新鲜斑点出现，在上方中，去浮萍、蝉蜕、白茅根，加牡丹皮、藕节，牡丹皮清热凉血、活血祛瘀，藕节止血而不留瘀，《本草汇言》载："藕节，消瘀血，止血妄行之药也。"二者与诸药合用以凉血止血，祛瘀消斑，去性温之苍术，加用薏苡仁健脾祛湿。三诊时，患者症状已基本消失。《景岳全书·血证》云："凡治血证，须知其要，而血动之由，惟火惟气耳。"所以针对动血之由，祛除病根，则血溢脉外而发斑之象自可解除。"血本阴精，不宜动也，而动则为病。血主荣气，不宜损也，而损则为病。盖动者多由于火，火盛则逼血妄行。"《血证论》亦云："火旺而益伤血，是血病即火病矣。"回顾该病例，崔师认为患者邪热内蕴而致血热妄行，故针对病因，施以清热解毒、凉血止血之法，使热邪清而血自守。

## （三）热毒炽盛型葡萄疫

乔某某，女，44岁，2012年1月11日初诊，以双下肢出现鲜红色斑点2天为主诉，查下肢呈针尖样密集分布，不高出皮肤，压之不褪色，伴有发热、口干，小便短赤，大便干结，舌质红、苔黄，脉数有力。血细胞分析：血小板正常。诊为葡萄疫（热毒炽盛型）。治以清热解毒，凉血止血。方用经验方消癜汤：柴胡9g、黄芩15g、葛根30g、浮萍20g、蝉蜕20g、白茅根30g、水牛角30g、金银花30g、藕节20g、甘草10g。取10剂，每日1剂，水煎服。

二诊（2012年1月22日）：紫癜色暗红，无新斑点出现，仍发热，但热势不著，口不干，小便稍黄，舌质红、苔薄黄，脉稍数。考虑热邪已不著，大剂量服用苦寒之品易损伤脾胃之气，故清热之余稍加甘淡健脾、利水的药物固护脾气，上方去白茅根、牡丹皮，加茯苓20g、薏苡仁30g，取10剂，每日1剂，水煎服。

三诊（2012年2月2日）：皮肤出血点暗淡，四肢略感无力，二便可，舌淡、苔薄白，脉沉细。此为热邪耗气，邪虽去然正气已虚，治疗以健脾益气、摄血消斑为主。处方：党参20g、茯苓20g、白术15g、葛根30g、山药30g、甘草10g。用药15剂后，电话随访患者，皮肤出血点暗淡，无新出血点出现，无发热，食欲好，四肢活动有力，精神佳。

【按语】中医学认为本病具有起病急、病程长、病变范围广、易变生他症的特点。因此治疗中要根据症候特点辨证施治，"急则治其标，缓则治其本"。牢牢把握本病由实转虚的规律，及时调整用药方略，做到未雨绸缪。对于热毒炽盛证，在治疗上投以清热凉血解毒之品时多加用水牛角，一则达到清热凉血之功，二则可解毒定痉，防其心肝之变证。据相关文献报道，水牛角粉、水牛角水煎液均具有明显的解热、镇静、促凝血作用。然水牛角性苦寒，若非实证则不宜妄用。在本病后期，热象不著之时可适当加入补益脾气之药，如党参、茯苓等。循序渐进，一可补充火热耗伤之气；二可健运脾胃，使统血有权，预防脾气虚弱而病势迁延难愈；三可固中土以傍四方。脾胃乃后天之本，脾气不充，心主血脉无力；新血不生，肝藏血疏泄失用；母病及子，肺主一身气机之用逆乱；先天之本无后天之充则命门火衰，虚火妄动。此皆与气相连。崔师牢牢把握本病特点，预见性地以补益脾气为本，清热凉血止血为法，投以消癜汤加减每每获得奇效。崔师根据祖国医学"脾气旺则血行畅"这一思想，极为重视脾气在本病中后期治疗过程中的关键作用，其清热凉血、健脾益气之法可拓展临床医生治疗本病的思路。

# 十四、浸淫疮

## （一）湿热下注型浸淫疮

李某，女，72岁，于2009年2月4日以双下肢小腿发红瘙痒反复发作1年，加重半个月为主诉来诊。症见：右小腿胫骨下至足趾肿胀，呈混合型，皮肤粗糙，有片状红斑，伴丘疹、渗出、抓痕、脱屑，左小腿亦有类似症状，但较右小腿轻。饮食一般，夜寐可，二便调。舌质红、苔黄腻，脉滑数。既往史：甲状腺功能减退、高血压病。诊为浸淫疮（慢性湿疹急性发作），证属湿热下注。治以清热利湿。处方：柴胡9g，黄芩12g，浮萍20g，蝉蜕20g，白茅根30g，水牛角20g，地肤子20g，土茯苓20g，蚤休20g，薏苡仁30g，甘草10g。取20剂，每日1剂，水煎服。医嘱：忌用热水烫洗和肥皂等刺激物洗涂患处；避免搔抓；忌食辛辣刺激之品。

二诊（2009年2月24日）：皮损区无新斑出现，肿胀减轻，渗出减少，发红发热亦明显缓解，但仍见瘙痒，抓后糜烂处有渗出，时有下肢乏力，困沉；舌质淡，苔白，脉沉细。患者热邪减消，但湿邪未除，脾虚湿蕴之象明显，治以健脾除湿。处方：党参20g，白术15g，云苓20g，薏苡仁30g，苦参20g，地肤子20g，土茯苓15g，甘草10g。取20剂，每日1剂，水煎服。医嘱同前。

【按语】患者为老年女性，平素喜食肥甘厚味，脏腑功能有所减退，血流缓慢，水湿失于运化，聚而为湿，湿而化热，蕴久而成湿疹。初诊时证属湿热下注，治法着重清热利湿。药用柴胡清热，《本草新编》言其"能入于里以散邪……能入于血室之中以去热"；蚤休、黄芩、蝉蜕、白茅根、水牛角以清热凉血，《本草纲目》载"白茅根甘，能除伏热"；薏苡仁、地肤子、土茯苓祛湿止痒，《本草原始》载地肤子"去皮肤中积热，除皮肤外湿痒"。《本草新编》："薏仁最善利水，不至耗损真阴之气，凡湿盛在下身者，最宜用之。视病之轻重，准用药之多寡，则阴阳不伤，而湿病易去"；甘草调和诸药。二诊时热渐退，但湿未除，脾虚湿蕴之象明显。用党参、云苓、白术补气健脾，以助后天之功，祛除湿邪；《本草求真》言茯苓"最为利水除湿要药，书曰健脾，即水去而脾自健之谓也"；苦参燥湿止痒。2个月后复诊时患者热退、脾健、湿除，皮损区无渗出，无新斑出现，瘙痒感消失，脱屑而愈。

## （二）风湿热型浸淫疮

徐某，女，16岁，于2009年2月2日初诊。以双小腿皮肤瘙痒伴散在红斑5年余为主诉。患者于5年前，无明显诱因出现双小腿皮肤瘙痒伴散在红斑，局部皮肤粗糙，有鳞屑脱落。曾在外院皮肤科以"湿疹"为诊断治疗，仍有间断发作，症见：双下肢膝关节以下出现若干个约5cm×3cm的片状皮损区，皮损处界清，隆起，脱屑，糜烂伴有抓痕，皮损区皮肤粗糙。舌质红、苔薄黄腻，脉滑数。诊为浸淫疮（慢性湿疹）。此患者为青少年女性，先天禀赋不足，外感风湿热之邪，浸淫肌肤而作痒，属风湿热证。治以清热祛风，燥湿止痒。处方：苍术20g，薏苡仁30g，白蒺藜30g，地肤子30g，甘草10g。取7剂，水煎服，每日1剂。医嘱：忌用热水烫洗和用刺激性强的化学物品洗涤，避免挠抓，忌食辛辣刺激之品。

二诊（2009年2月9日）：用药后，瘙痒已经明显减轻，药已对症，辨证同前，在上方基础上加用蜀羊泉30g、生地20g清热凉血，取30剂，水煎服，每日1剂。其他治疗：淘米水加入适量白矾煮沸后外洗。医嘱同前。

三诊（2009年3月10日）：用药1个多月，现双下肢已无瘙痒及红斑点出现，无须服用药物。

【按语】本例患者为青少年女性，先天禀赋不足，外感风湿热之邪，浸淫肌肤作痒而发为湿疹，药解：苍术辛香行散，有祛风除湿之功，与薏苡仁合用可燥湿健脾。白蒺藜辛散苦泄，有祛风止痒之功，常用于较顽固的皮肤瘙痒性疾病，如慢性荨麻疹、神经性皮炎、慢性湿疹等。《赵炳南临床经验集》中的全虫方以白蒺藜配全蝎、苦参、黄柏等祛风止痒、除湿解毒，治疗风毒凝聚之顽固性慢性湿疹。地肤子性寒清热，能清利湿热而止痒，用于湿疹、湿疮、风疹瘙痒，尤宜于湿热之皮肤瘙痒，为治疗皮肤病之常用药物。诸药相合共成清热祛风、燥湿止痒之剂。二诊时，患者瘙痒感已经消失，原皮损区局限，无抓痕，辨证同前，在上方基础上，加用蜀羊泉、生地助清热凉血之力，另外嘱其用淘米水加入白矾后煮水，清洗皮损区皮肤。白矾外用能解毒杀虫，燥湿止痒；淘米水pH值呈弱酸性，含有蛋白质、淀粉、矿物质等，可减轻对皮肤的刺激，并能保护清洁皮肤。内服和外洗相合，提高临床疗效。3周后复诊时，皮损区仅留有少许色素沉着，无瘙痒，无须内服中药。

## （三）湿热型浸淫疮

李某，女，76岁，于2009年2月16日以双下肢反复瘙痒2年为主诉来诊。患者于2年前不明原因出现双下肢反复瘙痒，抓挠后留有抓痕，发病前未接触及食用特殊药物或食物，曾在当地医院治疗，症状未有明显改善，今来诊。症见：双下肢胫前区散在红色皮损区，瘙痒明显，有渗出，留有红色抓痕，舌质红、苔黄腻，脉细数。既往史：糖尿病史10年。诊为浸淫疮（慢性湿疹急性发作），证属湿热型。治以祛湿止痒，清热凉血。处方：地肤子20g，苍术15g，土茯苓20g，薏苡仁30g，浮萍20g，蝉蜕20g，白茅根30g，甘草10g。取15剂，水煎服，每日1剂。其他治疗：继续服用降糖类药物。医嘱：控制血糖，保持皮损区皮肤清洁干燥，忌用热水烫洗和用刺激性强的化学物品洗涤，避免挠抓；忌食辛辣之品及发物，如鸡、鸭、牛、羊肉及海鲜等；忌饮酒；调畅情志。

二诊（2009年3月4日）：用药后，瘙痒感已经明显减轻，药已对症，舌质红、苔薄黄，脉细数，辨证同前，加用生地20g滋阴养血。取30剂，水煎服，每日1剂。其他治疗：继续服用降糖类药物。医嘱同前。

【按语】患者为老年女性，有糖尿病史10年，临床症状有双下肢反复瘙痒，抓挠后留有红色抓痕，舌质红、苔黄腻，脉细数等，中医辨证为湿热型。即肝肾阴虚为本，湿热蕴结发于肌肤为标，在治疗时，遵循"急则治其标，缓则治其本"的原则，在慢性湿疹的急性发作期，以祛湿止痒、清热凉血为主，药用地肤子祛湿止痒，苍术、土茯苓、薏苡仁健脾燥湿，浮萍、蝉蜕、白茅根祛风凉血止痒。崔师又称之为"安抚"疗法，即指在急性期，应以"凉血祛湿止痒"类药物为主，而不要妄用辛散类药物，以免激惹后大面积泛发，加重病情。二诊时，考虑为糖尿病患者阴液亏虚，在原方基础上加用生地20g，滋阴养血，连用30剂后，患者临床症状基本消失。

# 十五、象皮肿

## （一）烘烤绑扎治疗象皮肿

例1：郭某，女，39岁，以右下肢肿胀2年为主诉于2008年10月29日初诊。患者于2年前，因盆腔肿瘤，行手术切除，术后化疗期间渐出现右下肢肿胀，呈非指陷性，皮肤粗糙、增厚，曾在上级医院行微波照射治疗，效果欠佳。症见：右下肢呈非指陷性肿胀，朝轻暮重，右下肢皮肤粗糙、增厚，纳食、睡眠均可，二便调，舌质淡、苔白腻，脉沉缓。诊为象皮肿（淋巴水肿Ⅲ期），脾肾阳虚，水湿壅阻。崔师以"开鬼门，洁净府"为理论依据，采用烘烤绑扎方法治疗。

二诊（2008年11月22日）：患者右下肢较上诊肿胀程度已经明显减轻，嘱其继续烘烤绑扎治疗。

【按语】在此病的治疗上，崔师遵从《汤液醪醴论》中"平治于权衡，去菀陈莝，……开鬼门，洁净府"治疗水肿的大法，指导有条件的患者行烘烤绑扎治疗。经1~2个疗程后，可见患肢组织松软，肢体肿胀消减，疗效确切。从现代生理角度来讲，它以外在的物理压力对抗淋巴管壁的跨壁压并促使淋巴回流，有利于淋巴管再生和侧支循环的进一步开通，从而达到消除淋巴水肿的治疗目的，值得我们今天学习和推广。其具体操作如下：①准备工作，挖一直径为30cm、深1m的壶形地窖，准备800W的电炉一个，砂轮一个，长1m、宽8cm的粗布绷带一卷。②把砂轮放置于电炉上，通电，先把地窖烘烤干。③清晨起床后，将患肢伸入地窖，烘烤至肢体汗出成滴落下为止。④烘烤完毕后，用绷带绑扎，松紧适度，至临睡前解开。注意事项：①在进行患肢烘烤前，一定要先把地窖烤干，以防烘烤过程中产生的水蒸气烫伤皮肤。②在烘烤过程中，患肢勿触及砂轮或电炉。③烘烤前，准备500mL的淡盐水口服，以防失水过多，电解质紊乱。④注意心肾功能不全者，不可使用此方法。

# （二）象皮肿合并丹毒

游某，女，43岁，以左下肢及足背肿胀2年为主诉于2008年11月1日初诊。患者于2年前高热后出现左下肢红肿疼痛，曾在当地被诊为"丹毒"，接收"青霉素"类药物治疗（具体不详），控制后又有多次复发，并渐出现左下肢肿胀加重，皮肤粗糙、增厚。症见：左下肢及足背呈非指陷性肿胀，肿胀皮肤表面粗糙、增厚。左足3、4趾蹼间糜烂、脱皮。舌质红、苔黄腻，脉滑数。血常规：白细胞$12.6 \times 10^9$/L，中性粒细胞比率90.9%。诊为：①象皮肿（慢性淋巴水肿）；②丹毒。证属湿热下注。以清热祛湿、凉血通络为法，方用萆薢渗湿汤加减：萆薢30g，土茯苓20g，薏苡仁20g，陈皮20g，滑石20g，泽泻15g，赤芍30g，牡丹皮20g，大黄9g，甘草10g。取10剂，水煎服，每日1剂。并用蛇床子30g，白鲜皮30g，地肤子30g，百部30g，明矾30g。煎汤，放凉后泡脚20分钟，每日2次。

**二诊（2008年11月12日）**：用药后，左下肢肿胀有减轻，糜烂已消，部分皮损结痂干燥，脱屑，舌质淡红，苔薄黄。继用上方泡脚，并用烘烤绑扎疗法。

【按语】烘烤绑扎应属于中医的"汗法"的范围，《素问·阴阳应象大论》云："其有邪者，渍形以为汗。其在皮者，汗而发之。"崔师运用烘烤绑扎来治疗淋巴水肿这一顽疾，也是基于这种理论思想，其治病机制在于"开玄府而逐邪气"。烘烤后"玄府"充分开通后，可使郁于肌表之水湿从汗而解，而且土壤中富含的各种金属离子及遇热后产生的远红外线，有利于微循环的改善。但切记烘烤后还要加压绑扎，在绑扎时要将脚趾露于绷带外面，观察脚趾颜色的变化，调整绷带的松紧。从现代生理角度来讲，它有利于淋巴管再生和侧支循环的进一步开通，是一种普、简、廉的有效方法，从而达到消除下肢水肿的目的。患者为中年女性，思虑劳倦内伤脾胃，水湿不得运化，积湿生热，下注于足，郁结肌肤，阻塞脉络，气血运行不畅，肌肤不得濡养，证属湿热下注。内服药用萆薢渗湿汤加减：萆薢、土茯苓分利下焦湿浊，解毒泻热。薏苡仁、陈皮燥湿健脾。因脾虚生湿，湿困则脾失健运，二者合用则使脾健湿去，治其本而清化源，泽泻、滑石加强利水渗湿之功，大黄使壅结停聚之湿从下而泄，赤芍、牡丹皮凉血化瘀，使湿去而热亦清。综观全方，以淡渗利湿、苦寒清热互用，使相互搏结之湿热得以分解，壅滞之邪得以通利。另外用蛇床子、白鲜皮、地肤子、百部、明矾诸药煎汤外洗，以达杀虫止痒、收敛燥湿之用。内外兼施，整体与局部并重，从而有效地改善病情，减轻患者痛苦。二诊时，足癣已经得到很好的控制，为进一步治疗淋巴水肿，崔师指导其行烘烤绑扎治疗。1个月后患者来诊，左下肢肿胀明显减轻，无明显不适。

## （三）湿热蕴结型象皮肿

庞某，女，39岁，以左上肢肿胀3个月为主诉于2009年1月12日初诊。患者于3个月前不明原因出现左上肢肿胀，曾在当地医院诊断为"胸廓出口综合征"，治疗效果不佳。时下见左上肢肿胀，左上肢自腋窝至手指末端皮肤呈非指陷性肿胀，皮温不高，未见浅表静脉明显充盈，左上肢下垂后，皮色紫暗，运动及上举后消失。纳食、睡眠可，二便调，舌质红，苔薄黄，脉滑数。理化检查：血常规在正常范围；行双源64排CT纵隔腔检查，无阳性发现。诊为象皮肿（淋巴水肿），证属湿热蕴结。用清热解毒滋阴、凉血祛湿化瘀之法治疗。处方：当归20g，牡丹皮30g，生地20g，蜀羊泉30g，紫花地丁20g，石斛20g，麦冬20g，丝瓜络20g，薏苡仁30g，大黄9g，甘草10g。取10剂，每日1剂，水煎服。

二诊（2009年1月24日）：用药后，左上肢肿胀已经明显减轻，舌质红、苔薄黄，脉滑数。在上方基础上加赤芍30g凉血化瘀，两头尖12g消痈散结、通脉络。取10剂，每日1剂，水煎服。

三诊（2009年2月6日）：用药后左上肢形态与健侧基本无差异，舌质淡、苔薄白，脉沉缓。自述左肘关节外上方活动痛，感觉酸胀不适。给予通脉丸每日3次，每次10g。连用30天。

【按语】在诊疗此疾病过程中，崔师详细询问病史，认真审阅其自带的各项检查后，建议患者行双源检查，进一步排除纵隔腔肿瘤等占位性疾病后，界定在感染类疾病的范围。本例患者为中年女性，平素脾气虚弱，水湿内停，复感风热外邪，两者相互搏结，瘀阻脉络，湿热蕴结而致肿胀。在治疗中以清热解毒、滋阴凉血、祛湿通络为法，药用紫花地丁、蜀羊泉清热解毒，当归、牡丹皮、生地、石斛、麦冬滋阴凉血，薏苡仁健脾祛湿，丝瓜络舒筋活络，大黄化瘀泻热。二诊时，左上肢肿胀已经明显减轻，在上方基础上加赤芍凉血化瘀，两头尖消痈散结，通脉络。三诊时，左上肢形态与健侧基本无差异，疗效明显，为巩固治疗效果，嘱其继服通脉丸1个月。自述左肘关节外上方活动痛，感觉酸胀不适，嘱其注意休息，勿过劳。

## （四）脾虚湿阻型象皮肿

周某，男，68岁，以双下肢以远肿胀4月余，右侧为甚为主诉于2009年6月15日初诊。4个月前，患者在郑州某三甲医院行心脏介入术后，出现双下肢以远肿胀，右重于左，复到该院住院治疗，效果欠佳。症见右下肢自胫骨下1/3段至足底组织呈非指陷性肿胀，皮肤增厚、粗糙、纹理增宽，呈皮革样改变。脉细数，舌质红、苔薄白。诊为象皮肿（右下肢淋巴水肿），证属脾虚湿阻。治疗以益气健脾，祛湿通络为主。处方：黄芪30g，党参20g，茯苓20g，丝瓜络30g，虎杖20g，透骨草20g，忍冬藤20g，络石藤20g，青风藤20g，防己15g，地肤子20g，蜀羊泉30g，薏苡仁30g，甘草10g。取10剂，每日1剂，水煎服。

二诊（2009年6月29日）：患肢肿胀明显减轻，停药后3天，肿胀复现。脉沉细数，舌体大，苔薄白。在上方基础上去透骨草，加防风20g以祛湿通络。取10剂，每日1剂，水煎服。其他治疗：烘烤绑扎治疗。温度控制在80～100℃，每日一次，每次1小时，20次为1个疗程。烘烤后应将患肢加压包扎。

三诊（2009月7月19日）：治疗20天后，患肢仍有轻度肿胀，但较前已有明显改善，脉沉细，舌体大、苔薄白，辨证同前。继续烘烤绑扎治疗。

【按语】患者为老年男性，脾气已虚，运化失职，水湿下注，郁结肌肤，气血运行不畅，而致象皮肿。证属脾虚湿阻，治以益气健脾，祛湿通络为主。黄芪、党参、茯苓可益气健脾祛湿，气足则祛湿有力，气行则除湿有路。虎杖活血化瘀，祛痰止咳。透骨草祛风湿，舒筋活血止痛。丝瓜络祛风通络，解毒化痰。忍冬藤、络石藤、青风藤三者可祛风通络，凉血消肿。防己祛风湿，止痛，利水消肿，《本草经疏》载防己"善走下行，长于除湿，以辛能走散"。现代研究表明地肤子煎剂有利尿作用，助于湿邪从体内排出，此外地肤子还有抑菌作用。蜀羊泉清热解毒，薏苡仁健脾利水渗湿。甘草调和诸药。全方共奏益气健脾，祛湿通络之功。二诊时，患肢肿胀明显减轻，停药后3天肿胀复现。在上方基础上加防风，去透骨草。《长沙药解》记载防风可"行经络，逐湿淫，通关节，止疼痛，伸筋脉，舒急挛，活肢节，起瘫痪"。中药治疗淋巴水肿有一定疗效，但易反复，崔师总结多年临床经验得出烘烤绑扎疗法效果较用药更为明显，故嘱患者进行烘烤绑扎。三诊时，患肢仍有轻度肿胀，但较前已有明显改善，继续烘烤绑扎治疗。

# 十六、灼痛足

## （一）家族性灼痛足两例

例1：常某，女，46岁，2017年5月19日初诊。主诉：双下肢反复红肿灼痛30年余，再发加重2个月。患者11岁于冬春时节初发双足灼热不适，冷水冲洗后可缓解，未影响正常生活，未予在意。13岁时再次出现双足灼热，入夜尤甚，足背部逐渐出现水疱，继发感染溃破，至北京某医院就诊，被诊断为"原发性红斑肢痛症"，给予西医抗感染等药物配合中药治疗，双足部烧灼感缓解，溃破伤口愈合。此后每年冬春交接时，复发双足红、肿、灼热感，凉水冲洗可缓解。16岁时出现高热不退，体温39℃以上，持续十余天，影响入睡，至当地医院就诊，给予麦角胺咖啡因片，服用半片后，睡眠改善，双下肢灼热感亦缓解。服药1周，患者双下肢灼热感逐渐消失，红肿随之消退。此后近30年来每于冬春交接时发作上症，服用麦角胺咖啡因片，方可控制病情。2个月前上症再次发作，至当地医院给予琥珀酸舒马普坦片治疗，症状改善不明显，经多方咨询前来我科门诊就诊。症见：双下肢自膝关节以远皮色暗红，双足背肿胀灼痛，不可触碰，下垂时更甚，未见红斑，灼热感明显，双下肢动脉搏动有力。纳食、睡眠差，二便可。舌质红绛、苔少，脉细数。中医诊断为灼痛足，证属热入营血，阴虚血热型，西医诊断为原发性红斑肢痛症。治以养阴清热凉血，兼透营散热。处方：当归20g，白芍30g，苦参10g，生地黄20g，浮萍20g，蝉蜕20g，白茅根30g，水牛角粉30g，生甘草10g。取15剂，每日1剂，水煎服。

**二诊**（2017年6月5日）：下肢灼热感减轻，精神好转，诉心烦，睡眠未见明显好转，纳差，大便干结，小便可。舌质暗，舌尖红，苔少，脉细数。处方：上方加莲子心5g，大黄10g。取20剂，每日1剂，水煎服。

**三诊**（2017年6月26日）：灼热感范围缩小至足背附近，且灼热感明显减轻，心烦及睡眠较前改善，纳食一般，大便次数多，小便可。舌质红、苔黄，脉细数。处方：当归20g，白芍30g，牡丹皮20g，焦生地20g，苦参15g，金银花30g，蝉蜕10g，连翘20g，生薏苡仁30g，大黄6g，生石膏30g，生甘草10g。取20剂，每日1剂，水煎服。

四诊（2017年7月16日）：双足皮温明显下降，皮色转淡，灼热感局限在双足，双足背肿胀明显减轻，出现皮褶，双下肢下垂时灼热感亦明显减轻，睡眠好转，心烦焦虑明显减轻。舌质红、苔薄白，脉数。守三诊方继服30余剂，嘱患者根据病情及大便情况调整大黄用量，基本恢复正常生活。随访2个月，未再发作。

例2：焦某，女，19岁（例1中常某之女），2017年5月19日随其母亲来诊，主诉：双下肢反复红肿灼痛6余年，再发加重1个月。患者13岁于冬春时节出现与其母相似症状，双足灼热疼痛难忍，严重影响生活，考虑其母患有原发性红斑肢痛症，母女至某附属医院行基因检测，提示母女SCN9A基因均存在突变，临床诊断为"原发性红斑肢痛症"。基因检测报告描述：本病为常染色体显性遗传，常某及焦某的后代遗传该疾病的概率为50%。遂在该医院建议下行"腰交感神经切除术"，术后当日即双足疼痛感明显减轻，而灼热不适感较前加重。该医院给予琥珀酸舒马普利坦片，嘱病情发作时口服50mg，并给予办理出院。后每冬春交接时发作双足灼热不适感，口服琥珀酸舒马普利坦片即可缓解。1个月前无明显诱因上述症状再发，双下肢自膝关节至足背灼热不适，伴疼痛，凉水冲洗无效，应用琥珀酸舒马普利坦片每日150mg，症状无明显缓解，呈进行性加重，严重影响生活及睡眠，双下肢需长期浸泡于冷水中，逐渐出现双下肢及足背水疱，继发感染，上症进一步加重，至北京某医院就诊，给予清创换药，创面逐渐愈合，考虑再次为患者行"腰交感神经切除术"，患者及其家属拒绝，经多方询问至我科门诊就诊。症见：双下肢膝关节以远皮色暗红，肿胀，足背为甚，灼热疼痛，下午及夜间灼热疼痛为甚，放置在冰桶中可缓解，双下肢动脉搏动有力。纳食、睡眠差，大便干结，小便可。舌质红绛、苔黄，脉细数。中医诊断为灼痛足，证属热入营血、阴虚血热型，西医诊断为原发性红斑肢痛症。治以养阴清热凉血，兼透营散热。处方：当归20g，白芍30g，盐知母20g，天花粉20g，浮萍20g，蝉蜕20g，白茅根30g，苦参10g，水牛角粉30g，生甘草10g。取15剂，每日1剂，水煎服。同时停用琥珀酸舒马普利坦片，给予异丙嗪片25mg，每晚1片，口服。

二诊（2017年6月5日）：双下肢灼热感及肿胀减轻，但病情发作时仍需放置双下肢于冷水中，睡眠稍改善，纳食一般，大便稍干结，小便可。舌质暗，舌尖红，苔薄稍黄，脉细数。处方：上方加牡丹皮20g，生地黄20g，连翘20g，莲子心5g。取20剂，每日1剂，水煎服。同时改异丙嗪为氯丙嗪25mg，口服，每晚1片。

三诊（2017年6月26日）：双下肢肿胀范围缩小为胫骨中下1/3至足背，灼热感减轻明显，灼热疼痛时有反复，睡眠明显改善，纳食一般，二便可。舌质红，苔黄，脉细数。处方：当归20g，牡丹皮20g，焦生地20g，赤芍60g，北柴胡9g，黄芩15g，蝉蜕10g，连翘20g，蒲公英30g，苦参15g，大黄6g，生甘草10g。取20剂，每日1剂，水煎服。

四诊（2017年7月16日）：双下肢肿胀明显减轻，皮肤出现皱褶，皮色转淡，皮温下降，灼热感局限在双足部位。纳食、睡眠可，大便次数多，小便可。舌质红，苔薄白，脉数。守三诊方继服30余剂，根据病情及大便情况调整大黄用量。随访2个月，发作次数明显减少，发作时症状亦明显减轻。

【按语】原发性红斑肢痛症是一种以肢端皮肤红、肿、热、痛为特征的疾病，手足均可被侵犯，但以双足为重。现代医学认为其病因尚不明确，一般支持Mitchell的观点，认为与血管神经中枢功能紊乱有关，出现皮肤血管扩张和血流增加所致。此病属常染色体显性遗传，可呈家族性发生，危害患者的身心。《疡医大全·奇病部》载有对本病的形象描述"人脚板中色红如火，不可落地……"，并认为"火聚于脚心而不散"，故经年不愈也。崔师根据多年诊治经验及其临床特点，形象地将其中医诊断命名为"灼痛足"。认为此病主因为血热和阴虚，常以犀角地黄汤、三物黄芩汤为主方，以养阴清热、透营散热为治法，往往取得良好的临床疗效，为中医临床辨证思路之根本。此二则医案中母女经过4个疗程的用药，母亲已明显好转，女儿症状改善虽不及其母，但并未出现反复，逐渐减轻，可见中医中药治疗效果显著。

现代医学目前对于该病的病因认识尚不明确，用药方面，临床报道主要有琥珀酸舒马普利、苯妥英钠、加巴喷丁、卡马西平等抗癫痫药物。但结合母女病史发现，用此类药物一段时间后会出现耐药性，直至无效。在临床上腰交感神经切除术针对此疾病亦有一定的应用，有研究表明，该病患者常有交感神经节后纤维调节血管舒缩功能失常且超敏感，此法可有效打断处于超敏感状态的交感神经，使症状、体征得到缓解。但此案中，女儿焦某在行"腰交感神经切除术"后，对于药物及针灸、中药的治疗敏感性均下降，疾病再次发作时，较同时期的母亲发病更为痛苦。

# （二）血热瘀滞型灼痛足

例1：李某，男，16岁，于2008年12月17日以双足趾疼痛，遇热后加重2年为主诉来诊，患者于2年前的春天不明原因出现双足趾烧灼样疼痛，遇热后加重，夜晚疼痛剧烈，不能入睡，并为此辍学在家。曾辗转于各级医院治疗，效果欠佳。症见：平放双下肢两足底皮色苍白，贝格氏征弱（+），双下肢皮温高。双下肢足背动脉、胫前动脉、胫后动脉均可以触及。PPG：双下肢末梢循环轻度障碍。血常规示：血小板$481×10^9$/L，尿常规、抗核抗体系列、血尿酸、红细胞沉降率、C-反应蛋白、心肌酶、免疫球蛋白、血糖、心电图均正常。诊为灼痛足（特发性红斑肢痛症），证属血热瘀滞。治以清热解毒，活血化瘀。处方：柴胡9g，黄芩15g，苦参15g，生地20g，牡丹皮20g，薏苡仁30g，甘草10g。取10剂，每日1剂，水煎服。

二诊（2008年12月29日）：用药后，患者疼痛有减轻，并可以安然入睡，舌质红、苔薄黄，脉滑数。近几天气温下降，患者复感寒邪，在上方基础上加用麻黄12g、细辛12g、白术15g助散寒通络。取10剂，每日1剂，水煎服。

三诊（2009年1月9日）：双下肢皮温正常，灼热疼痛明显减轻，上诊处方基础上加用制附子9g以助散寒通络之功。取30剂，每日1剂，水煎服。

【按语】崔师总结历年临床此病发病规律时指出：特发性红斑肢痛症好发于青少年群体，该病的发生有一定的季节性、群发性，多发于冬末春初、大雪返晴后。常见于初中、高中住校学生，一个学校可有数十个学生同时发病。轻者瘙痒、疼痛，重者常因热痛而裸露双脚于棉被外、雪水中等，对于此类患者可用清热解毒、滋阴凉血之三物黄芩汤加减治疗，并补充维生素B。在青壮年中，女性的发病率高于男性，临床症状多有明显的临界温度，当温度超过一定临界值时，疼痛异常剧烈，可使患者夜晚疼痛难忍而号啕大哭，为减少肢体疼痛，将患肢浸浴在冰水中，此类患者的症状极为典型。治疗时，除用三物黄芩汤加减外，同时可采用"冬眠疗法"，待症状缓解后，要加用温阳化瘀类药物，以免寒邪凝聚郁于脉络，而引起肢体坏死。本例患者内有郁热，复感寒邪，热不能外达而出现皮肤红肿灼热疼痛，证属血热瘀滞。药用三物黄芩汤加减，治以清热解毒、凉血滋阴。方中生地甘寒养阴、凉血解毒，黄芩、苦参苦寒清热、泻火解毒，与柴胡合用，清泻虚热，并能疏泄气机之郁滞，使虚热之邪得解。牡丹皮凉血解毒，薏苡仁燥湿健脾，诸药合用，相得益彰。二诊时，内热渐消，但复感寒邪，加用麻黄、细辛助散寒通络。加白术健脾益气，固表止汗，防止麻黄、细辛之辛散太过，耗伤阴液。三诊时，足部灼热疼痛明显减轻，在上方基础上加用制附子以解表里之寒，助阳通络，使郁遏之内热透达。

例2：刘某，女，66岁，2009年2月16日初诊，以左下肢烧灼样疼痛1年为主诉。患者于1年前不明原因出现左下肢烧灼样疼痛，夜晚疼痛加剧，严重影响睡眠，常需把左脚放于被外，伴口干渴，曾在当地先后按血管炎及椎间盘脱出诊断治疗，效果欠佳，为求系统治疗而来诊。症见：左下肢烧灼样疼痛，夜晚加重，不能入睡，口干渴，舌质红、苔薄黄、脉细数。平放时，双下肢足底皮色苍白，贝格氏征弱（＋）。双下肢胫前动脉、胫后动脉、足背动脉均可触及。PPG：双下肢动脉容积波偏低，弹性波消失。ABI：左侧0.76，右侧0.83。诊为灼痛足（原发性红斑肢痛症），证属血热瘀滞型。以滋阴养血、清热燥湿、凉血解毒为治法。处方：当归20g，白芍30g，黄芩15g，苦参20g，生地20g，赤芍30g，牡丹皮20g，薏苡仁30g，甘草10g。取20剂，水煎服，每日1剂。

**二诊（2009年3月5日）：**患者左下肢烧灼样疼痛及口渴现象明显减轻。舌质红、苔薄黄，脉细数。照上方继用20剂。

【按语】中医学对红斑肢痛症虽然没有明确的记载，但清代陈士铎《石室秘录》载有"脚板红"，并述"人脚板中色红如火，不可落地，……火聚于脚心而不散，故经年不愈也，法当内药清之"等论述，近似于现代的红斑肢痛症。许履和认为红斑肢痛症属"热痛"，崔师根据多年临证经验，将其命名为"灼痛足"，更为形象确切。本例患者为老年女性，肝肾亏虚，阴虚内热，素有痰湿，脉络闭阻，郁热不得透达，郁于体内，熏蒸脉络，证属血热瘀滞。崔师药用三物黄芩汤加减，当归养血润燥；白芍酸甘，养血敛阴止痛；黄芩、苦参、生地清热凉血、燥湿解毒；赤芍、牡丹皮凉血化瘀；薏苡仁祛湿健脾；甘草调和诸药。全方共奏滋阴养血、清热燥湿、凉血解毒之功。用药20剂后，症状得以明显减轻。

### （三）湿热下注型灼痛足

例1：裴某，女，19岁，于2008年11月25日以双足间断性灼痛半个月余为主诉来诊。半个月前不明原因双足开始出现灼热样疼痛，发作时皮肤呈潮红色，略有肿胀，严重时抱足而坐，坐卧不安，影响睡眠，当外界环境温度降低时，症状有所减轻，时有低热，症状时轻时重，如此间断发作。曾在当地诊所用抗感染药物（具体药物不详），静脉滴注清开灵，但疗效欠佳。症见：双下肢皮肤干燥，双足皮肤潮红，略显肿胀，双下肢动脉搏动明显，触之有灼热感，皮温偏高，有压痛，遇冷则症状减轻，时轻时重，间断发作，饮食一般，夜寐差，小便正常，大便偏干。舌质红、苔黄，脉滑数。贝格氏征（＋），激发试验（＋）。诊为灼痛足（原发性红斑肢痛症），证属湿热下注型。以清热利湿、活血通络为治法，处方：当归20g，牡丹皮20g，生地20g，栀子20g，菊花20g，黄芩15g，苦参20g，生石膏30g，薏苡仁30g，大黄9g，甘草10g。取10剂，每日1剂，水煎服。其他治疗：三维B片，每次20mg，每日3次。

**二诊**（2008年12月6日）：双足已不发热，疼痛有所缓解，自服药治疗后，夜间未曾痛醒难眠，时伴口干。足部灼热疼痛缓解，但久病热伤营阴，津血耗伤，可见有口渴、口干症状；阴血亏耗，脉道失于充盈，肢体不荣，尚表现为肢体营养障碍，皮肤干燥，足部隐隐作痛；此阶段表现为阴虚血热。故去菊花、大黄、薏苡仁及黄芩，加上知母20g、麦冬20g以滋阴凉血，延胡索15g理气止痛。取15剂，每日1剂，水煎服。其他治疗：三维B片，每次20mg，每日3次。

**【按语】**患者为青年，阳热炽盛，内有蕴热，感受湿热之邪，郁而化热，湿热下注，则表现为双足红肿热痛，初期以邪实为主，给予三物黄芩汤加减，以清热利湿、活血通络。后期则久病热伤营阴，表现为阴虚血热之象，此期湿邪渐退，但热象仍存，治法以清热祛湿、养阴解毒为主。本病属于原发性红斑肢痛症，早期以邪实为主，给予祛邪治疗，后期给予扶正，顾护正气，整个过程贯穿活血通络止痛之法。崔师以三物黄芩汤加减，灵活运用方药，同时给予营养调节神经药物，在后期时可给予中成药通脉丸巩固治疗。原发性红斑肢痛症虽症状显著，痛苦较大，但一般不会引起严重后果，通过综合治疗可获得治愈，预后良好，但部分患者愈后可反复发作。

例2：马某，女，68岁，2008年11月12日以双足发热、疼痛半年为主诉来就诊。患者半年前不明原因双足出现阵发性烧灼样疼痛，活动后疼痛加重，休息或凉水浸泡后症状得以减轻，曾在就近诊所治疗，但症状无明显缓解。自述患糖尿病20年。症见：双足烧灼样疼痛、麻木，局部皮肤发红、皮温升高，关节活动受限。患肢动脉搏动增强，肢端感觉有所减退。舌质红、苔黄，脉数。PPG：双下肢末梢循环大致正常。ABI：左0.93，右1.0。诊为灼痛足（继发性红斑肢痛症），证属湿热下注。以清热祛湿，解毒养阴为治法。处方：柴胡9g，黄芩12g，苦参15g，藿香6g，佩兰6g，清半夏12g，生地20g，石斛20g，甘草10g。取10剂，每日1剂，水煎服。其他治疗：嘱患者将患肢先浸入冷水中，然后逐渐升高水温，直至产生不适为止。用稍低于此温度的水浸泡，此后每日再谨慎地略微升高水温，反复进行，直至患者能将肢体浸泡在产生烧灼感的温水中为止。

二诊（2008年11月22日）：双足灼热有所减轻，疼痛明显缓解，夜间睡眠较前好转，双足皮肤干燥，舌质红、苔薄黄，脉细数。在上方基础上去柴胡、藿香、佩兰、清半夏、石斛，加用当归20g，白芍30g，赤芍30g，薏苡仁30g。取12剂，每日1剂，水煎服。其他治疗同上诊。

【按语】红斑肢痛症是一种以肢端皮肤红肿热痛为特征的局限性阵发性肢端血管扩张性疾病。又有"红痛症""脚痛综合征""足灼热综合征"等病名。《诸病源候论》载有："夫热病攻手足，乃入五脏六腑，并荣俞皆出于手足指（趾）。今毒气从脏腑而出，循于经络，攻于手足，故手足指（趾）皆肿赤燃痛也。"此病可分为原发性、继发性、特发性三种类型。崔师认为，本病病位在血脉，病变性质为邪气瘀闭血脉，故而应重视祛邪与活血通络治法，同时顾护正气。本例患者既往有糖尿病病史20年，并发有末梢神经功能障碍性改变，属于继发性红斑肢痛症，该病主要同时累及双足，呈对称性，红、肿、痛、热为其四大特征性症状，但不一定同时存在，一般以热、痛为主，夜晚较重，喜将足伸于被外，用冷水浸泡可使疼痛减轻。辅助检查中PPG可正常或容积波偏高，ABI值正常，甚至高于正常值。糖尿病为消耗性疾病，耗伤阴津，致使身体阳盛阴虚，内有蕴热，复感湿热毒邪，营卫不合，湿热蕴蒸，闭阻脉络，气血瘀滞不荣四肢而发病。"正气存内，邪不可干"，"邪之所凑，其气必虚"，崔师治疗时先给予清热利湿之品，而后以扶助正气、养阴清热、活血通络为主，经过治疗，热痛明显减轻。

# 十七、痹病

## （一）外用白芥子泥治疗骨痹

例1：王某，男，63岁，于2009年2月9日以左膝关节疼痛2年余为主诉来诊。患者于2年前出现左膝关节疼痛，屈伸困难，活动及遇冷后症状加重，曾在当地医院治疗，效果欠佳，今日来诊。症见：左膝关节伸屈时，有明显的捻发音及骨擦感，膝关节形态呈馒头状，轻度肿胀。舌质淡、苔薄白，脉沉细。PPG：双下肢末梢循环无明显异常。诊为骨痹（膝关节骨性关节炎），证属寒湿痹阻。以温阳散寒、活血祛瘀为法，用白芥子500g外敷治疗。用法：将其分三等份，研碎后，冷水调和，摊置于白纱布上，敷于局部膝关节，外用保鲜膜包好4~6小时后，揭开若皮肤发红，或起小水疱为宜，注意勿使之破溃。每隔1周敷一次，3次为1个疗程。嘱其避免负重，减轻体重，减少运动量，避免长时间步行、站立、蹲位和爬山运动，卧床休息，注意膝关节功能锻炼及保暖。

二诊（2009年2月13日）：膝关节轻度肿胀。双膝关节处皮肤有一个约5cm×5cm区域，色红如丹，肢体疼痛已经明显好转。左膝关节伸屈时，仍有明显的捻发音及骨擦感。舌质淡、苔薄白，脉沉细。症状已明显减轻，嘱其继续外敷白芥子泥。

例2：马某，女，68岁，于2009年2月23日以双膝关节疼痛伴行走困难半年为主诉来诊。患者于半年前出现双膝关节疼痛及行走困难，不能屈伸及上楼梯，曾口服消炎镇痛类药物，疼痛可以缓解，但考虑副作用较大，不宜长期服用，为求系统治疗，而来我门诊。症见：将手放置于膝关节上，嘱患者做屈伸动作，有骨擦感，并可听到捻发音。舌质淡、苔薄白，脉沉细。膝关节X线片提示：膝关节增生性关节炎。诊为骨痹（膝关节骨性关节炎）。用白芥子500g外敷治疗。具体用法同例1。

二诊（2009年3月25日）：患者自述按要求贴敷后，疼痛已明显好转，可以自如上下楼，双膝关节各有5cm×6cm大小的皮肤发红区，舌质淡、苔薄白，脉沉细。将手放置于膝关节上，嘱患者做屈伸动作，有骨擦感。无须再用药，嘱其减轻关节负荷，如避免负重，减轻体重，减少运动量，避免长时间步行、站立、蹲位和爬山运动，卧床休息，注意膝关节功能锻炼及保暖。

例3：李某，女，54岁，于2009年2月16日以双下肢困沉无力及膝关节疼痛10年为主诉来诊。患者于10年前不明原因出现双下肢困沉无力及膝关节疼痛，疼痛不超过膝关节，曾在当地按腰椎间盘突出和膝关节退行性改变给予药物治疗，效果欠佳。症见：直腿抬高试验局限，膝关节做屈伸动作时可触及骨擦感及捻发音。贝格氏征（－）。舌质淡、苔薄白，脉沉细。既往史：腰椎间盘膨出10年，高血压病5年。PPG：双下肢末梢循环无异常。自带的膝关节正侧位片提示：膝关节退行性改变。诊为骨痹（膝关节骨性关节炎），证属寒湿痹阻型。治以化瘀通络，温阳散寒。药用白芥子500g外敷。用法同上，外敷于局部膝关节和第4、5腰椎处。

二诊（2009年3月16日）：双侧膝关节皮肤暗红，屈伸膝关节可闻及捻发音，可触及骨擦感。疼痛及下肢困乏均有明显缓解。舌质淡、苔薄白，脉沉缓。按上法再用1个疗程。

例4：李某，女，61岁，于2009年2月6日以左膝关节屈伸困难伴疼痛2周为主诉来诊。患者于2周前不明原因出现左膝关节屈伸困难，不能蹬脚踏三轮车，上楼梯困难，曾在外院诊为关节炎，服用消炎镇痛类药物治疗，疼痛有所缓解，但是考虑副作用较大，遂来寻求中医治疗。症见：屈伸膝关节时可触及骨摩擦感，眼球轻度突出，口唇肥厚，手指粗大，贝格氏征（－）。舌质淡、苔薄白，脉弦细。既往史：垂体瘤术后10年。膝关节X线片提示：膝关节骨质增生。诊为骨痹（膝关节骨性关节炎），证属寒湿痹阻。治以温阳散寒，活血化瘀。药用白芥子500g外敷。用法同上。

二诊（2009年3月6日）：患者自述白芥子泥外敷5小时后去除时，皮肤色鲜红，无起疱，现在上下楼梯膝关节活动自如。屈伸膝关节可闻及捻发音，触及摩擦感。舌质淡、苔薄白，脉沉细。可正常生活，无须再用药。

例5：王某，女，84岁，于2009年3月16日以左膝关节疼痛肿胀，活动不利2年为主诉来诊。患者于2年前不明原因出现左膝关节屈伸不利，疼痛肿胀，膝关节活动时有捻发音，上下楼梯困难，曾用祛风止疼膏外用，症状无明显缓解，为求系统治疗，今来诊。症见：左膝关节僵硬、屈伸不利、疼痛、肿胀，膝关节活动时有捻发音，上下楼梯困难，活动不便，舌红苔白，脉沉紧。诊为骨痹（膝关节退行性改变）。药用白芥子泥外敷来祛寒除痹。用法同上。

二诊（2009年3月23日）：患者左膝关节有5cm×5cm大小的皮肤发红区，皮肤光滑，无水疱，肢体疼痛肿胀显著减轻，诉上楼时已活动自如，嘱其3天后再外用一次白芥子泥。

【按语】膝关节骨性关节炎的口服药物治疗，目前尚无理想效果，且疗程长、副作用大、患者痛苦大。而白芥子发疱疗法在治疗本病中，只要掌握得当，就可起到意想不到的效果。崔师采用白芥子泥局部外敷即是中药发疱疗法治疗寒湿痹阻型膝关节骨性关节炎，并取得了很好的效果。白芥子味大辛，气温，辛者所以通，温者所以发，用之以祛寒除痹。将白芥子泥刺激性药物使用于皮肤局部，其作用不仅局限于用药部位，对其他部位也能产生治疗作用。由于芥子含黑芥子苷，苷本身无刺激作用，但遇水经芥子酶的作用生成挥发油，主要成分为异硫氰酸烯丙酯，有刺鼻辛辣味及刺激作用。应用于皮肤有温暖的感觉，并使皮肤发红，甚至引起水疱、脓疱。使用前先用微温的水湿润，以加强芥子酶的作用（沸水则抑制芥子酶的作用）。究其机制，崔师从中医角度分析认为，药物发疱对局部的刺激能促进气血运行，从而活血通络、消肿散结、温经散寒，作用于皮肤具有治疗及引经的作用。《理瀹骈文》中说天灸需"借生药、猛药、香药开结行滞……"。同时也强调："膏中用药味，必得通经走络，开窍透骨，拔病外出之品为引。"从现代医学角度来说，发疱药物的强烈刺激能起到一种微面积化学性、烧伤性刺激，并对皮肤的神经感觉器产生影响，再通过复杂的神经反射机制达到治疗疾病的目的。药物也可经皮肤吸收直达病灶。另外，皮肤发疱可通过对细胞因子、白细胞、T淋巴细胞、阿片类的调节而提高免疫力。注意事项：①观察患者的皮肤感觉。如有痒感、灼热感，即刻停敷，待皮肤休息一段时间后，再行敷贴。②皮肤有溃烂者不宜使用本法。③感觉异常或糖尿病患者应慎用。在临床中因其操作简单，安全实用，作用直接，确有立竿见影之效，使广大患者乐于接受。

## （二）痛痹

戴某，男，70岁，于2009年3月4日以双手食指僵硬、麻木、疼痛半年余，加重半个月为主诉来诊。半年前，无明显诱因，患者自觉双手食指僵硬麻木伴疼痛明显，下雨天及晨起尤甚，一直未予治疗。近半个月来自觉患处僵硬、疼痛感愈加明显，伴关节肿胀及屈伸不利。症见：双手食指僵硬、麻木、疼痛，伴关节肿胀及屈伸不利，压痛明显。舌质淡、苔白腻，脉沉细。理化检查：类风湿因子（+）；血沉：76mm/h；关节X线示：双手掌指关节、第2指间关节处有骨侵蚀，骨关节面模糊伴有骨质疏松；PPG示：双上肢末梢循环大致正常。诊为痛痹（类风湿性关节炎），证属寒湿痹阻。 以除湿通络，祛风散寒为治法。方用独活寄生汤加减：羌活20g，独活20g，防风20g，桑寄生20g，木瓜20g，白术15g，麻黄12g，细辛12g，忍冬藤20g，青风藤20g，薏苡仁30g，甘草10g。取15剂，水煎服，每日1剂。

二诊（2009年3月20日）：用药后患处僵硬、麻木、疼痛症状均有好转，关节肿胀也略有消退。仍有手部疼痛、关节肿胀及屈伸不利，舌质淡、苔白润，脉沉细。照上诊处方，取15剂，水煎服，每日1剂。

三诊（2009年4月7日）：经治疗后，患处寒湿痹阻之象已不甚明显，关节基本屈伸自如，仍有隐痛。寒湿痹阻日久，气血运行不畅，又因患者年迈，可见乏力，舌质淡、苔薄白，脉沉细。去羌活、防风，重用黄芪30g以益气胜湿，通络止痛。取30剂，水煎服，每日1剂。

【按语】痛痹的发生与体质因素、气候条件、生活环境有密切关系。正虚卫外不固是痛痹发生的内在基础，感受外邪为引发本病的外在条件。正如《济生方·痹》所云："皆因体虚，腠理空疏，受风寒湿气而成痹也。"所以崔师在此类病症的治疗上，往往以祛邪通络止痛为主，益气健脾为辅。本例患者为老年男性，正气不足，卫外不固，腠理空虚，受寒湿之邪侵袭，痹阻筋脉，影响气血运行，而致痹痛。其证属寒湿痹阻。治以除湿通络，祛风散寒。药用羌活、独活、防风、细辛以祛邪通脉止痛。桑寄生祛风湿，又长于补肝肾，强筋骨。《本草蒙筌》载："凡风湿作痛之症，古方每用独活寄生汤煎调。"木瓜、青风藤、忍冬藤舒筋通络以止痛，白术健脾益气、燥湿，防风以固表御邪，麻黄温阳散寒祛痹，配薏苡仁、甘草共起健脾益气渗湿之效。用药15剂后，诸症皆有明显减轻。三诊时，因病程日久，患者年迈，故略显气虚之象，因寒湿痹阻之象已不甚明显，故去羌活、防风，重用黄芪以益气胜湿、通络止痛。巩固治疗1个月后，手部麻木、疼痛之象已基本消失，关节基本活动自如，气虚症状亦得到改善，病情趋于好转，未见反复。《医宗必读·痹》云："治外者，散邪为急；治脏者，养正为先。"所以崔师以祛邪通络止痛为主，益气健脾为辅的治疗方法在痛痹的治疗上往往能取得令人满意的疗效。

## （三）行痹

王某，男，47岁。于2003年2月15日以全身关节疼痛不适2年为主诉来诊。患者2年前无明显诱因出现全身关节疼痛，晨起双肘关节僵硬，难以屈伸，在上级医院被诊断为"类风湿性关节炎"，治疗效果不佳。近期天气变化较大，自觉症状加重，为求系统治疗而来诊。症见：畏寒，双肘关节僵硬，难以屈伸，呈对称性、持续性疼痛，有压痛。舌质淡、苔白腻，脉浮紧。双肘关节无变形。类风湿因子（+），血沉：56mm/h。诊为行痹（类风湿性关节炎）。以散寒祛湿、搜风通络止痛为治法，处方：羌活20g，麻黄12g，细辛12g，白术15g，秦艽20g，桑寄生15g，木贼20g，刘寄奴30g，防风20g，甘草10g。水煎服，每日1剂，连用15天。

二诊：（2003年3月2日）：患者自觉怕冷及双肘关节疼痛不适均有明显好转，但是仍有晨僵现象，舌脉同前。在上诊处方中加地龙20g，增强祛风湿、活血通络之力。连用1个月。

三诊：（2003年4月3日）：用药后仍有晨僵现象，舌脉同前，在二诊处方中去地龙，加用青风藤15g、络石藤15g，清热祛风通络，防止诸多辛温类药物之燥烈。连用2个月后，临床症状基本消失。

【按语】患者为中年男性，肾阳亏虚，外感风寒湿邪，外邪束表，营卫不和，脉络郁而不通，为风寒湿痹阻之证。以散寒祛湿，补益肝肾，通络止痛为治法。方解：羌活辛温，散寒祛风，胜湿止痛。《本草汇言》："羌活功能条达肢体，通畅血脉，攻彻邪气，发散风寒风湿。"麻黄、细辛、白术三者相合，可解肌发表、温经散寒、祛痹止痛、健脾胜湿；秦艽、桑寄生益肝肾、祛风湿；木贼、刘寄奴、防风活血通络，祛风散寒；甘草缓和药性。诸药共奏祛风寒湿、补肝肾、通经络之功。二诊时，患者自觉怕冷及双肘关节疼痛不适均有明显好转，但是仍有晨僵现象，在上诊处方中加地龙20g以增强祛风湿、活血通络之力。三诊时，患者仍有晨僵现象，上方中加入青风藤15g、络石藤15g助清热祛风通络，防止诸多辛温类药物之燥烈。崔师认为本病多顽缠，失治误治可导致关节畸形。一旦确诊要积极调治，在处方中常适量加用搜风活络之虫类及藤类药物，对于提高疗效多可助益；同时嘱患者要坚持身体锻炼，增强抗病能力。

# （四）着痹

刘某，女，61岁，于2009年2月2日以双手疼痛不能抓握5年为主诉来诊。患者于5年前无明显诱因出现双手小关节疼痛，在外院查类风湿因子阳性，给予西药治疗，具体不详，效果不佳。近期因长时间暴露于冷空气里操作乐器，双手疼痛程度加重，有晨僵现象，不能抓握及做轻体力劳动。症见：双手疼痛不能抓握，手指屈伸不利，遇寒加重，得热则缓，双手有晨僵现象，关节无畸形，舌质淡、苔薄白，脉沉细。PPG：双上肢末梢循环未见异常。诊为着痹（类风湿性关节炎），证属脾虚湿阻。以散寒除湿，祛风通络，补养肝肾为法。处方：羌活20g，麻黄15g，细辛12g，白术15g，秦艽20g，桑寄生15g，木贼20g，乌蛇20g，蜈蚣3条，薏苡仁30g，甘草10g。取10剂，水煎服，每日1剂。

二诊（2009年2月12日）：用药后，患者双手指疼痛及抓握不利已经消失，但自觉乏力，舌质淡、苔薄白，脉沉细。处方：黄芪30g，党参20g，云苓20g，白术20g，刘寄奴20g，木贼20g，熟地20g，薏苡仁30g，甘草10g。取30剂，水煎服，每日1剂。

【按语】在治疗周围血管疾病的过程中，崔师接触了不少类风湿性关节炎的患者，对本病的治疗也积累了丰富的经验。本例患者为老年女性，素体脾虚湿盛，复感寒湿客侵，筋脉痹阻，不通则痛而致痹痛，证属脾虚湿阻。以益气健脾、滋阴益肾、祛湿通络为治法。方解：羌活散表寒，祛风湿，利关节，止痹痛；细辛散寒祛风止痛；麻黄解肌发表，温经散寒；白术益气健脾，防诸药辛散太过，伤及正气。四者相合可散寒祛风止痛。秦艽、桑寄生祛风湿，益肝肾。木贼祛风通络，乌蛇、蜈蚣为虫类药物，其性善走窜，可祛风、通络止痛，治疗顽痹疼痛、麻木。薏苡仁祛湿健脾，甘草调和诸药。二诊时，患者双手指疼痛及抓握不利已经消失，但自觉乏力，舌质淡、苔薄白，脉沉细，乃湿邪留恋伤脾所致。治以益气健脾，祛湿通络。药用黄芪、党参、云苓、白术益气健脾，刘寄奴、木贼化瘀舒筋活络，熟地补养肝肾，薏苡仁淡渗祛湿。用药1个月后，患者病情稳定，未再有疼痛。分析该病例，崔师指出，正虚邪侵，痰湿互结，脉络闭阻，病势缠绵，经久不愈，是本病的基本病机。在治疗中，根据其发病期及间歇期的主要症状，灵活辨证，同时要注意固护人体正气。

# 十八、瓜藤缠

## （一）湿热瘀阻型瓜藤缠

张某，男，24岁，于2009年2月18日以双下肢出现散在红斑、疼痛，反复发作3年余为主诉来诊。3年前患者自觉发热、咽部不适、头痛，后出现双膝、踝关节处疼痛，伴见双小腿胫前区有散在红斑、疼痛，压之更甚。皮疹消退后，留有淡褐色痕迹，反复发作，经久不愈。曾在当地按"浅表性静脉炎"治疗，效果欠佳，今来诊。症见：双小腿胫前区中段以远出现黄豆及蚕豆大小红色斑块，质硬，有压痛，消退处留有淡褐色及铅黑色瘢痕，胫前区皮温略高。食少，小便黄，大便偏干，舌质红、苔薄黄，脉滑数。既往史：慢性咽炎4年。理化检查：结核菌素试验阴性。血沉：56mm/h。诊为瓜藤缠（结节性红斑），证属湿热瘀阻。治以清热利湿，行气化瘀。方用自拟血管炎经验方加减：柴胡9g，黄芩15g，葛根30g，浮萍20g，蝉蜕20g，白茅根30g，水牛角30g，香附20g，木香9g，郁金20g，薏苡仁30g，陈皮20g，甘草10g。取15剂，水煎服，每日1剂。

二诊（2009年3月6日）：用药后，患处疼痛减轻，原有红斑渐见消退，仍可见少量新鲜红斑出现，伴见口渴，身热，舌质、苔薄白，脉弦数。处方：柴胡9g，黄芩15g，葛根30g，金银花30g，土茯苓20g，牡丹皮20g，生地15g，浮萍20g，蝉蜕20g，白茅根30g，水牛角20g，甘草10g。取15剂，水煎服，每日1剂。

三诊（2009年3月23日）：用药后，无新鲜红斑出现，原红斑颜色变暗变淡，口渴、身热亦有好转。处方同上诊，取20剂，水煎服，每日1剂。

【按语】瓜藤缠是一种发生于下肢的结节红斑性、皮肤血管炎性疾病。发病特点是对称发生于下肢伸侧，枚数不定，大小不一，疏散分布，灼热疼痛或压痛，好发于春秋两季，青中年女性多见。相当于现代医学的结节性红斑。西医认为本病是一种真皮脉管和脂膜炎症所引起的结节性皮肤病。本例患者为青壮年男性，素喜肥甘厚味，嗜好饮酒，日久损伤脾胃，致水湿内停，郁久化热，湿热下注，致气血运行不畅，气血瘀滞而成此证，证属湿热瘀阻。治以清热利湿，行气化瘀。方中黄芩善清热泻火解毒，《本草正》云："枯者清上焦之火，尤祛肌表之热，故治斑疹……"，配柴胡、葛根、蝉蜕、水牛角，共起清热透疹解毒之功；木香为行气止痛之要药，且可健脾。《本草纲目》载："木香乃三焦气分之药，能升降诸气"；香附为气病之总司；郁金既能活血，又能行气，善治气血瘀滞之痛症。三者合用，共起行气化瘀之效。薏苡仁健脾渗湿，兼可清热；陈皮理气健脾燥湿。二者合用，共起健脾燥湿之功。甘草调和诸药。二诊时，患者湿热瘀阻之象有所缓解，患处疼痛减轻，原有红斑渐见消退。但因病程已有3年余，湿热蕴结日久，内热渐盛，侵扰血分，耗伤阴液，可见有新鲜红斑出现，口渴，身热，舌质红、苔薄白，脉弦数，其证属血热瘀滞。故去陈皮、郁金、薏苡仁、香附等行气止痛燥湿之品，加金银花、牡丹皮、生地、土茯苓等清热凉血，解毒消斑之品。三诊时，无新鲜红斑出现，原红斑颜色变暗变淡，口渴、身热亦有好转。药已对症，续用上方巩固治疗。

## （二）湿热蕴结型瓜藤缠

张某，女，42岁，于2006年5月10日以双下肢反复出现红色结节伴皮色改变十余年为主诉来诊。患者于10年前双下肢出现散在红色结节，红肿疼痛，活动后疼痛加重，质硬，隆起于皮肤，结节持续数天，消退后留有棕黄色或褐色色素沉着斑，反复发作，经久不愈，在当地治疗效果欠佳，今来诊。症见：双下肢胫前区皮肤散在有小如黄豆，大如圆币的红色结节，对称分布，隆起于皮肤，界线清，有压痛，玻璃片压诊颜色不变。并可见散在褐色或棕黄的色素沉着斑，无化脓及破溃。二便可，纳食、睡眠可，舌质红，脉弦滑。理化检查：血沉44mm/h，结核菌素试验阴性。诊为瓜藤缠（结节性红斑），证属湿热蕴结。治以凉血消斑，疏肝解郁，化瘀通络。方用自拟血管炎经验方加减：柴胡9g，黄芩12g，葛根30g，浮萍20g，蝉蜕20g，白茅根30g，水牛角20g，薏苡仁30g，香附15g，郁金20g，木香9g，桃仁15g，红花20g，甘草10g。取20剂，水煎服，每日1剂。

二诊（2006年5月31日）：用药20剂后，原皮损处皮肤红肿渐消，无新病灶出现，但仍有皮损处皮肤硬紧不适，原皮损处遗留有褐色色素沉着斑，舌质红、苔薄黄，脉细数。在上方中减郁金，加用牡丹皮15g以助凉血解毒之功，续用15剂。

三诊（2006年6月16日）：经治疗后，原皮损处皮肤颜色较前变淡，无新病灶出现，舌质淡红、苔薄白，脉细数。血沉15mm/h。在上方中减牡丹皮，加用大贝母20g、蛤蜊20g软坚散结，续用15剂。

【按语】该患者平素性情急躁，易怒，肝气郁结，气滞血瘀，日久化热，外感湿邪，湿热互结，阻塞脉络而致瓜藤缠，以凉血消斑、疏肝解郁为法，药用柴胡、葛根、黄芩解肌发表，清内郁之热；浮萍、蝉蜕、白茅根解毒透疹，凉血止血消斑；水牛角凉血解毒；木香、香附、郁金疏肝解郁；桃仁、红花活血化瘀；薏苡仁燥湿健脾；甘草调和诸药。二诊时，湿热渐消，但有余邪留恋，在上方中减郁金，加用牡丹皮以助凉血解毒之功。三诊时，双下肢无新生红色结节，原病灶色素沉着处颜色已逐渐变淡，但皮损处仍有硬紧的感觉。在上方中减牡丹皮，加用蛤蜊、大贝母清热软坚散结，药用15剂后已觉皮肤柔软，半年后电话随访未复发。崔师认为，本病常发于女性，多与情志有关，常加用理气化瘀类药物，效果甚佳。该患者病程长，反复发作，治疗中理气疏肝解郁，清热祛湿凉血，治疗疾病之因；活血化瘀，软坚散结治疗疾病之果，使邪毒尽去，不再反复。

# 十九、杂病治验

## （一）湿热蕴结型驴眼疮

王某，女，71岁，于2006年7月16日以双下肢散在出现红肿硬结2天为主诉来诊。症见：右下肢浅表静脉曲张裸露明显，双下肢小腿外侧散在四五个硬币大小的硬结节，硬结中心淡红色，边缘颜色稍浅，硬结与皮肤粘连，界清，有压痛，隆起于皮肤，左胫骨屈侧有一个约6cm×6cm的皮损区。舌质红、苔黄腻，脉滑数。既往史：右下肢静脉曲张11年，心肌缺血伴期前收缩10年，高血压15年。理化检查：结核菌素试验（＋）。诊为驴眼疮（硬红斑），证属湿热蕴结、气滞血瘀。治以凉血消斑，疏肝解郁，祛湿化瘀。方用血管炎经验方加减：柴胡9g，黄芩12g，葛根30g，浮萍20g，蝉蜕20g，白茅根30g，水牛角20g，薏苡仁30g，牡丹皮20g，生地20g，香附15g，木香9g，石斛20g，甘草10g。取20剂，水煎服，每日1剂。其他治疗：口服异烟肼片，每日3次，每次100mg；三维B片，每日3次，每次60mg。

二诊（2006年8月7日）：双下肢已无新病灶出现，原皮损区已局限，颜色渐变淡，舌质淡红、苔薄白，脉细数。在上方中去石斛，续用20剂。其他治疗：口服异烟肼片，每日3次，每次100mg；三维B片，每日3次，每次60mg。

【按语】硬红斑是一种深部结节性血管炎。损害表现为皮下炎性结节，对称发生于小腿下部，病程缓慢，溃破后不易愈合。患者为老年女性，肝肾阴虚，复感结核病，伤及阴液，则虚火内生，脾虚湿盛，湿与虚热相互搏结，流注于下肢而成此证。以凉血消斑、疏肝解郁、祛湿化瘀为治法，药用血管炎经验方加用石斛20g滋养肝肾之阴。二诊时，原皮损区颜色已经变淡并局限，无新病灶出现，病情趋于稳定，上方去石斛，避免过于养阴使病邪缠绵，继服20剂以巩固治疗效果。在治疗此种疾病时，崔师常强调，该病容易反复，原发疾病的治疗直接关系到疾病的预后。为此嘱咐患者不要因为症状消失而放松治疗，一定要坚持服用异烟肼配合三维B片2年，以达到除恶务尽，彻底治愈的目的，并密切观察病情，有复发时及时就诊。

## （二）血热风盛型风癣

邵某，女，56岁，以双下肢出现散在红斑3周为主诉于2008年5月5日初诊。患者于3周前不明原因出现双下肢散在大片红斑，呈地图状，有瘙痒感，轻度脱屑，曾在当地医院以"过敏性皮炎"治疗，效果不佳。既往史：慢性肝炎。症见：双下肢胫骨前侧皮肤自膝关节至踝关节有大片的红斑，呈多形性，如地图状，小如针尖，大如杏叶，指压不褪色，边界清，无渗出，可隐见浅表静脉曲张。舌质红、苔薄黄，脉滑数。诊为风癣（玫瑰糠疹），证属血热风盛。以清热凉血，散风止痒，养血祛湿为治法。处方：白茅根30g，槐花20g，藕节15g，蚤休20g，地肤子20g，当归20g，生地20g，泽泻20g，甘草10g。取10剂，水煎服，每日1剂。

二诊（2008年5月16日）：用药后患者已无新生红斑复出，瘙痒感基本消失，无发热及口渴等不适，饮食及二便情况均正常。舌质红、苔薄黄，脉细数，辨证同前，在上方中加白芍15g、艾叶15g、生首乌30g，继服20剂。

【按语】本例患者素有慢性肝炎病史，脾气不足，气血生化之源，血虚生热，复感风热湿邪，客于肌肤腠理，内蕴于血分而致风癣，证属血热风盛。常用清热凉血、散风止痒、养血祛湿类药物治疗。方中白茅根，味甘性寒而入血分，能清血分之热而凉血止血；槐花善治下部出血；藕节止血而不留瘀。三者相合清热凉血、止血散瘀。蚤休、地肤子清热解毒，祛风止痒。当归、生地滋阴养血润肤；泽泻清热利湿；甘草调和诸药。二诊时，患者红斑颜色变淡，瘙痒感基本消失，热象渐退，加用白芍酸甘敛阴，生首乌滋阴润燥，艾叶温经通络，活血化瘀。回顾本病例，崔师认为要抓住"血热风盛"这一特点，以"白茅根、槐花、藕节"凉血散瘀。崔师在治疗血热类疾病时，常将白茅根、槐花、藕节三者相合，临床观察多年，其效尤佳。

## （三）湿热蕴毒型狐惑

张某，男，35岁，于2006年3月1日以口腔溃疡、阴部及下肢红斑性结节伴有双手指肿胀半年为主诉来诊。患者于半年前不明原因出现口腔溃疡，2个月后龟头部出现溃疡，双下肢出现散在红斑性结节，自觉视力减退。在当地诊断为"白塞综合征"，采用激素类药物注射治疗，症状有缓解，仍反复发作，且可见注射部位有一米粒大小的红色结节，后放弃治疗。近1个月双下肢反复出现红斑性结节且双手指肿胀，为求系统治疗而来我门诊。症见：双手指肿胀，双下肢有散在的花生米或米粒大小的圆形红斑性结节，突出于皮肤，有压痛，口腔黏膜及舌面有圆形的小溃疡，龟头及阴茎处散在绿豆大小的溃疡，视力下降，贝格氏征弱（+）。结核菌素试验（+），血沉：56mm/h。PPG：双下肢末梢循环轻度障碍。诊为狐惑（白塞综合征），证属湿热蕴毒。以解肌发表、清热祛湿、凉血解毒为治法，方用崔师自拟的血管炎经验方加减。处方：柴胡9g，黄芩15g，葛根30g，浮萍20g，蝉蜕20g，白茅根30g，水牛角20g，陈皮20g，薏苡仁30g，地肤子20g，甘草10g。取15剂，水煎服，每日1剂。其他治疗：异烟肼片，每日3次，每次100mg，口服。

二诊（2006年3月20日）：患者原红斑性结节颜色变暗，范围局限，无新斑再出，舌质红、苔薄白，脉细数。辨证同前，在上方中加入麦冬20g、石斛20g滋阴养血。取40剂，水煎服，每日1剂。

三诊（2006年4月30日）：患者临床症状完全消失，可以停用中药，但因其结核菌素试验结果为（+），故坚持服用异烟肼1年。

四诊（2008年7月20日）：2年多来无复发。结核菌素检查阴性，可以停用异烟肼。

【按语】本例患者为青壮年男性，平素嗜食辛辣、肥甘，脏腑蕴热于内，阴津耗伤，复感结核杆菌，客侵脉络，血脉瘀阻，内蕴湿热与邪毒相合，熏蒸于皮肤，下注于血络而致狐惑，证属湿热蕴毒。崔师以自拟血管炎经验方为主方加减治疗。柴胡、黄芩、葛根疏散郁热，解肌发表；浮萍、蝉蜕、白茅根、水牛角疏风散热，清热凉血；陈皮、薏苡仁健脾燥湿；地肤子清热利湿，燥湿止痒，清利下焦湿热。诸药相合，共成解肌发表、清热祛湿、凉血解毒之剂。二诊时，无新斑出现，加用麦冬、石斛助滋阴养血，巩固治疗效果。经2个月中药治疗后，患者临床症状消失，无新斑复出。因患者结核菌素试验结果为阳性，故嘱其坚持服用异烟肼1年。回顾总结诸年病历，崔师认为白塞综合征的发病多与结核感染有关，患者结核菌素试验结果多为阳性。

## （四）气滞痰凝型肉瘿

陈某，女，49岁，以右侧甲状腺包块伴睡眠差、易激动、月经不调3个月为主诉于2006年3月6日初诊。患者于3个月前无意中触及右侧甲状腺包块，伴睡眠差，易激动，月经不调，在某医院被诊断为甲状腺腺瘤，建议手术治疗，为求保守治疗，而来我门诊。症见：右侧锁骨上1cm处环状软骨外侧有一花生米样大小结节，表面光滑，可随吞咽动作上下移动，无压痛。彩超示：甲状腺内有一个1cm×0.5cm的实质性肿块。腺体内可见圆形中高回声，尚均匀，边界清，有亮包膜。舌质红、苔薄白，脉弦滑。诊为肉瘿（甲状腺腺瘤），证属气滞痰凝，以理气解郁、化痰软坚、安神养阴为治法。处方：柴胡9g，郁金20g，香附15g，木香6g，陈皮20g，香橼20g，浙贝母20g，瓜蒌20g，知母20g，酸枣仁30g，甘草10g。取15剂，水煎服，每日1剂。

二诊（2006年3月21日）：用药后，患者自觉情绪稳定，睡眠质量提高，舌脉同前，辨证同前，照上诊处方再用30剂。

三诊（2006年4月21日）：患者自觉情绪稳定，睡眠良好，右侧甲状腺包块有明显的缩小，舌质淡、苔薄白，脉弦细。去酸枣仁、木香，加蛤蜊20g、昆布20g软坚散结，消瘿化痰。取20剂，水煎服，每日1剂。

四诊（2006年5月12日）：结节消失，患者全身情况良好。为巩固治疗，嘱其再用上方20剂。

【按语】本例患者为中年女性，平素情志抑郁，肝失条达，冲任不调，肝旺扰神，肝木乘土，脾失健运，痰湿内蕴而致瘿病，证属气滞痰凝。用疏肝解郁、软坚散结之品配合安神类药物治疗。方解：柴胡苦平，入肝胆经，疏泄气机之郁滞；郁金辛苦寒，解郁清心；香附疏肝理气，调经止痛；木香善于开壅导滞，升降诸气，可舒畅三焦气机。四者相合，可理气解郁，调经止痛。陈皮、香橼理气化痰，宽胸散结；浙贝母、瓜蒌清热化痰，开郁散结；知母清热泻火，滋阴润燥。五者相合，软坚散结，又可防理气类药物辛燥助热。酸枣仁养心益肝、安神定魄，《名医别录》载其"补中，益肝气，坚筋骨，助阴气"；甘草调诸药之不争。诸药合用，共奏理气解郁、化痰软坚、安神养阴之效。二诊时，患者自觉情绪稳定，睡眠质量提高，照上诊处方续用30剂。三诊时，患者自觉情绪稳定，睡眠良好，右侧甲状腺包块有明显的缩小，舌质淡、苔薄白，脉弦细。去酸枣仁、木香，加蛤蜊、昆布软坚散结，消瘿化痰。四诊时，经过2个多月的治疗，患者颈部肿块消失，睡眠良好，情绪稳定，月经周期正常。崔师认为本病多与忧思郁怒有关，气滞、痰凝是其病机关键。

## （五）气滞湿阻型鼓胀

李某，女，35岁，以胸闷气短10年为主诉于2009年11月16日初诊。患者10年前无明显原因出现活动后胸闷气喘乏力，后症状逐渐加重，稍作活动即感觉胸闷气短不适，多次在当地行心电图检查未见特殊异常。1年前患者因"不孕"在我院检查，被诊断为布加综合征，属于下腔静脉完全堵塞型，行下腔静脉穿刺破膜球囊扩张术。术后患者仍有胸闷气短不适，多次彩超和MRV复查显示下腔静脉轻度狭窄。患者为求进一步治疗来诊。症见：腹膨隆，分布纵行的浅表静脉曲张，无明显腹部压痛、反跳痛，可触及轻度的肿大，质稍韧，移动性浊音（－），双下肢轻度水肿，无明显下肢静脉曲张。舌质淡红、苔白，脉弦细。西医诊断：布加综合征；中医诊断：鼓胀，证属气滞湿阻，治以疏肝理气、健脾除满。方用柴胡疏肝散合胃苓汤加减。处方：白术20g，苍术10g，川芎10g，枳壳10g，芍药10g，当归10g，丹参10g，香附10g，薏苡仁30g，茯苓15g，柴胡15g，陈皮15g，肉桂6g，甘草6g，取10剂，水煎服，每日1剂，嘱患者清淡饮食，适当休息，调畅情志。

二诊（2009年11月26日）：用药10天后，患者述胸闷不适症状明显减轻，饮食、睡眠明显改善，腹胀胸闷感消退明显。症见：腹部膨隆，但较初诊减轻，腹部静脉曲张有所减退。双下肢活动后无明显肿胀。舌质红稍暗、苔薄，脉弦。辨证同前。处方：白术20g，生地10g，牡丹皮10g，木香10g，川芎10g，芍药10g，当归10g，丹参10g，香附10g，薏苡仁30g，茯苓15g，柴胡15g，陈皮15g，甘草6g。取20剂，水煎服，每日1剂。服药期间可以加用抗凝药物华法林，嘱患者注意复查彩超和凝血指标。20天后电话随访，自觉不适症状消失，恢复正常的日常生活和体力劳动。

【按语】根据患者的症状体征，中医诊断为鼓胀，多因肝脾受损，疏泄失常，气血交阻而导致水气停滞，可见腹胀大如鼓、脉络暴露为主要临床表现的一系列症候，又称蜘蛛蛊、臌等。本病的病机多为肝脾肾失调，气滞、血瘀、水饮互结于腹中，多为本虚标实。本病例中患者以气虚为主，兼有血瘀和湿阻之象。白术、苍术、陈皮、茯苓、薏苡仁补气健脾祛湿，川芎、香附、枳壳、柴胡疏肝理气，兼以丹参、芍药、当归活血补血，少量肉桂升阳补气，共达补气健脾、理气活血之效。二诊时出现舌质红暗、脉弦等肝郁生热血瘀之象，因此去苍术、肉桂等辛热之品，加生地、牡丹皮凉血活血，加木香疏理肝脾之气。续服10剂后诸症皆消。崔师针对布加综合征的不同症候辨证论治，以本病的本虚标实为纲，根据不同的发病阶段（本病有气滞、血瘀、水饮三个阶段）而确立攻补兼施之法，多重用祛湿健脾、理气活血之品而达到治疗效果。

## （六）脾胃湿热型胃痞

朱某，男，61岁，以胃脘痛十余年，加重半个月为主诉于2014年11月18日初诊。患者于10年前不明原因出现胃脘痛，劳累、生气后加重，近半个月来患者自觉胃脘痛加重，伴腹胀、口苦、纳差、泛酸，舌质红、苔薄黄，脉滑。在当地医院经电子胃镜检查诊断为慢性萎缩性胃炎、十二指肠溃疡、反流性食管炎，病理诊断为中度慢性萎缩性胃炎伴重度肠上皮化生。给予制酸、止痛、保护胃黏膜药物等对症治疗，效不佳，遂来我门诊。诊为胃痞（萎缩性胃炎、十二指肠溃疡伴反流性食管炎），证属脾胃湿热。治以清热化湿，和胃消痞。处方：藿香20g，佩兰20g，茵陈20g，草果6g，陈皮20g，吴茱萸3g，黄连10g、厚朴15g，延胡索15g，大黄9g，甘草10g。取7剂，水煎服，每日1剂。

二诊（2014年11月26日）：上诊后，患者胃痛、腹胀、口苦较前均有明显缓解。但患者年迈，病程日久，故仍时觉胃脘隐痛、腹胀、泛酸，舌质红、苔白腻，脉弦，故原方加槟榔20g，行胃肠之气，消积导滞。取15剂，水煎服，每日1剂。

三诊（2014年12月15日）：用药15剂后，诸症均有明显改善，腹痛、腹胀、泛酸已不甚明显，亦不觉口苦，舌质淡红、苔薄，脉弦，去槟榔、延胡索，大黄调为3g，加茯苓20g、白术15g，取10剂以巩固疗效。半年后复查电子胃镜，病理诊断为中度慢性浅表性胃炎伴肠上皮化生。

【按语】崔师认为该病多因饮食伤胃、情志不畅、素体脾虚或外感寒、热、湿诸邪，致脾失运化，胃失和降，久之湿热蕴结、肝胃气滞。临床表现腹痛、腹胀、早饱、嗳气、泛酸、泄泻、便秘等。其病变在胃，病机虚实夹杂。在治疗时始终贯穿醒脾化湿、理气降胃的原则。"脾喜燥恶湿"，故治疗上宜芳香醒脾、温燥化湿之品。"胃以降为顺"是胃的生理特点，胃主受纳，腐熟水谷，小肠主泌别清浊，传化精华，将糟粕排出体外，而不使之存留。方中藿香、佩兰性微温或平，均归脾、胃、肺经，以化湿醒脾为主，为芳香化湿浊要药，二者合为君药。吴茱萸、草果辛温燥烈，归脾胃经，助君药温中燥湿；陈皮、延胡索行气止痛，兼健脾消食。此四药共为臣药，均有降胃导滞之功。茵陈、黄连善清利脾胃肝胆湿热；大黄性寒，善荡涤肠胃，推陈致新，通利水谷，调中化食，安和五脏。三药佐用，以防辛燥太过。甘草味甘性平，补脾益气，调和诸药。上药合用，配伍严谨，共成醒脾化湿、理气降胃之剂。

## （七）外洗方治疗足部溃疡

梁某，男，75岁，于2009年3月26日以左足底溃疡不愈2年为主诉来诊。患者于2年前因脚癣感染后，左足底溃疡久不愈合，曾在某三甲医院给予药物治疗，仍不愈合，今来诊。症见：左下肢足弓部有一个4cm×7cm的皮损区，周边有红色结节，溃破，有少量渗出。舌质红、苔白腻，脉滑数。既往史：脚癣3年。诊为足部溃疡（足部霉菌感染），证属湿热下注。治以清热解毒，燥湿止痒。方用自拟疮疡外洗方加减：苦参30g，黄柏60g，地肤子30g，石榴皮60g，白矾90g。取15剂，水煎外洗，隔日1剂。其他治疗：派瑞松软膏局部外用，一日3次；局部清洁换药。医嘱：饮食宜清淡，忌食虾、蟹、海鲜等发物，注意创面清洁干燥，经常换洗鞋袜并在阳光下暴晒，避免长时间站立和负重，调畅情志。

二诊（2009年5月3日）：用药15剂后，皮损区渗出减少，红肿有所消退，足部湿热蕴结之象有所缓解，但病程日久，湿性黏滞，容易反复。故照上方再用10剂。其他治疗：派瑞松软膏局部外用，一日3次。医嘱同前。

三诊（2009年5月23日）：经治疗后，左足部溃疡已完全愈合，创面干燥，略有轻度肿胀，舌尖红、苔薄黄，脉细数。可停用外洗中药，改用5%的硼酸外洗。同时局部外用派瑞松软膏。医嘱同前。

【按语】《疡科心得集》云："盖疡科之证，……在下部者，俱属湿火湿热，水性下趋故也……"。崔师针对病机以清热解毒、燥湿止痒类药物组成疮疡外洗方。方解：《本草互义》载"苦参，大苦大寒，退热泄降，荡涤湿火……其燥尤烈，故能杀湿热所生之虫"；黄柏既能清热燥湿，又能泻火解毒，两者相合，有清热燥湿之功。地肤子能燥湿邪、祛风、止痒，白矾性燥酸涩而善收湿止痒，石榴皮可杀虫止痒。三者合用，有燥湿止痒之效。二诊时，创面渗出已经明显减少，瘙痒不适也有减轻。三诊时，溃疡已经得到控制并渐趋痊愈。故停用清热燥湿之中药洗剂，改用5%的硼酸外洗，配合外用派瑞松软膏以巩固疗效。坚持治疗2个月后，创面完全愈合。《洞天奥旨》载："以疮疡之生，有经络之分，而用药之妙，单以消火毒为主，以火毒去而疮疡自失，经络不必分而自分也。"又因肢端血运供应相对较差，亦有"发于四末，药物难达"之说，所以对于单纯性的足部溃疡，崔师针对病机灵活施治，并且很注重外用药物的使用。

## （八）中药外洗方治疗顽癣

魏某，男，65岁，于2008年12月3日以双侧内踝部瘙痒并有片状角化增生伴色素沉着5年为主诉来诊。5年前，双侧内踝处皮肤不明原因出现瘙痒，抓挠后内踝处皮肤渐出现角化粗糙增生伴色素沉着。在某医院按神经性皮炎治疗，效果欠佳，今来诊。症见：双下肢胫骨中段至足背内侧面皮肤发红、发热，呈炎性改变，瘙痒伴少许渗出，皮肤上有豆大的圆形组织增生物，组织边界清，孤立，呈散在性，纳食、睡眠可，舌质红、苔薄黄，脉濡数。诊为顽癣（神经性皮炎），证属风湿热型。治以清热燥湿，祛风止痒。处方：狼毒60g，白矾60g，艾叶60g，蛇床子60g，地肤子30g，蚤休30g，苍术30g，透骨草30g。取15剂，用淘米水煎汤外洗，每日2次，每日1剂。

二诊（2008年12月19日）：用药后，原皮损区炎性表现消失，瘙痒感明显减轻，纳食、睡眠均良好。患者病情已经有显著的减轻，舌质淡、苔薄黄，脉濡数。药已对症，在上方中去狼毒，加鹤草芽20g以增强杀虫止痒之力。取30剂，用淘米水煎汤外洗，每日2次，每日1剂。

【按语】神经性皮炎又名慢性单纯性苔藓，中医学称之为顽癣或摄领疮，临床常见，病程慢，以皮肤呈现苔藓样变厚和剧烈瘙痒为特征。本例患者为老年男性，脾气亏虚，无力运化，湿浊内生与风邪相合化热留滞于皮肤，不得透达而成顽癣，证属风湿热型。崔师用自拟疥疮外洗方加减治疗，其中狼毒辛散苦泄，性凉有毒，善走表攻毒，可散结杀虫，现代临床报道，治疥疮成结节者以狼毒软膏涂之有效。白矾、蛇床子、地肤子、蚤休外用可以杀虫止痒；透骨草祛风除湿，解毒止痒，可引诸药入于皮肤腠理；苍术健脾燥湿。最后用淘米水煎煮药物外洗，有燥湿止痒之力。现代药理研究认为以上诸药有抗菌消炎的作用。二诊时，原皮损区皮肤炎性表现消失，瘙痒感明显减轻，药已对症，舌质淡、苔薄黄，脉濡数。辨证同前。在上方中去狼毒，加鹤草芽，以增强杀虫止痒之力。连用30剂后，双下肢原皮损处皮肤颜色已经接近于正常，瘙痒感及增生结节基本消失。

# （九）自拟外洗方治疗鹅掌风

李某，男，53岁，2013年4月17初诊。以双掌皮肤脱皮伴瘙痒3年为主诉。病史：患者3年前因外伤致右手掌大鱼际处肿胀，膏药贴敷1周时发现右手掌大鱼际处皮肤颜色发白伴发痒，10天后又见左手掌对称处皮肤出现发白伴发痒，未予治疗。继而出现发白处皮肤开始层状脱皮，后又发现双掌自然皱纹加深、轻微皲裂，于多家医院就诊，以口服及外用涂搽药物治疗（具体不详），用药时瘙痒症状及脱皮症状有所缓解，停药后又复发，如此反复。不随季节变化而产生明显变化，食辣后瘙痒症状加重。症见：右手掌有3处自然皱纹加深，大鱼际处自然皱纹皲裂且有明显淡红色液体渗出；左手掌有2处自然皱纹加深、轻微皲裂，有少许淡黄色液体渗出，伴疼痛；双掌角质层增厚，层状脱屑，如鱼鳞般，触诊有粗涩感。纳食、睡眠可，二便可，舌质红、苔黄腻，脉滑数。实验室结果示：真菌镜检（＋）。诊为鹅掌风（角化增厚型手癣），辨证属湿毒浸淫。中药外洗处方：狼毒60g，白矾60g，黄柏60g，苍术（炒）60g，艾叶60g。每日1剂，水煎，滤渣，水温后浸泡双手，每次30分钟，浸泡完成后用肥皂水清洗双手，嘱多休息，勿接触不洁物，用完7剂药剂后复诊。

二诊（2013年4月25日）：患者自诉双掌瘙痒减轻，右手掌大鱼际处皲裂部位长出新肉，其余自然皱纹皲裂处渗出不明显，少许鳞屑崩裂未脱落，触诊皮损粗糙。舌质暗、苔黄腻，脉滑数。守一诊方去黄柏加石榴皮60g，浸泡完成后用肥皂水清洗双手，晾干后外用尿素软膏，续用5剂。

三诊（2013年5月2日）：患者自诉鳞屑逐渐崩裂脱落，自觉手掌皮肤松解、柔软。手掌局部有鳞屑脱后痕迹，手掌角质层变薄，结痂处已与周围皮肤融合、平坦，触感皮肤仍粗糙。舌质暗、苔黄腻，脉滑数。中药外洗处方改为：狼毒60g，白矾60g，虎杖60g，艾叶60g。共用5剂，用法同二诊。

**四诊**（2013年7月17日）：患者复诊自诉双掌偶有瘙痒、轻微脱屑，皲裂已不明显，其余并无其他明显不适，生活质量已明显提高，嘱继用三诊方药5剂以巩固疗效。

【按语】患者为中老年男性，平素从事体力劳动，出汗较多，膏药贴敷透气性较差，使手掌长期多汗潮湿，这些为真菌寄宿、生长、繁殖提供了良好的环境。患者曾于多家医院就诊，停药后复发，充分说明外感邪毒不除，必反复为害。湿邪未尽，邪毒巢穴仍在，治疗时应"斩草除根"。崔师运用大剂量狼毒"以毒攻毒"，配合其他杀虫祛湿止痒药物各司其职。二诊时加用石榴皮收湿敛口；患者外洗后仍皮肤粗糙，给予尿素软膏外涂，尿素软膏无毒、无刺激、无致敏性，能促使皮肤柔软，防止皲裂。三诊时用虎杖加强清热、燥湿、杀虫能力。

# 第三节 单验方篇

## 一、乌梅、大青盐治疗梅核气

乌梅，性平，味酸、涩，归肝、肺、大肠经。主下气，除热，止肢体痛，去青黑痣，蚀恶肉，有敛肺涩肠、生津止渴等功效。《本草经疏》："乌梅味酸，能敛浮热，能吸气归元，故主下气，除热烦满及安心也。……好唾口干者，虚火上炎，津液不足也；酸能敛虚火，化津液，所以主之也。"

大青盐，性寒，味咸，归心、肾、膀胱经，具有泻热、凉血、明目、润燥等作用。酸能生津止渴，咸能软坚化痰，配合使用，既能生津又能软坚，标本兼治。《口齿类要》记载："治咽喉疼痛，水谷不下：青盐、白矾、硇砂各等分。上为末，吹患处，有痰吐出立效。"

研究发现：慢性咽炎为咽黏膜、黏膜下及淋巴组织的慢性炎症。多数慢性咽炎患者对粉末类物质过敏。乌梅含有柠檬酸、苹果酸、琥珀酸等有机酸，鼠李柠檬素-3-O-β-D-鼠李三糖苷等多种黄酮苷，花生四烯酸酯等多种三萜脂肪酸酯及苦杏仁苷等，能增强机体的免疫功能，减轻过敏反应的发生，从而减轻咽炎的症状。

用法：乌梅2~3个，每日泡水喝，约3 000mL。大青盐每粒3~5g，每日含化2

粒，早晚各1粒。

案例：患者，女，38岁，教师，因长年执教，出现咽干、咽痒、咳嗽、咽部有异物感、声音嘶哑等症状，约3年之久。舌质淡、苔少，脉弦细。症见：咽后壁多个颗粒状滤疱隆起，有轻度充血状，咽后壁可见增厚，呈条索状。诊为梅核气，肺阴虚兼有痰结。西医诊为慢性咽炎。具体用药：乌梅2~3个，每日泡水喝，约3 000mL。大青盐每日含化2粒，早晚各1粒，用药3个月。3个月后，患者自诉咽干、咽痒等不适症状明显减轻，声音基本恢复正常。

# 二、薄荷冰治疗口腔疼痛

薄荷，性凉，善清热，味辛，能行能散，归肝、肺经。能宣散风热，清利头目，利咽，透疹。薄荷冰从薄荷中提取而来，保留辛凉口感，同时加强了清热的功能，有一定的止痒效果。

研究发现：薄荷脑从薄荷的叶和茎中提取，白色晶体，分子式为$C_{10}H_{20}O$，为薄荷和欧薄荷精油的主要成分。用作刺激药，作用于皮肤或黏膜，有清凉止痒、消炎止痛作用；内服可作为驱风药，用于头痛及鼻、咽、喉炎症等，其酯用于香料和药物。

口腔疼痛为多因胃火上炎或阴虚火旺引起的黏膜溃破，薄荷冰辛凉，辛能散热，凉能清热泻火，同时薄荷冰还具有保护黏膜的作用，促进溃疡愈合，减少分泌物产生，减轻疼痛。

用法：薄荷冰15g，加水煮沸后密闭，热蒸汽从口吸入。

案例：患者，男，33岁，口腔上火后，口腔周围出现几个米粒样大小的溃疡，少量白色分泌物，伴疼痛不适约2周，前来就诊。给以薄荷冰加水煮沸后，蒸汽从口吸入，3天后疼痛缓解，1周后口腔溃疡愈合。

# 三、金果榄酊外用治疗青蛇毒

金果榄，味苦，性寒，归肺、大肠经。清热解毒，利咽，止痛。用于咽喉肿痛、痈疽疔毒、泄泻、痢疾、脘腹疼痛。

《药性考》载其善解毒。咽喉痹急，口烂宜服。疽痈发背，蛇蝎虫伤，磨涂。治目痛、耳胀、热嗽、岚瘴、吐衄等一切外症。

《柑园小识》载其可磨涂疗疮肿毒。

研究发现：金果榄含青牛胆苦素、巴马亭、生物碱类（主要有防己碱、药根碱、非洲防己碱）等，另含有甾醇类及萜类。对金黄色葡萄球菌、抗酸性分枝杆菌、结核杆菌等均有较强的抑制作用，对钩端螺旋体也有抑制作用。所含掌叶防己碱能使幼年小鼠胸腺萎缩，有抗肾上腺素作用，并有相当强的抗胆碱酯酶的作用。此外还有解毒、止痛及兴奋子宫的作用。

青蛇毒是体表筋脉发生的炎性血栓性疾病。其临床特点是：体表筋脉（静脉）焮红灼热，硬肿压痛，可触及条索状物，甚者可致恶寒发热等症。相当于西医的血栓性浅静脉炎。有的与静脉注射有关。中医认为多由湿热毒邪入侵引起，以致筋脉气血瘀滞，阻塞不畅。

用法：金果榄10g，浸入75%酒精100mL约1天，每日外用5mL，每日2次，外用涂擦患处。

案例：患者，女，39岁，因输液后出现右上肢浅表静脉红肿、疼痛约3天，现症见：约长3cm浅表静脉发炎。给以金果榄酊配方外用，擦拭3周后皮肤颜色基本正常，无压痛。

# 四、白萝卜水治疗灼痛足

白萝卜，味甘、辛，性平，归肺脾经，具有下气、消食、除疾润肺、解毒生津、利尿通便的功效，主治肺痿、肺热、便秘、吐血、气胀、食滞、消化不良、痰多、大小便不通畅等。白萝卜水煮熟后加入少许白糖，很适合作为饮料饮用，对消化和养胃有很好的作用。

研究发现：白萝卜叶含有蛋白质，糖类，铁、钙、磷等矿物质，β-胡萝卜素、B族维生素、维生素C等。白萝卜含芥子油、淀粉酶和粗纤维，具有促进消化，增强食欲，加快胃肠蠕动和止咳化痰的作用。

主要作用：①防癌抗癌：萝卜含有木质素，能提高巨噬细胞的活力，吞噬癌细胞。此外，萝卜所含的多种酶能分解致癌的亚硝酸胺。②嫩肤抗衰：萝卜中含有丰富的维生素A、维生素C等各种维生素，特别是叶子中维生素C的含量是根茎的4倍以上。维生素C能防止皮肤的老化，阻止黑色色斑的形成，保持皮肤的白嫩。此外，维生素A和维生素C都有抗氧化的作用，可以有效抑制癌症，也可以预防老化及动脉硬化等。③健身防病：白萝卜含芥子油、淀粉酶和粗纤维，具有促进消化、增强食欲、加快胃肠蠕动和止咳化痰的作用。中医理论也认为该品味辛甘，性凉，入肺胃经，为食疗佳品，可以治疗或辅助治疗多种疾病，《本草纲目》称之为"蔬中最有利者"。④清肠排毒：除了维生素，白萝卜中的膳食纤维含量是非常可观的，尤其是叶子中含有的植物纤维更是丰富。这些植物纤维可以促进肠胃的蠕动，消除便秘，起到排毒的作用，从而改善皮肤粗糙、粉刺等情况。

用法：白萝卜根切片，取5~10片，煮水喝，代茶饮，每日约3 000mL。

案例：患者，女，8岁，双下肢灼热不适1个月，夜间较甚，诊断为灼痛足。询问日常饮食，不喜食蔬菜，缺乏维生素。给以白萝卜水煎煮，代茶饮。2个月后，灼热感基本消失。

# 五、白蒺藜治疗皮痹

白蒺藜，味苦、辛，性平，入肝经，具有平肝解郁、祛风明目之效，用于肝阳眩晕头痛、肝郁胁痛、风热头痛、目赤肿痛、皮肤瘙痒等症。

皮痹，以局部或全身皮肤进行性肿硬、萎缩，严重者可累及脏腑为主要表现的痹病类疾病。名出《素问·痹论》。《张氏医通》卷六："皮痹者，即寒痹也。邪在皮毛，瘾疹风疮，搔之不痛，初起皮中如虫行状。"多因脾肾阳虚，卫不能外固，风寒湿邪乘虚郁留，经络气血痹阻，营卫失调而成。治宜温经助阳，祛风散寒，调和营卫。

研究发现：白蒺藜含挥发油、皂苷、脂肪油、硝酸盐类、树脂、黄酮类化合物及微量生物碱等。这些生物碱对心血管及外周血管有扩张的作用，从而起到降压作用，改善供血。同时还具有利尿、降低胆固醇、抗氧化以延缓衰老等作用，其中的黄酮类物质可提高人体的兴奋性。

用法：白蒺藜炒至微黄，与小麦按1：3，磨成细末，加水蒸成小窝窝头，每个约10g，每次1个，每日2次，嚼服。

案例：患者，女，42岁，双肘关节皮肤发硬，皮色发红，瘙痒，未溃破，给以白蒺藜与小麦粉末服用，半年后皮肤瘙痒消失，皮肤组织变软，较正常皮肤稍硬，活动度基本正常。

# 六、香蕉皮、玉米须治疗蛋白尿

香蕉皮，味甘、微涩，有清热、止烦渴、淡渗利湿的作用。玉米须，味甘，性平，归膀胱、肝、胆经，有利水消肿、利湿退黄的功效。两者均有淡渗利湿的作用。

《四川中药志》记载治原发性高血压病：玉米须、西瓜皮、香蕉皮，煎服。

研究发现：香蕉皮中富含蛋白质、脂肪、糖以及钾、钙、镁、硫、铁、锌等十几种元素，可作为潜在的资源与原材料。香蕉皮中的血清素关系到人体睡眠和觉醒的良好循环。神经细胞需借助血清素传递信息，而人体通常用食物中的色氨酸来合成血清素，香蕉皮也同时具有大量的色氨酸。玉米须的煎剂含有大量硝酸钾、维生素C、维生素K、β-谷甾醇、豆甾醇、脂肪油、苦味糖苷、隐黄素以及挥发性生物碱等。本品煎剂有明显利尿作用，还能抑制蛋白质排泄。

用法：2个香蕉的皮，玉米须30g，放入3 000mL水中，煎煮，代茶饮。

案例：患者，男，30岁，体检时发现尿常规：蛋白尿（+），平素无明显特殊不适。给以香蕉皮2个，玉米须30g，将其放入3 000mL水中，煎煮，每日1剂，代茶饮。连饮2个月后，复查尿常规，尿蛋白（-）。

# 七、蛋黄油、蚯蚓糖浆治疗慢性溃疡

蛋黄油是从鸡蛋的蛋黄中煎取的油，又称鸡子油、凤凰油等，是治疗轻度烫伤、慢性疮疡的良药，具有清热润肤、消炎止痛、收敛生肌和保护疮面的作用。蚯蚓，性寒，味咸，归肝、脾、膀胱经，具有清热熄风、通络、平喘、利尿的功效。蚯蚓糖浆，能在溃疡表面形成一层保护膜，既隔绝外界细菌等的侵袭，同时促进创面的爬皮生长。

研究发现：蛋黄油含有丰富的维生素A、D和卵磷脂等，这些物质对人体皮肤的再生和代谢有着重要作用。用蛋黄油治疗的疾病颇多，包括：外涂可治疗湿疹、皮炎、尿布疹、轻度烫伤、冻疮、口腔及各种体表溃疡、唇风、鼻前庭炎、中耳炎、乳头皲裂、宫颈糜烂、癣、鸡眼、痔疮等，内服可治疗胃溃疡、慢性胃炎、小儿消化不良及腹泻、百日咳等。外用一般涂抹在患处就可以，内服一般一天15~20mL，胃病者需饭前服用。

蚯蚓含有蚯蚓解热碱、蚯蚓毒，均有抗菌、解毒作用，能有效预防和控制感染。蚯蚓又含有多种氨基酸，为一种高蛋白动物。白糖为高渗晶体，溶于水后即可形成高渗环境，使细菌或病毒蛋白脱水死亡。两者合用能促进创面肉芽组织生长，改善创面微循环，加速病损组织修复及增强机体免疫功能。

蛋黄油的制作方法：①取20个鸡蛋，将鸡蛋洗净，用水煮熟，剥掉蛋壳和蛋白，只留下蛋黄。②放入平底锅内，不需要加油，以木质或竹制锅铲压碎，越细碎越好。③以中火干煎，连续翻炒使蛋黄均匀受热。大约15分钟后，蛋黄会有点烧焦，20分钟时开始起浓烟，这时开始只要翻搅几下即可。30分钟左右，浓烟达到最大，蛋黄会变成黑色，看起来像沥青，此时用锅铲压，会流出蛋黄油。④熄火，将蛋黄油倒进瓷碗中。等冷却后，用纱布过滤，把烧焦过程的粗碳粒滤掉，留下的蛋黄油是黑色的。放在干燥的阴凉处或冰箱里可保存1~2年。

蚯蚓糖浆的制作：蚯蚓100g浸于清水中吐净泥土，取出置于纱布上吸净水分，投入清洁容器内，加50g白糖静置，蚯蚓即逐渐析出体液而萎缩。2小时后去蚯蚓，将所得液体过滤，保存于冰箱或阴凉处备用（超过1周易变质，不可再用）。

用法：将制作好的蛋黄油或蚯蚓糖浆涂抹在无分泌物、无红肿的慢性溃疡面上，每日2次。这两种药物均有疗效确切、药源丰富、价格低廉、使用方便、毒副作用少的优点。

案例：患者，男，80岁，左足小趾处有一个1cm×1cm大小的溃疡，反复发作1年多，未愈合，无明显红肿，无渗出物，曾在当地医院住院以常规换药治疗等，效果不大。来我门诊后给以蛋黄油涂擦患处，每日2次，2周后溃疡愈合。

# 八、蜂房治疗慢性鼻窦炎

蜂房为胡蜂科昆虫果马蜂、日本长脚胡蜂或异腹胡蜂的巢，又名露蜂房。蜂房内空质轻，质韧，略有弹性，气微，性平，味甘辛淡，轻清上浮，可入肺经，具有祛风、攻毒、杀虫、止痛、宣肺解表之功效。

《本草纲目》中记载："露蜂房阳明药也，外科、齿科及他病用之者，亦皆取其以毒攻毒，兼杀虫之功耳。"

《神农本草经》言其"主惊痫瘛疭，寒热邪气，癫疾，肠痔"。

研究发现：蜂房中有很丰富的锌、铁、硅、锰、铜等微量元素。蜂胶有良好的抗细菌（特别是对革兰氏阳性菌）、抗真菌（引起皮肤表面感染的真菌）和抗炎的作用。蜂房浸液既对乙型肝炎表面抗原有灭活作用，也对金黄色葡萄球菌、绿脓杆菌、大肠杆菌、痢疾杆菌、伤寒杆菌和普通变形杆菌等有很强的抑制力，对烟曲霉、黄曲霉、茄类镰刀菌、明串珠菌等真菌也有抑制作用。蜂房的化学成分很复杂，主要含有蜂蜡、树脂、油脂、色素、鞣质、糖类、有机酸、脂肪酸、苷类、酶和昆虫激素等。蜂房富含激素和多种维生素，是调节内分泌和滋补强身的首选上品。蜂房药用价值也很高，常用新鲜干净的蜂房治疗鼻炎。

用法：取5g蜂房，直接口嚼，咽下腔内分泌液，10分钟后嚼过后的蜂房可吐出。每日3次，连服2~3个月，慢性鼻窦炎即可痊愈。

# 九、焦山楂治疗慢性肠炎

山楂为蔷薇科植物山里红或山楂的干燥成熟果实，习称"北山楂"，全国各地均有栽培，其味酸、甘，性微温，归脾、胃、肝经，具有消食健胃、行气散瘀的功能。临床上用于消食化滞、活血化瘀。山楂的多种炮制品沿用至今，主要有净山楂、炒山楂、焦山楂、山楂炭等。

如焦山楂，表面焦褐色，内部黄褐色，气清香，味酸、微涩，归脾、胃、肝经，是健脾开胃、消食化滞、活血化瘀的良药。炒焦后能够缓和酸性，降低对胃的刺激性，产生止泻的作用。《中国药典》认为："焦山楂消食导滞作用增强。"对于用焦山楂消食止泻，《随息居饮食谱》云：焦山楂"醒脾气，消肉食，破瘀血，散结消胀，解酒化痰，除疳积，止泻痢"。

研究发现：当山楂炮制到适当程度时具有消食健脾的作用，能增强胃肠道推进功能，增加胃中游离酸、胃蛋白酶含量，并增强二者对肠道菌群的影响。研究显示，山楂及各种山楂炮制品对胃肠运动均有明显的促进作用，可以促进胃液的分泌，降低胃酸值。炮制后的山楂的作用优于净山楂，以焦山楂效果最优。山楂还具有免疫调节、抑菌、止痛等作用，在抑制大肠杆菌方面有较强的作用。

用法：焦山楂30g，煮水，代茶频饮。

亦可加乌梅20g，熟苹果1个，红茶1撮，生山楂若干，红糖酌量，配成"崔氏开胃酸梅汤"，酸甜可口。

案例：患者，男，2岁，家人诉其平素挑食，食欲差，大便时干时稀，不规律。形体偏瘦，面色发白，头发干枯微黄。嘱其家人熬制"崔氏开胃酸梅汤"作平日茶饮。3天后诉饮食较前明显改善，食欲佳，大便软，每日1次。半个月后复诊诉大便规律，饮食正常，且面色红润，头发黑亮，体重较前增加。

# 十、黄连粉治疗湿疹

黄连为毛茛科植物黄连、三角叶黄连和云连的干燥根茎。味苦，性寒，无毒，归心、脾、胃、肝、胆、大肠经，具有清热燥湿、泻火解毒之功，内服可用于湿热痞满、呕吐吞酸、泻痢、黄疸、高热神昏、心火亢盛、心烦不寐、血热吐衄、目赤、牙痛、消渴、痈肿疔疮等；外治湿疹、湿疮、耳道流脓。

湿疹是由多种因素引起的一种过敏性炎症性皮肤病，具有皮疹对称分布、多形损害、渗出倾向、剧烈瘙痒、反复发作、易成慢性等特点。

研究发现：黄连主要成分为小檗碱，有抗病原微生物、抗炎、镇痛、抗心律失常、抑制血小板聚集、降血压、降血糖、抗氧化、抗溃疡、抗毒素、增强免疫力、解热镇吐、抗癌等药理作用。在体外对病毒、皮肤真菌均有抑制作用，且抗菌范围广，小檗碱在体外可加强白细胞的吞噬能力。

配制及用法：将黄连粉碎后过100目（非法定计量单位，表示每平方英寸上的孔数）筛，与甘草油按1∶3调成混合液，涂擦患部，一日换药一次。

同时做好饮食调节，避免吃辛、辣、腥等刺激性及易致敏的药物，以免患者上火，影响疾病康复。在日常生活中要注意皮肤卫生，防止交叉感染。

# 十一、鲜丝瓜、土豆片外敷治疗皮肤红肿

土豆，又名马铃薯，其味甘、性平，有健脾利湿、解毒消炎、宽肠通便、活血消肿等功效。土豆含有丰富的淀粉，有高渗作用，可使局部肿痛消退。

鲜丝瓜，为葫芦科植物丝瓜和粤丝瓜的鲜嫩果实，具有清热化痰、凉血解毒之功效，常用于治疗身热烦渴、咳嗽痰喘、肠风下血、痔疮出血、血淋、崩漏、痈疽疮疡、乳汁不通、无名肿毒、水肿。《仁斋直指方》：治痈疽疮口大窟，生丝瓜取汁，笔蘸抹。《医学入门》：治男妇一切恶疮，小儿痘疹余毒，并乳痈、疗疮。

研究发现：土豆含淀粉、龙葵碱和胆甾烷衍生物茄碱等，能介入机体碳水化合物、蛋白质和脂肪的新陈代谢，具有消炎、杀菌效果，局部外敷还可加速血液畅通，滋养局部组织，增促吸收局部药物，以此达到散结和消肿的功效。因此，新鲜无霉变、长芽的土豆片含散结止痛、消肿、解毒的作用。

丝瓜含丝瓜苷A、丝瓜苷F、丝瓜苷J、丝瓜苷K、丝瓜苷L、丝瓜苷M等，还含丙二酸、枸橼酸、脂肪酸、瓜氨酸等。此外，在组织培养液中还可提取到一种具抗过敏活性的物质泻根醇酸。丝瓜酒浸剂对肺炎双球菌有较强的抑制作用，对甲型链球菌和乙型链球菌也有抑制作用。

配制及用法：取新鲜嫩丝瓜，捣碎成糊状，外敷皮肤红肿处；鲜土豆切片外敷红肿处。每日换药2次。

# 十二、藤梨根治疗肿瘤

藤梨根又名阳桃根、猕猴桃根。将藤梨（即猕猴桃）树根洗净，晒干，切碎，即为药用藤梨根。藤梨根具有清热解毒、清热利湿及抗癌的作用，可以用来治疗消化不良、呕吐、风湿痹痛、风湿骨痛、消化道癌肿、痈疡疮疖及黄疸等症。

《全国中草药汇编》言其常与野葡萄藤、半枝莲、半边莲、白茅根等配伍，

用于治疗各种癌症，尤其胃肠道方面的癌症应用更多。可配合寻骨风、络石藤、防己等用于治疗风湿骨痛；配蒲公英、田基黄等治疗黄疸。

藤梨根具有增强细胞免疫和抑制体液免疫的特性，其抗肿瘤作用可能与其促进淋巴细胞转化和增强NK细胞活性的功效有关。

研究发现：藤梨根可延缓癌细胞分裂增殖速度，抑制癌细胞的生长，达到抗癌目的。

配制及用法：取藤梨根30g，煎水代茶，频频饮用。

# 十三、生南瓜子治疗癃闭

南瓜子，味甘、性平，入胃经、大肠经，具有驱虫功效。可用于治疗绦虫病、蛔虫病、血吸虫病。

癃闭是由于肾和膀胱气化失司导致的以排尿困难，全天总尿量明显减少，小便点滴而出，甚则闭塞不通为临床特征的一种病症。其中以小便不利，点滴而短少，病势较缓者称为"癃"；以小便闭塞，点滴全无，病势较急者称为"闭"。癃和闭虽有区别，但都是指排尿困难，只是轻重程度上的不同，因此多合称为癃闭，相当于西医学中各种原因引起的尿潴留和无尿症，如其神经性尿闭、膀胱括约肌痉挛、尿路结石、尿路肿瘤、尿路损伤、尿道狭窄、老年人前列腺增生症、脊髓炎等病所出现的尿潴留及肾功能不全引起的少尿、无尿症等。

研究发现：南瓜子中含有丰富的锌元素和南瓜子素。南瓜子中的锌元素可以预防前列腺病变。南瓜子油中还含有一种独特的固醇，这种固醇可以有效地帮助肿大及衰弱的前列腺恢复。男性在40岁左右，体内内分泌会改变，分泌睾丸酮的同时也会分泌出一种双氢睾酮。这种双氢睾酮就是造成前列腺不断肿大的物质，而南瓜子中的这种固醇分子结构正好可以有效抑制双氢睾酮对前列腺的破坏。甘氨酸、丙氨酸、谷氨酸三种氨基酸对前列腺的健康有重要意义。有研究报道，以口服南瓜子配合按摩关元穴治疗慢性前列腺炎，并以氟哌酸（即诺氟沙星）治疗为对照组，结果显示治疗组疼痛、滴白、排尿、阳痿、早泄、遗精等主要临床症状都有不同程度的改善。其中临床治愈者占总病例的27%，显效者占8%，有效者占6%，总有效率达41%。而对照组总有效率仅为15%。同时，治疗组在控制炎症，减少前列腺液中的白细胞方面较对照组效果更佳。

配制及用法：将老南瓜剖取饱满种子，漂洗后烘干，忌火炒。带皮南瓜子每次30g，嚼服，每日3次。

# 十四、雄黄酊治疗蛇串疮

雄黄，又称作石黄、黄金石、鸡冠石，是一种含硫和砷的矿石，味辛，性温，有毒，归肝、大肠经，有解毒杀虫、燥湿祛痰、截疟之功效，用于痈肿疔疮、蛇虫咬伤、虫积腹痛、惊痫、疟疾。《本草经疏》载："雄黄，《本经》味苦平，气寒有毒。《别录》加甘、大温，甄权言辛，大毒，察其功用，应是辛苦温之药，而甘寒则非也。其主寒热、鼠瘘、恶疮、疽痔、疥虫、（䘌虫）疮诸证，皆湿热留滞肌肉所致，久则浸淫面生虫，此药苦辛，能燥湿杀虫，故为疮家要药。其主鼻中息肉者，口（肺）气结也；癖气者，大肠积滞也，筋骨断绝者，气血不续也。辛能散结滞，温能通行气血，辛温相合而杀虫，故能搜剔百节中大风积聚也。"

蛇串疮，中医学又称为"缠腰火丹"等，多因情志内伤，肝失疏泄，致郁而化火；或脾失健运，肝脾不和，气滞湿郁，化火成毒，湿热火毒损伤脉络、外溢皮肤所致。而年老体弱患者多属血虚肝旺之体，正气不足，肌肤失养以致疼痛缠绵难愈；疾病后期出现经脉失养，余毒未消，血瘀内阻经络，则不通而痛。该病相当于现代医学的带状疱疹，是由水痘-带状疱疹病毒引起的急性炎症性皮肤病。

研究发现：雄黄不仅具有抗菌及抗病毒作用，还能增强内皮系统的吞噬能力，提高机体非特异性免疫功能。另外，雄黄及含雄黄复方治疗带状疱疹等病毒性皮肤感染与其解疫毒、燥湿祛风等作用有关。冰片具有抗炎、镇痛、抗病毒作用，《本草衍义》："独行则势弱，佐使则有功。"大量研究表明，冰片本身能透皮吸收，并促进其他药物的透皮过程，因而可增强雄黄的药效。现代研究也证明，外用不仅可使药物直接进入血液循环，使用方便，还可避免对消化道的毒副作用及静脉给药后的峰浓度对组织脏器的损害。但雄黄的应用要中病即止，以防引起砷中毒。

配制及用法：雄黄 30g，冰片 10g，研细，以 75% 酒精适量调匀涂患处，每日2次。

第四章

# 方药心悟

# 第一节　制方心悟

崔师业医，精诚致专。参天地之造化，执两用中；博采古今，详究细考；创制新方，别出心裁；法度严谨，出奇制胜。许多方剂，几近专病专方，在业内影响深远，足资后学。兹举新方10首，供诸参详。

# 一、通脉活血汤

方药组成：当归20g，丹参30g，鸡血藤30g，甘草10g。

功能：活血化瘀，养血通脉。

适应证：动脉缺血性疾病。

制方心悟：瘀血是多种病因导致的病理产物，反过来又是导致多种疾病的直接病因。就血管病而言，崔师认为"血瘀"是血管病的病机关键。瘀血主要造成两种临床结局，即不通和不荣。不通则痛，不荣则痿废。通与荣的关系：通则能荣，不通则难荣。总由不通，血脉不及，肢体肌肤失于荣养，正常生存难以为继。所以说，瘀滞不通是周围血管疾病最根本的病理基础。动脉疾病疼痛、肢体发凉怕冷、无脉和肢体坏死等临床症状表现都是血脉瘀阻的结果。所以崔师提出"治瘀贯穿血管病的始终"的学术理念，以"病在脉，调之血；病在血，调之络"为指导原则，创制了活血通脉通用方。方中当归味苦甘辛，性温，入肝、心、脾经，补血、活血、调经止痛、润燥滑肠；丹参味苦，性微寒，入心、心包、肝经，功能活血消肿、祛瘀止痛。当归配合丹参重在调血。鸡血藤，味苦甘，性温，入肝、肾经。活血补血，调经止痛，舒筋活络，重在调络。甘草调和诸药。诸药合用，共奏活血化瘀、养血通脉之效。

崔师强调通脉活血汤为周围动脉血管病通用方，针对瘀血病机。但临床辨证是活法，因为导致周围血管瘀滞不通的原因可以是多方面的，寒、郁、痰、湿、烟草刺激等因素均可致病。在疾病发展的不同阶段，临床表现也千差万别，要根据辨病与辨证相结合、全身辨证和局部辨证相结合的原则，依据寒、热、虚、实证候特点，分清轻、重、缓、急灵活化裁，譬如可以合用诸如阳和汤、四君子汤、四妙勇安汤等。

# 二、通脉丸

方药组成：当归、赤芍、黄芪、丹参、陈皮、两头尖、制马钱子、琥珀、洋金花、甘草，炼蜜为丸。

功能：温阳通络，活血化瘀。

适应证：动脉硬化闭塞症的早期和恢复期。

制方心悟：《黄帝内经》中记载血瘀的病名有"恶血""留血""衃血"。至汉代张仲景《伤寒论》和《金匮要略》，始见"瘀血"病名，并为之创立了辨证论治体系和十余首活血化瘀方剂。

崔师认为周围血管疾病当以"瘀"论治。对"瘀"的概念，当代学者结合医学古籍，概括为：痛为血瘀，久病入络之血为血瘀；污秽之血为血瘀；离经之血为血瘀。这些"血瘀"的概念在周围血管疾病中，无论是动脉还是静脉，都能充分体现出来。

外周动脉血管疾病发病之初，肢体瘀血缺血较轻，尚未坏疽者，属于中医"脉痹"的范畴，其症状是肢体不温、皮肤干燥、爪甲枯槁，属"不荣"。《素问·五脏生成》谓："血凝于肤者谓之痹，凝于脉者为泣，凝于足者为厥。"这是气血瘀滞、脉络凝泣、营卫失调，出现肢体血液循环和微循环障碍的结果。《素问·生气通天论》云："营气不从，逆于肉理，乃生痈肿。"《灵枢·痈疽》亦云："寒邪客于经络之中则血泣，血泣则不通，……寒气化为热，热胜则肉腐，肉腐则为脓，脓不泻则烂筋，筋烂则伤骨。"又云："发于足趾，名脱痈，其状赤黑，死不治；不赤黑，不死。不衰，急斩之，不则死矣。"总之，肢体动脉血管疾病发病之本为寒气客侵，阳气不足；发病之标为肉腐骨脱；治疗之法宜温阳散寒，兼以清热解毒。具体到肢体动脉血管缺血性疾病中，问题的关键是"瘀"：久病入络之血所致之血瘀、长期污秽之血所致之血瘀、离经之血导致的血瘀，因不通而痛。既已成瘀，应予散瘀，瘀去则风寒湿热无遗留。在治疗此类疾病时，总原则为疏通气血，令其条达。《素问·至真要大论》："血气者，喜温而恶寒，寒者泣而不流，温则消而去之。"又云："结者散之，留者攻之。"《素问·三部九候论》："必先去其血脉，而后调之。"治疗此病的总则即遵循《素问·调经论》的"病在脉，调之血；病在血，调之络"。

方中洋金花、黄芪、陈皮温肾阳、健脾阳，为君药；当归、赤芍、丹参补血养血，为臣药；琥珀理气止痛、两头尖清热养阴，制马钱子镇痛消炎，为佐药；甘草调和诸药，为使药。故本方具有补肾气，健脾气，养血补血、化瘀通络，镇痛之功效。另据现代药理研究，含有前花青素的琥珀，具有强效抗氧化、抗衰老、抗动脉硬化的作用。崔师创此方主要用于动脉硬化闭塞症、血栓闭塞性动脉炎以及部分结缔组织病的早期和恢复期治疗，方便较长时间服用。

# 三、赤芍甘草汤

方药组成：赤芍60g，陈皮20g，当归20g，两头尖12g，薏苡仁30g，甘草30g。

功效：健脾除湿，活血消肿。

适应证：静脉栓塞性疾病。

制方心悟：静脉疾病有其特殊性，病位在静脉系统和肺，以下肢为多，且栓子脱落于肺，病情凶险，常可危及生命。崔师认为静脉系统疾病关键是抓住三个要素——湿、瘀、热，再理清三者的关系。瘀是静脉系统疾病之根本，也可以说因瘀而生病。

这种瘀既可以是静脉血在静脉管内运行不畅、瘀滞，也可以是静脉血管被瘀血所阻塞，主要静脉干栓塞不通，或小中静脉等闭塞不通。解决问题的关键是化瘀通脉，除湿清热。静脉血是向心性回流，进入肺进行气化而成动脉血供养全身。若脉管运行受阻，血液瘀滞于阻塞的静脉远端，"血不利则为水"，湿就产生了。瘀在脉管内，湿在肌肤中，所以临床表现以湿最为著目。湿与瘀蕴聚于机体局部，长期得不到疏运，郁久则生热，所以热是转化而生的，也可染毒而加剧。静脉系统内的血回流经肺，如果携带血栓堵塞肺脉，则肺的呼吸功能受损，就会出现危及生命的症候，临床上要高度重视。静脉病的病位在静脉血管和肺，病本脾，脾主统血，又主运化水湿，"诸湿肿满，皆属于脾"，所以治疗要从脾入手，这就把握了病机之关键。脉管不通，产生了瘀，瘀作为病理产物，导致产生湿与热，治疗当化瘀、化湿、清热。

崔师从《伤寒论》芍药甘草汤得到启发，创制赤芍甘草汤。方中赤芍以凉血散瘀止痛为长，善清血分实热。大剂量有泻下之功，使湿热之邪从下而解。《药品化义》载："赤芍，味苦能泻，……入六一顺气汤，泻大肠闭结，使血脉顺下。以其能主降，善行血滞，调女人之经，消瘀通乳。以其性禀寒，能降热烦，祛内停之湿，利水通便。较白芍味苦重，但能泻而无补。"当归养血活血，二者合用，使邪去而不伤正，共为君药。方中重用甘草为臣药，助君药以祛湿化瘀。甘草的常规用量为3～10g，但病情重者可大剂量应用。正如清代汪昂所说："凡仲景之甘草汤、甘草芍药汤、甘草茯苓汤、桂枝、麻黄……无不重用甘草，赞助成功。"两头尖、薏苡仁合用以清热祛湿、化瘀通络，共为佐药。陈皮，燥湿理气，气行则血行，为使药。诸药相合，共奏清热凉血、祛湿通络、活血化瘀之效。

本方主要用于因湿热血瘀，脾虚血瘀所致的下肢臁疮、股肿、青蛇毒、丹毒等疾病的治疗。方中赤芍、甘草、两头尖用量均较大，是有意为之，崔师认为大剂量应用是取其峻烈之性，乘势猛攻，使湿热瘀阻之邪从下而解，遵循因势利导的治疗原则。但脾虚血瘀者则应适当减量或配伍黄芪、党参等健脾益气之品，且甘草大剂量使用一般应控制在1周之内。以"湿、热、瘀"为主者，加用茜草、泽兰；寒湿重者，加防己；湿热重者，可加萆薢、土茯苓；血瘀重者，可以加水蛭、桃仁、炮山甲等。

# 四、醒脾降胃汤

方药组成：藿香20g，佩兰20g，茵陈20g，草果6g，陈皮20g，木香6g，吴茱萸3g，大黄6g，甘草10g。

功效：醒脾化湿，理气降胃。

适应证：胃脘痛属湿热者。

制方心语：崔师临证非常重视脾胃，脾升胃降，以和为顺。脾胃功能极易受到饮食和情绪的影响，导致升降失宜，积湿化热，壅扼气机。临床表现有腹痛、腹胀、早饱、嗳气、吞酸、泄泻、便秘等。其病机多为虚实夹杂，属于"胃（脘）痛""痞满""嘈杂""泛酸""纳呆""呕吐"等范畴。胃主受纳、降浊，"以降为顺"，具有"胃满则肠虚，肠满则胃虚，更虚更满"的生理特点；脾与胃同属中焦，脾主运化、升清，清升浊降则气机调畅。饮食伤胃、情志不畅、素体脾虚或外感寒、热、湿诸邪，致脾失运化、胃失和降，久之湿热蕴结、肝胃气滞。《素问·宣明五气》："心恶热、肺恶寒、肝恶风、脾恶湿、肾恶燥，是谓五恶。"《素问·藏气法时论》："脾苦湿，急食苦以燥之。"张景岳注："脾属土，其应湿，湿胜则伤肌肉，故恶湿。""脾喜燥"是指对药性的喜恶，故治疗上宜选用芳香醒脾、温燥化湿之品。《医方考》"喜香而恶秽，喜燥而恶湿，喜利而恶滞"是对"脾喜燥"特性的概括。"胃以降为顺"是胃的生理特点，受纳、腐熟水谷，泌别清浊，传化精华，将糟粕排出体外，而不使之存留。

方中藿香、佩兰性微温或平，均归脾、胃、肺经，以化湿醒脾为主，为芳香化湿浊要药，二者合为君药。吴茱萸、草果辛温燥烈，归脾胃经，助君药温中燥湿；陈皮、木香行气止痛，兼具健脾消食的功能。以上四药共为臣药，均有降胃导滞之功。茵陈苦泄下降，性寒清热，归脾、胃、肝、胆经，善清利脾胃肝胆湿热；大黄性寒，善荡涤肠胃，推陈致新，通利水谷，调中化食，安和五脏。二药佐用，以防辛燥太过。甘草味甘性平，补脾益气，调和诸药。上药合用，共成醒脾化湿、理气降胃之剂。

本方适用胃实湿热症候，用之得当，效如桴鼓，如若寒湿困脾，便溏腹泻诚非所宜，临证须考验精详，因证施治，慎勿滥施。

# 五、祛痹痛风饮

方药组成：葛根30g，柴胡9g，黄芩12g，山慈菇12g，金果榄12g，两头尖12g，木贼15g，大黄6g，甘草10g。

功效：泄毒清热，消肿止痛。

适应证：痛风。湿热血瘀型，加石膏，重用大黄；血瘀型，去黄芩、金果榄，加茜草、泽兰、桃仁；脾虚血瘀型，合八珍汤。

制方心悟：崔师认为痛风病本于脾肾阳气虚损，变生于痰饮、瘀血，表现出湿与热的病变特点。

痛风性关节炎属中医痛风、历节风的范畴，西医所称之痛风，是长期嘌呤代谢紊乱、尿酸排除障碍引起的一种抑制疾病，临床表现为高尿酸症、特征性急性多发性关节炎、痛风石沉淀、痛风性慢性关节炎、痛风性肾病等临床症状，且常同时兼有糖尿病、高脂血症、心血管、脑血管等全身疾病。痛风是一种古老的疾病，在所有的关节炎疾病中，以痛风性关节炎病因最为明确。中医学历代对痛风病名的陈述很多，如《金匮要略》称之为"历节病"，症状是"疼痛如掣"，疼痛如脱，不能屈伸。痛风发病原因，应归结为劳伤虚损、房劳过度、过食膏粱厚味、醇酒肥甘，致使肾阳虚、脾阳虚而成为此病发病之本。多数患者在痛风性关节炎发作前，会出现面色苍白、萎黄、黧黑，以及精神疲惫、四肢体倦等症状。痛风性关节炎发作期时，出现红、肿、热、胀、疼痛等关节炎症状；处于迁延期时，出现酸困、沉胀，病损关节周围皮色发暗；病情发展到后期，会有腰膝疼痛、四肢倦怠、心悸、胸闷、虚劳水肿等症。所以此病发病之本，乃脾肾阳虚，水谷精微不得运化，郁久化热，热则成毒，反复发作关节废用，痰瘀互结，变生痛风结节，致使关节僵肿、畸形。旷日持久，虚劳内伤，致成顽疾。崔师强调治疗痛风时，着重5个字，"湿、热、痰、瘀、虚"。虚为本病之本，痰、瘀为疾病之变，湿、热为之现。在治疗此类疾病中，崔师积累了丰富的经验，并自拟"祛痹痛风饮"加减治疗。

方中柴胡、黄芩、葛根为君，清热解毒通络；山慈菇、金果榄、大黄为臣，清热化痰，利湿泻浊，使湿热浊毒从二便而下，邪有出路，尿酸排泄有道，能有效地缓解痛风的发作。木贼、两头尖温阳祛湿，既可祛湿又可防以上药物之辛凉太过。甘草为使，调和诸药。在病变早期，以关节红肿疼痛为主，故采用清热祛痹痛风饮，在原方中酌加生石膏，并加重大黄用量，使热毒从下而解。待剧烈疼痛消退后或残留关节运动障碍，湿热除，瘀显现，故用化瘀祛痹痛风饮，即在原方中去金果榄、黄芩，加白芍、桃仁、刘寄奴等。若出现痛风结石应着重化痰软坚，金元时期的朱丹溪云："善治痰者，不治痰而治气，气顺则一身之津液亦随气而顺矣。"在化痰药物中，崔师注重此阶段用陈皮、蛤蜊、贝母等软坚散结之类药物，痛风后期出现脾肾两虚现象，崔师以"健脾固肾痛风饮"为主加减治疗，以健脾阳固肾气为法，促使机体运化，巩固治疗效果，从而达到标本兼治的目的。具体药物有：当归、熟地、川芎、葛根、木贼、苍术、生首乌、薏苡仁、甘草。

崔师强调饮食控制是最基本的治疗，应忌食酒醇厚味、辛辣油腻，减少高嘌呤类食物的摄入。应多食碱性食物，如油菜、白菜、胡萝卜与瓜类等黄绿色蔬菜，有助于尿酸的排泄。此外应多饮水，保持大便通畅，使邪有出路。

# 六、祛痹通络饮

方药组成：羌活20g，当归20g，狗脊20g，续断20g，熟地20g，乌蛇20g，蜈蚣3条，制马钱子1.5g，山萸肉20g，五味子20g，甘草10g。

适应证：腰腿痛、腰椎间盘突出症等。

制方心悟：腰腿痛、腰椎间盘突出症等亦属中医痹证范畴，证属肝肾不足，肢体筋脉失养，或受邪或扭挫发而为痹。《类证治裁·痹症》："诸痹……良有营卫先虚，腠理不密，风寒湿趁虚内袭。正气为邪阻，不能宣行，因而留滞，气血凝涩，久而成痹。"初时患者双下肢及腰部疼痛、麻木明显，渐至转腰不能，步履维艰。治以补益肝肾、通络止痛，以祛邪为先、扶正为辅。药用羌活，味辛苦，性温，散寒除湿，利关节，止痹痛。《本草品汇精要》论羌活"主遍身百节疼痛，肌表八风贼邪，除新旧风湿，排腐肉疽疮"。狗脊既可散风寒湿邪，使气血通畅而关节通利，又能补肝肾强腰膝。《本草纲目拾遗》曰："金狗脊止诸疮血出，治顽痹。"山萸肉性酸微温，入肝肾二经，既能补益，又能收涩。《医学衷中参西录》载其："因得木气最厚，收涩之中兼具条畅之性，故又通利九窍，流通血脉。"配以续断、当归、熟地、五味子补肾滋阴生津之品，共起补虚扶正之效。制马钱子味苦性寒，功善散结消肿，通络止痛。乌蛇、蜈蚣均可祛风通络，《医学衷中参西录》载："蜈蚣味微辛，性微温，走窜之力最速，内而脏腑外而经络，凡气血凝聚之处皆能开之。"三药合用，共起通络止痛之效。甘草调和诸药。如脉络瘀阻，瘀久生热，可去性温之山萸肉，有毒之马钱子，加白芍、石斛滋阴生津之品；如因年老体弱，久病耗损，肾虚络阻之象非一时可解者，可加独活、生地、熟地、刘寄奴，生地、熟地合用专于补血滋阴，以扶正固本，巩固疗效。《医原》载："人虚证实，不过加以托邪之法，护正之方，究当以祛邪为主，邪早退一日，正即早安一日。"故在对于疼痛邪实为主要表现的疾病的治疗中，往往重用祛邪通络止痛之品，以达到急则治标、缓解症状的目的。同时兼以补益之品，往往能收到较好的临床治疗效果。

# 七、生发酊剂

方药组成：补骨脂30g，闹羊花15g，赤霉素200mg，75％酒精1 000mL。

用法：将补骨脂、闹羊花研末浸入酒精内，3天后加入赤霉素并多次振荡混匀。用时以毛笔或棉签蘸药液涂抹皮损处，每日4次。对酒精过敏者不可外用。应放于儿童不能触到的地方，严禁入口。

适应证：斑秃。

制方心悟：崔师对斑秃的治疗，除采用外用药外，视病情也可用中药内服。内服中药因病情而异，因瘀、因虚、因气郁等，宜化瘀、补气养血、疏肝解郁等。崔师多用四物汤加黄芪、党参、黄精、玉竹、何首乌、茯苓、泽泻、桑葚，或少腹逐瘀汤加减治疗。若无明显体质因素及诱因者，或身体较为健康者可以不内服中药治疗，仅用此生发酊外涂即可。

生发酊剂是崔师根据外治之法而创制。以发属肾，为"肾之外候"。"发为血之余"，故治脱发首先应生血养血。患者多由于各种原因导致头皮血管骤然收缩，毛发失血滋养而发生脱落。方中补骨脂味辛、苦，性温，归肾、脾经，有温肾助阳、纳气、止泻的功效，可用于治疗阳痿遗精、遗尿尿频、腰膝冷痛、肾虚作喘、五更泄泻，外用治白癜风，斑秃等症。《本草经疏》载："补骨脂，能暖水脏；阴中生阳，壮火益土之要药也。"现代医学研究证实补骨脂含有香豆精类、黄酮类、单萜酚类以及挥发油、皂苷、多糖、类脂等成分，对皮肤病损伤常见致病性真菌和细菌有抑制作用，能够改善局部血液循环。补骨脂乙醇提取物对酪氨酸酶有明显的激活作用，可使黑色素生成的速度加快，数量增加。补骨脂素和异补骨脂素亦能促进皮肤黑色素的合成，并使之沉积于皮下。崔师认为补骨脂有补骨益髓、益肾生发之效。闹羊花，为杜鹃花科植物羊踯躅的花序，味辛，性温，有毒。功用主治：驱风，除湿，定痛。治风湿顽痹，伤折疼痛，皮肤顽癣，并用作手术麻醉。闹羊花为著名的有毒植物之一，《神农本草经》及《植物名实图考》把它列入毒草类，可治疗风湿性关节炎、跌打损伤。植物体各部含有闹羊花毒素和马醉木毒素等成分，误食可致腹泻、呕吐或痉挛，羊食时往往踯躅而死亡，故此得名。在医药工业上用作麻醉剂、镇痛药，全株还可做农药。《本草图经》称之为踯躅花、惊羊花，其花含毒性成分梗木毒素和石楠素；《神农本草经》谓其味辛，性温，有毒；《名医别录》言其有大毒。此药临床常用于治疗风湿顽痹、伤折疼痛、皮肤顽癣。但尚无治疗斑秃的记载。崔师认为闹羊花外用可刺激皮肤，除风生血，促进毛发生长，且外用无毒，应用时避免误服即可。赤霉素是一种植物生长激素，最明显的生物活性是刺激植物细胞成长，可部分代替长日照的作用，使一些植物在短日照下开花结果，能诱导淀粉酶形成，加速胚乳细胞中贮藏物质的水解，因此用在棉花、蔬菜、果树等上，有显著的保花保果、提高坐果率和增产效果。国内曾有人报道应用赤霉素治疗臁疮，有促顽固性溃疡上皮组织生长的作用。崔师经验方中应用赤霉素的目的在于协助其他药物促使毛发再生，且再生毛发不易脱落。临床应用证实，此药临床应用无刺激性，尚未发现有毒副作用。全方用酒精除促使药物助溶外还能局部扩张血管，改善血液循环，共奏祛风活血、益肾生发之效。

# 八、疮疡外洗方

方药组成：白矾60g，石榴皮60g，黄柏30g，椿根皮30g，艾叶30g。

用法：用淘米水约2 500mL加入诸药，浸泡2小时，以武火煮沸，再用文火煮20分钟后将药液倒入一桶状容器，趁热以蒸气熏患部，待温度降至38℃左右时，泡洗患肢，一日两次，每次约30分钟。泡洗完毕后自然晾干患肢，以无菌纱布覆盖疮面。淘米水有止痒、消炎、收敛的功效，用其来煎煮中药可增强疗效。加入的淘米水量不宜过少，要保证白矾溶液的浓度小于5%，白矾浓度过高则会引起肌体组织溃烂，同时不宜用力擦洗创面，以免影响新生肉芽组织的生长。熏洗后伤口疼痛加剧，肉芽组织生长不新鲜者应停用。

本方中白矾为君，性燥酸涩，善收湿止痒、化腐敛疮。现代研究表明，白矾有强烈的凝固蛋白的作用，可在疮疡表面形成一层保护膜，低浓度（1%～5%）有收敛、消炎、防腐、促收口作用，为疮疡常用外洗之品。石榴皮酸涩收敛，为臣药，《医学正宗》载："治脚肚生疮，初起如粟，搔之渐开，黄水浸淫，痒痛溃烂，遂致绕胫而成痼疾。用酸榴皮煎汤冷定，日日扫之，取愈乃止。"现在认为石榴皮中所含鞣质有较好的收敛作用，其煎剂对细菌、真菌及病毒均有一定的抑制作用。二者同用，共起收湿去腐、敛疮收口之效。黄柏、椿根皮合用以清热解毒止痒，燥湿收敛，共为佐药。艾叶既可除湿止痒，温经通络止痛，又可佐制白矾、黄柏、椿根皮之寒凉之性。诸药合用，共以燥湿止痒、解毒敛疮。

随症加减：臁疮急性期红肿疼痛糜烂，渗出明显者，多因湿热毒盛，为阳证，当在主方基础上加用黄连、芒硝、透骨草、苦参、地肤子等组成清热解毒、燥湿止痒的洗剂；慢性期皮色发暗，渗出不多，疮面板滞，硬结明显者，为阴中之阳证，当在主方基础上加用黄连、地骨皮、苏木、红花、伸筋草等组成清热解毒、软坚化瘀的洗剂；慢性期疮面苍白色淡，渗出稀薄，硬结不甚明显者，为阴中之阴证，当在主方基础上加用苍术、诃子、苏木、红花等组成收敛化瘀洗剂。

# 九、抗绿生肌散

方药组成：炉甘石90%，枯矾9%，白降丹1%。

用法：将以上药物共研细末。

适应证：化腐生肌，抑菌抗炎，主要针对创面绿脓杆菌感染。

制方心悟：绿脓杆菌即铜绿假单胞菌，是一种常见的条件致病菌，属于非发酵革兰氏阴性杆菌，是医院内感染的主要病原菌之一，经常引起术后伤口感染，也可引起压疮、脓肿、化脓性中耳炎等，引起的感染病灶可导致血行散播，而发生菌血症和败血症。绿脓杆菌存在的重要条件是潮湿的环境，在自然界分布广泛，为土壤中存在的最常见的细菌之一，各种水、空气、正常人的皮肤、呼吸道和肠道等都有存在。慢性创面为绿脓杆菌的生长繁育提供有利条件，感染绿脓杆菌的机会增多，创面感染绿脓杆菌后会引起组织腐烂，创面扩大、加深，去除较为困难，且易导致全身感染。绿脓杆菌对化学药物的抵抗力比一般革兰氏阴性菌强大且极易产生耐药性。

方中炉甘石为碳酸盐类矿物方解石族菱锌矿，味甘、性温，无毒。《本草纲目》载炉甘石"止血，消肿毒，生肌，明目，去翳退赤，收湿除烂。同龙脑点治目中一切诸病"。其主要成分为碳酸锌（$ZnCO_3$），同时含少量氧化钙（CaO）0.27%、氧化镁（MgO）0.45%、氧化铁（$Fe_2O_3$）0.58%、氧化锰（MnO）0.01%。其中锌往往为少量的铁（二价）所取代。有的含少量钴、铜、镉、铅和微量的锗、铟。现代研究炉甘石为不溶于水的天然碳酸锌，广泛用于皮肤科，作为中度的防腐、收敛、保护剂治疗皮肤炎症或表面创伤，一般用5%～10%水混悬液（洗剂），亦有用油膏者。有研究证实，该品对葡萄球菌有抑制作用。枯矾为明矾煅制而得，主含硫酸铝钾。《神农本草经》谓明矾"味酸，寒"，《药性论》谓枯矾"涩，凉，有小毒"。枯矾较明矾酸寒之性降低，增强了收涩敛疮、生肌、止血、化腐作用。《证治准绳》载其用于湿疹湿疮、聤耳流脓、阴痒带下、久泻、便血、崩漏、鼻衄齿衄、鼻息肉。现代用枯矾做成散剂，治疗皮肤病，诸疮发痒，如治疮口不合的生肌散等。研究证实明矾煅枯后形成难溶性铝盐，外用能和蛋白质化合而成难溶于水的蛋白质而沉淀，减少疮面渗出物而起生肌保护作用，对绿脓杆菌、金黄色葡萄球菌、溶血性链球菌、变形杆菌、肺炎双球菌、大肠杆菌、霉菌等均呈现高度的敏感性。白降丹由水银、火硝、白矾、皂矾、硼砂、食盐、雄黄、朱砂等炼制而成，主要化学成分是升汞（$HgCl_2$）和甘汞（$Hg_2Cl_2$），有强烈的腐蚀性，同时具有强大的杀菌能力。临床证实对绿脓杆菌的感染有良好的治疗作用。

崔师仿照传统中药外用制剂"九一丹"创制"抗绿生肌散"，变"九一丹"为"九九一丹"。这一比例的转换，耗费了崔师多年心血。在临床实践逐步摸索出这一最佳比例，对创面绿脓杆菌感染有很强的针对性。由于白降丹只占处方分量的1%，比传统九一丹中白降丹的含量更小，化腐毒性成分非常小，对绿脓杆菌抑制杀灭效果却又非常明显，加之又以炉甘石、枯矾代煅石膏，生肌长口作用加强，所以临床应用安全可靠。无论是处方中药量比例，还是药物选择，可谓匠心独运，非对中医外用药物研究精熟，绝难企及。

# 十、仲景药霜

方药组成：基质配方为蜂胶乙醇浸膏（1∶1）10g，硬脂酸12g，十八烷酸7g，白凡士林12g，聚山梨醇酯（吐温-80、司盘-40）1g，甘油10g，蒸馏水48g。上述原料通过乳化工艺制成乳膏100g。

添加成分：透明质酸酶、糜蛋白酶、蜂乳、维生素E、氧化锌、扩血管药、抗感染药等。

功效：活血镇痛、润肤生肌。

适应证：溃疡创面。

制方心悟：仲景药霜是崔师创制的颇具现代科学和传统医学交融意味的得意之作。本方的突出特点是使用了蜂胶，并将其通过乳化工艺应用于临床。蜜蜂从植物芽孢或树干上采集树脂，混入其上腭腺、蜡腺的分泌物，进而加工成一种具有特殊芳香气味的胶状固体物，即为蜂胶。其性平，味苦、辛、微甘，归脾、胃经，有润肤生肌、消炎止痛的功效，可治疗胃溃疡、口腔溃疡、烧烫伤、皮肤裂痛等病症。近代研究证明，蜂胶所含有的丰富而独特的生物活性物质，如黄酮类化合物，多种烯、萜类化合物，微量的氨基酸，微量的B族维生素，多种有机酸等，使其有广谱的抗菌、镇痛和促进组织细胞再生的作用。临床报道蜂胶抗菌消炎作用强，局部止痛快，能促进上皮爬行和肉芽生长，对抗瘢痕的形成，改善血液和淋巴循环，所以在治疗慢性下肢溃疡、肛裂等外科疾病上应用较多且效果较好。

崔师指出，乳化膏剂pH值为5.5～7.8，中性，性质温和，对创面无刺激，无毒性，具有亲水性，柔软润滑，有芳香气味，用后舒适，并能保持局部湿润。在基质中加入治疗性药物后，干稠适度，能保护创面，长期应用不浸渍、不过敏。湿润环境有利于坏死组织溶解，液化分离坏死组织，控制创面感染，可以调节创面的氧张力，促进血管生成，促进多种生长因子的释放，活血镇痛，减轻疼痛，促进肉芽组织生长，加速创面愈合。临床多与抗绿生肌散联合应用。创面清洁后先均匀撒上少量抗绿生肌散，再涂上适量的仲景药霜，用无菌敷料覆盖包扎固定，根据病情定时换药。用药后可见局部脓性分泌物增多，并由稀淡变为稠厚，但肉芽组织反而生长旺盛，颜色鲜红，触之易出血，即所谓"煨脓长肉"现象，有利于创面修复。

# 第二节　用药心悟

崔师选方用药不拘一格，总以辨证论治、审机用药为原则。或稽古，或参今，选配精当；或单行，或药对，或药组；或量大力宏，或药轻缓施；或为丸，为散，为膏，为汤，不一而足。谙熟药性，因病施治，便宜从事。药或选经典，化从心出；或经验体量，切中病机。随方加减，法度严谨，启迪心智，足资效法。下面以数味单药、对药、角药为例，阐明崔师对药性用法的认识心得，供研究应用。

# 一、单药

## 洋金花

崔师可谓善用洋金花者。用药如用兵，用兵需知人善用，用药必须通晓药性。崔师早年对洋金花进行过认真细致的研究和观察，对洋金花的作用和毒副反应了然于胸，所以对这一味临床并不常用的药物应用得自然得体，并开发出了通脉丸等制剂应用于临床。洋金花，别名山茄花、胡茄花、曼陀罗花。是白曼陀罗属一年生草本植物，味辛，性温，有毒。归心、肺、脾经，有止咳平喘、止痛镇静的作用，可用于治疗哮喘咳嗽、脘腹冷痛、风湿痹痛、小儿慢惊以及外科麻醉。关于洋金花，《本草纲目》载："诸风及寒湿脚气，煎汤洗之。又主惊痫及脱肛，并入麻药。"《生草药性备要》载："少服止痛，通关利窍，去头风。"《本草便读》载："止疮疡疼痛，宣痹着寒哮。"现代研究证实其主要活性成分洋金花总碱或东莨菪碱，既有治疗作用，也有毒性反应，关键在于辨证用药和药品剂量。中毒的主要临床表现为皮肤潮红，躁动不安，脉率增快，步态不稳，头晕，有幻觉，口舌干渴发麻，呕吐，言语不灵，瞳孔放大，对光反射消失，甚至高热，昏迷，大小便失禁，阵发性抽搐等。洋金花总碱或东莨菪碱用作麻醉剂时，可使患者周围血管扩张，自感体表温度升高，而体温下降。东莨菪碱有阿托品的作用，但作用时间较阿托品短，中毒反应为中度以上的瞳孔散大、视物模糊症状，系抗胆碱作用所致，大多数患者在24~48小时后自行恢复，无须处理。洋金花有抑制多种腺体分泌作用：抑制唾液腺分泌，可感口干；抑制汗腺，散热困难，体温升高，尤以夏天明显，但体温升高大多在48小时内自行消退，小儿用药后体温上升较为明显。可见，洋金花的毒性反应其实就是治疗作用。大量临床观察，寒滞经脉的患者耐受剂量大，治疗作用明显，充分体现了中医学辨证施治、辨证用药的原则。

所以洋金花有较好的改善微循环的作用，以此药为君药，崔师总结多年临床经验，将其与当归、赤芍、黄芪、丹参、陈皮等药合用，制成了院内制剂通脉丸。崔师善用洋金花及其提取物东莨菪碱，多用于动脉血管疾病、血管痉挛、循环障碍者。常见的有动脉硬化闭塞症、血栓闭塞性脉管炎、雷诺综合征、大动脉炎等。治疗静脉血管疾病，他认为开通微循环是改善肢体静脉水肿的好方法。他常将本品所研制的通脉丸与迈之灵片联合用药，达到消肿镇痛化瘀的目的。

药典规定洋金花入汤剂用量为0.3～0.6g，宜入丸散。临床应用要注意辨证用药，外感及痰热咳喘、青光眼、高血压及心动过速患者禁用。

## 水蛭

《神农本草经》载水蛭"味咸，平。主逐恶血、瘀血、月闭，破血瘕积聚，无子，利水道"。张锡纯在《医学衷中参西录》谓："凡破血之药，多伤气分，惟水蛭味咸专入血分，于气分丝毫无损。且服后腹不觉疼，并不觉开破，而瘀血默消于无形，真良药也……水蛭、虻虫皆为破瘀血之品。然愚尝单用以实验之，虻虫无效，而水蛭有效。"对水蛭可谓推崇备至。崔师认为，在虫类药物中，水蛭味咸苦，性甘有毒，功能破血除瘀消癥，其力峻猛。水蛭的毒性正是其活血破瘀的作用，使用不当会导致患者出血。现代研究已证实，水蛭的干燥全体入药，含有水蛭素以及丰富的蛋白质，有活血、散瘀、通经的功效，常用于闭经、血瘀腹痛、跌打损伤等症状。水蛭素是由65个氨基酸组成的低相对分子质量多肽，其中谷氨酰胺和天门冬酰胺的含量较高，而等电点较低（3.8～4.0），在室温下长期稳定。水蛭素是已知最有效的天然抗凝剂，其作用优于肝素，具有抗凝血、溶解血栓的作用，即中医所说的活血化瘀作用。水蛭尚可分泌一种组胺样物质，因而可扩张毛细血管而增加出血。水蛭醇提取物抑制血液凝固的作用较虻虫、桃仁为强，水蛭醇制剂的作用较水制剂的作用力强。水蛭素20mg可阻止100g人血的凝固。水蛭有扩张毛细血管、改善微循环、增加肾脏血流量的作用。其改善微循环的作用与肝素相仿，只是作用时间短暂。实验表明：水蛭有扩张外周血管、增加血流量和减少血管阻力的作用，该作用与盐酸罂粟碱作用相似。水蛭素能阻止凝血酶对纤维蛋白的作用，阻碍血液凝固，且水蛭素不受热或乙醇之破坏。足见古人对药性认识是多么准确可靠。

崔师对水蛭的经验用量为12～30g，因为该药物高温煎煮后会损失药量，为补偿其药力，可以适当增加剂量使用。

崔师常将水蛭用于血瘀症状明显的周围血管疾病，如血瘀型脱疽、股肿、青蛇毒等的治疗。

## 附子

附子为毛茛科乌头属植物的子根。加工炮制为盐附子、黑附子（黑顺片）、淡附片、炮附片。属温里药，有"回阳救逆第一品"之誉，能回阳救逆、补火助阳、散寒止痛，用于治疗阴盛格阳、大汗亡阳、吐利厥逆、心腹冷痛、脾泄冷痢、脚气水肿、小儿慢惊、风寒湿痹、踒躄拘挛、阳痿宫冷、阴疽疮漏及一切沉寒痼冷之疾。《神农本草经》载其"主治风寒咳逆邪气，温中，除寒湿，治手足折伤、拘挛、膝痛不能行走，破肿块坚硬、血瘕、金属损伤疮伤"。张仲景四逆汤、麻黄附子细辛汤、麻黄附子甘草汤、附子汤、桂枝附子汤等都是应用附子的代表方剂。附子含乌头碱，能增强心肌收缩力，加快心率，增加心排血量，增加心肌耗氧量。附子还有扩张血管、增加血流、改善血液循环、升压兼降压、强心、抗休克、抗缓慢型心律失常的作用，其煎剂对急性炎症模型有明显抑制作用。崔师认为附子性味辛热，有大毒，是治疗四肢厥逆的主药，具有较强的温阳散寒能力。与甘草、生姜、干姜等为伍能增加温通之性，还能减少附子毒性。关于用量，崔师有独到的心得。如用于心阳暴脱，非大剂不足以扶危亡，然血得温而行，得寒而凝，大热则燥，所以用于周围血管病，虽阳虚为本，寒湿为标，但不可大剂，只可温通，缓复其阳；否则，耗血燥血，反致无功。足见崔师审机辨证之功底深厚。

崔师用附子多在12g左右。

### 生地

崔师应用生地的频率比较高，用量比较大，疗程比较短。生地味苦、甘，性寒，有清热、生津、润燥、破瘀、生新、止痛之效，对于周围血管病瘀血生热以及治疗过程中温通耗血燥血之弊，生地有治疗和抑制作用，故而常用。但是周围血管疾病多阳虚为本，生地苦寒清热凉血，实非久用。周围血管病一般病程长，脾胃为气血生化之源，治疗过程中以顾护脾胃为先，而生地腻胃滑肠，不适合脾虚类患者长期大剂量服用。所以，崔师说生地虽好，当审机辨证，当用则用，且用量宜大不宜小，且适可而止，多在20g左右。

### 马钱子

马钱子是马钱科植物马钱树的种子，极毒，含有吲哚类生物碱，总碱含量3%～5%，其中番木鳖碱为主要活性成分，其次为马钱子碱，还含有多种微量生物碱，对整个中枢神经系统都有兴奋作用，首先兴奋脊髓的反射机能，其次兴奋延髓的呼吸中枢及血管运动中枢，并能提高大脑皮质的感觉中枢机能。但中毒剂量的番木鳖碱能破坏神经交互抑制过程，可导致强直性惊厥。小剂量的番木鳖碱能加强皮质的兴奋过程，大剂量的番木鳖碱使人体在短暂的兴奋过程后，即发生超限抑制现象。中医认为，马钱子性寒，味苦，有大毒，归肝、脾经，有通络散结、消肿止痛之效。崔师善用马钱子搜风除湿、通络止痛，以此来治疗动脉闭塞性疾病和腰腿痹痛，如崔师研制的通脉丸和治疗腰椎间盘突出症的祛痹通络饮均含有马钱子。崔师对马钱子的炮制提出了严格要求，指出马钱子有两种主要的炮制方法：砂烫和油烫。砂烫：取砂子，置锅内炒热，加入拣净的马钱子，炒至呈深黄色并鼓起，取出，筛去砂子，刮去皮毛，研粉。油烫：取拣净的马钱子，加水煮沸，取出，再用水浸泡，捞出，刮去皮毛，微晾，切成薄片。另取麻油少许，置锅内烧热，将马钱子片炒至微黄色，取出，放凉。崔师使用马钱子时的常用剂量是1.5~2.0g，远超药典规定的用量，炮制后入丸、散，每次0.2~0.6g，大剂量为0.9g。但用药安全，首先是要辨证准确，同时使用前必须经过严格的炮制。

# 二、对药

### 赤芍、甘草

赤芍，为毛茛科植物赤芍或川赤芍的干燥根，味苦，微寒，归肝经。有清热凉血、行瘀、消肿止痛之效。《神农本草经》："芍药，气味苦平，无毒。主邪气腹痛，除血痹，破坚积、寒热疝瘕，止痛。"现代研究也证实赤芍具有抗凝血、溶血栓、抗菌、降温、镇静、镇痛，以及扩张血管、保护心肌、抑制血小板聚集的作用。

甘草，味甘，性平，功能补中益气、清热解毒、祛咳止痰。崔师认为甘草小剂量调和诸药，大剂量使用可消除组织肿胀、炎变。

该对药是崔师将《伤寒论》酸甘化阴之剂芍药甘草汤化用而成的。汉唐之际赤、白芍药不分，也有考证说《伤寒论》中的芍药即为赤芍药。崔师认为《伤寒论》中"脚挛急"即小腿转筋，该症状也常出现在小腿腓肠肌静脉丛血栓的患者身上。崔师以赤芍、甘草为主药创制的赤芍甘草汤，主要用于因湿热血瘀、脾虚血瘀所致的下肢股肿、臁疮、青蛇毒、丹毒等疾病的治疗。凡因血瘀所致的下肢炎性改变、溃疡、肿胀等均可用此二味药为君加减治疗。临床根据辨证常配伍茜草、泽兰、当归、陈皮、两头尖、薏苡仁等用以清热凉血，祛湿通络，活血化瘀。

赤芍常用量为30~60g，以达到凉血化瘀的目的。甘草的常规用量为6~10g，但据病情可以大剂量应用。对组织出现肿胀、炎变者，甘草常用到每日30g，但崔师提醒大剂量使用时间不能过长，应控制在1周内。

### 麻黄、细辛

麻黄、细辛常用于阳虚寒凝、气血瘀滞型动脉缺血性疾病。配伍狗脊、独活、制马钱子等用于腰椎间盘突出的治疗，也可用于阳虚寒湿聚于肌肤者所致的结缔组织病和静脉疾病的治疗。麻黄，味辛、微苦，性温，经典作用为发汗解表，宣肺平喘，利尿。但麻黄还有温通阳气的重要功能，如阳和汤即以麻黄为君药通达阳气。麻黄主要含麻黄碱，有类肾上腺素能神经的作用，能使心肌收缩增强，升高血压，松弛支气管平滑肌等。血管病应用麻黄，主要取其温经通阳之效，但常有发汗、升高血压等反应，故老年高血压患者慎用。崔师将麻黄和白术同用，既起到健脾除湿之效，又能使发汗作用明显减轻，血压维持平稳。

细辛是马兜铃科细辛属多年生草本植物的根茎，性辛温，有微毒。归心、肺、肾经，有解表散寒、祛风止痛、通窍、温肺化饮的作用。用于治疗风寒感冒、头痛、牙痛、鼻塞流涕、鼻衄、鼻渊、风湿痹痛、痰饮喘咳。近代研究发现，本品有抗组胺及抗变态反应的作用，能抑制组胺的吸收，具有较强的抗感染作用，在扩张血管、松弛平滑肌、增加脂质代谢方面，均有良效。崔师认为《伤寒论》小青龙汤、麻黄细辛附子汤均有麻黄、细辛配伍的案例，一为温化寒饮，一为温通助阳，契合寒湿凝滞血脉证的周围血管病的病机，所以可以相须为用，温经通脉、消肿止痛的作用得到加强。

崔师用麻黄常为12g左右，临床观察，对于阴寒盛者，即使应用较大剂量的麻黄，也很少见到明显的发汗作用。在治疗寒湿瘀阻型脱疽患者时，崔师对细辛的经验用量为12g。关于细辛的毒性反应，《本草纲目》记载："若单用末，不可过一钱。多则气闷塞，不通者死。"以至于历代都有"细辛不过钱"之说，但崔师指出，这是忽略了《本草纲目》说的是为末入散剂。因为细辛含有毒性成分黄樟醚，有抑制中枢神经的作用，能使动物的呼吸中枢麻痹。黄樟醚还是致癌的化学成分，长期服用会诱发肝脏癌变。但黄樟醚在汤剂当中煎煮，很容易被破坏，而且不溶于水，所以作汤剂比较安全。另外由于细辛双叶中含马兜铃酸等毒性成分，马兜铃酸可对肾脏造成严重伤害，细辛是马兜铃科植物，2005版药典规定细辛入药部位沿用古法，恢复用根及根茎入药。细辛温经通脉止痛，疗效殊胜，配合麻黄则疗效更好，所以要客观地对待部分有毒中药，遵循辨证施治原则和正确用药方法，不可谈虎色变，因噎废食。

### 玄参、金银花

药用玄参为玄参科植物玄参及北玄参的根，味甘、苦、咸，性微寒，归脾、胃、肾经，有清热凉血、滋阴降火、解毒散结的作用。《本草正义》："玄参，禀至阴之性，专主热病，味苦则泄降下行，故能治脏腑热结等证。味又辛而微咸，故直走血分而通血瘀。亦能外行于经隧，而消散热结之痈肿。寒而不峻，润而不腻，性情与知、柏、生地近似，而较为和缓，流弊差轻。"

金银花，为忍冬科忍冬属植物忍冬及同属植物干燥花蕾或初开的花。性甘寒，气芳香，甘寒清，热而不伤胃，芳香透达又可祛邪。金银花既能宣散风热，还善清解血毒，用于各种热性病，如身热、发疹、发斑、热毒疮痈、咽喉肿痛等症。这对药来源于四妙勇安汤。四妙勇安汤为清热剂，具有清热解毒、活血止痛之功效。主治热毒炽盛之脱疽——患肢暗红微肿灼热，溃烂腐臭，疼痛剧烈，或见发热口渴，舌红脉数。崔师善用四妙勇安汤于脱疽热毒炽盛期，这一时期必见患者舌质干，舌苔焦黄且黑，四妙勇安汤原方原量，大剂猛投，可逆流挽舟，救患者于垂危，不可因循守旧、不敢作为。待数剂药过后，红肿消退，黑黄苔逐渐退去，再从容施治。

脱疽本为阴寒之证，但在疾病过程中因阳气郁遏、肢体腐烂坏死、染毒等因素影响，也常会出现热毒证表现，同时加剧病情恶化。所以，崔师见微知著，以玄参、金银花清热凉血解毒，截断扭转病势。况且现代药理研究证实玄参有扩张血管的作用，对下肢动脉痉挛有明显的缓解作用；金银花具有较强的抗菌作用，还具有降血脂、胆固醇，降低细胞毒性作用。所以，崔师常临床辨证，将玄参、金银花用于治疗血栓闭塞性脉管炎、静脉炎、下肢溃疡、坐骨神经痛、下肢深静脉栓塞等血脉瘀阻，瘀久化热证。

玄参、金银花的常用量为20～30g，湿热之象明显者重用金银花，多为30～60g。

### 黄精、玉竹

药用黄精为百合科植物滇黄精、黄精或多花黄精的燥根茎。味甘性平，归脾、肺、肾经，具有补气养阴、健脾、润肺、益肾之功效。常用于治疗脾胃气虚、体倦乏力、胃阴不足、口干食少、肺虚燥咳、劳嗽咯血、精血不足、腰膝酸软、须发早白、内热消渴。《本草便读》："黄精味甘而厚腻，颇类熟地黄……按其功力，亦大类熟地，补血补阴，而养脾胃是其专长。"研究发现，黄精有降血糖、降血脂、抗老化、抗氧化等作用。

玉竹，为百合科植物玉竹的干燥根茎。味甘，微寒，入肺、胃经，有养阴润燥、生津止渴的作用。用于治疗肺胃阴伤、燥热咳嗽、咽干口渴、内热消渴。

崔师认为，血管病得之于脏腑久虚，功能失宜，以至于湿浊痰邪混杂入血而不能清，沉积血府而不能去，脉道为之壅塞，阳气为之壅遏。然脾胃为气血生化之源，欲治血者，岂可轻忽脾胃？血宜清润而不宜枯燥，脾胃宜润而不宜腻。黄精、玉竹清润而不燥，益气养阴而不腻，契合病机，故常辨证用于寒凝阳虚型或血脉瘀阻型的动脉硬化闭塞症、糖尿病肢体闭塞性动脉硬化及血栓闭塞性脉管炎等。

黄精、玉竹常用量为10～20g。

### 浮萍、蝉蜕

崔师善用浮萍、蝉蜕药对以清风透热。加柴胡、黄芩、葛根，治疗血管炎、白塞综合征、结节性红斑、硬红斑、痤疮；加茅根、水牛角治疗过敏性紫癜及因血热妄行而致的皮肤病变。

浮萍乃水面浮生植物，入肺经。故有发汗、祛风、行水、清热、解毒之用。

蝉蜕味甘、咸，性凉，亦归肺，并入肝经，长于疏散风热，宣散透发斑疹。肺主皮毛，络脉所在，凡郁热积郁肌表脉络，多生斑疹、结节之病，浮萍、蝉蜕即可辨证用之。

浮萍、蝉蜕常用量为10～20g。

### 乌蛇、蜈蚣

乌蛇为体形较大的无毒蛇，味甘、咸，性平，无毒，归肝经，有祛风湿、通经络的作用，治风湿顽痹，肌肤不仁，骨与关节结核等。蜈蚣味辛，性温，归肝经。功能是息风镇痉、通络止痛、攻毒散结。崔师常用其治疗风湿顽痹、偏正头痛。

蜈蚣含有毒液，人若被蜈蚣咬伤引起局部炎症反应和全身反应，须及时处理。干燥的虫体含两种类似蜂毒的有毒成分，即组胺样物质及溶血性蛋白质；尚含脂肪油、胆固醇、蚁酸。

崔师认为两药配合具有走窜通行、搜风通络之效，且入汤剂，并无大毒，常用腰腿神经痛的治疗。如与羌活、狗脊、熟地、续断等合用所组成的祛痹通络方，具有补益肝肾、通络止痛的功效，常用来治疗腰椎间盘突出症等，效果良好。

常用量为乌蛇20g，蜈蚣3条。

### 茜草、泽兰

茜草属茜草科、茜草属多年生草质攀缘藤木，性寒，味苦，归肝经。功能为凉血、活血、祛瘀、通经。《本草纲目》载茜草"通经脉，治骨节风痛，活血行血"。崔师认为大凡藤类植物多有通络之效，茜草性虽寒凉而不留瘀，行血滞而清血中郁热。

泽兰生于沼泽地、水边等潮湿处，为唇形科植物毛叶地瓜儿苗的干燥地上部分，味苦、辛，性微温，归肝、脾经，故有活血利水之能。茜草配泽兰，寒温并行，活血通络，祛瘀清热，利水消肿，最适合下肢静脉血瘀性疾病的治疗。崔师常用其配合当归、赤芍、两头尖、薏苡仁等治疗深静脉血栓形成、静脉炎、臁疮等湿热血瘀类静脉系统疾病。

茜草、泽兰常用量为15～20g。

### 白茅根、水牛角

白茅根，味微甘、苦、咸，性微寒，归肺、胃、小肠经。为禾本科植物多年生草本白茅的根茎，能凉血、止血、清热、利尿，多用于治疗热病烦渴、吐血、衄血、肺热喘急、胃热哕逆、淋病、小便不利、水肿、黄疸。《神农本草经》记载白茅根"主劳伤虚羸，补中益气，除瘀血、血闭、寒热，利小便"。水牛角现在作为犀角的代用品，在古代本草中也早有应用，如《日华子本草》言其"煎，治热毒风并壮热"；《本草纲目》言其"治淋，破血"；《陆川本草》言其"凉血解毒，止衄。治热病昏迷、麻痘斑疹、吐血、衄血、血热、溺赤"。

水牛角味咸性寒，入心、肝、脾、胃四经，清热、凉血、定惊、解毒，治伤寒温疫、热入血分、惊狂、烦躁、谵妄、斑疹、发黄、吐血、衄血、下血、痈疽肿毒。水牛角与犀角均咸寒，专入血分，善清心、肝、胃三经之火，有凉血解毒之功，为治血热毒盛之要药。其清热凉血解毒之功与犀角相似而药力较缓，可作为犀角的代用品，但用量较犀角为大，约为犀角10倍。

崔师善以白茅根、水牛角为伍，治疗血中郁热之血管炎、过敏性紫癜等，常用量为白茅根30g，水牛角30g。

### 防己、防风

防己自古以来分为汉防己和木防己两大类，汉防己是防己科粉防己，而不是马兜铃科的汉中防己；木防己则为马兜铃科的广防己和汉中防己。从药性上来讲，汉防己偏于利湿走里，可利小便以消肿；木防己偏于祛风而走外，用于祛风湿以止痛。但木防己含有马兜铃酸，被国家药监局列为禁用药。崔师临床应用的是汉防己。《药性解》谓防己"味辛苦，性平温，无毒，入十二经。尤善腰以下至足湿热肿盛"。

防风，味辛、甘，性微温，归膀胱、肝、脾经。功能为祛风解表、胜湿止痛、止痉定搐。防己、防风相须为用，通经解表、利湿除痹。崔师常用其治疗风湿痹痛、下肢静脉病及动脉病水肿寒湿盛者。常用量为防己10g，防风15～20g。

### 白芥子、莱菔子

白芥子味辛，性温，无毒，入肝、脾、肺、胃、心与心包经。能去冷气、安五脏，逐膜膈之痰，温肺豁痰利气，逐饮止咳，通络散结消肿。主咳喘痰多、胸满胁痛、肢体麻木、关节肿痛、湿痰流注、阴疽肿毒、肢体痹痛麻木。《得配本草》谓白芥子"通经络，散水饮，除疟癖，治喘嗽。痰在胁下皮里膜外，非此不达"。《本草新编》谓白芥子"能消能降，能补能升，助诸补药，尤善收功。近人不知用白芥以化痰，而频用半夏、南星以耗气，所不解也。白芥子善化痰涎，皮里膜外之痰无不消去，实胜于半夏、南星。半夏性燥而烁阴，南星味重而损胃。独白芥子消化痰涎，又不耗损肺、胃、肝、心之气，入于气分而实宜，即用于血分而亦当者也"。可谓论述精当。

莱菔子味辛、甘，性平，入脾、胃、肺经，能消食除胀，降气化痰。常用于治疗饮食停滞、脘腹胀痛、大便秘结、积滞泻痢、痰壅喘咳。因其消食除胀功效显著，因有"冲墙倒壁"的说法，听来有破气之嫌。其实，该药药性平和，气味不峻，并无偏胜之弊，不可囿于"冲墙倒壁"之说，实是平气之有余。

此药对来源于三子养亲汤，崔师取其化痰散结之能、通络消肿之效，且两药皆入于脾胃二经，消积化痰行气，可从源头上改善气血质量，用于痰湿斑块瘀积于血管壁导致的动脉硬化闭塞等症，效果良好，白芥子、莱菔子常用量各20g。崔师也用白芥子粉外涂治疗寒湿性膝关节炎和三叉神经痛等。

### 肉苁蓉、酸枣仁

肉苁蓉是一种寄生在沙漠树木梭梭根部的寄生植物，从寄主那里吸取养分及水分，素有"沙漠人参"之美誉。《本草汇言》："苁蓉，养命门，滋肾气，补精血之药也。男子丹元虚冷而阳道久沉，妇人冲任失调而阴气不治，此乃平补之剂，温而不热，补而不峻，暖而不燥，滑而不泄，故有从容之名。"肉苁蓉味甘、咸，性温，归肾、大肠经，有补肾阳、益精血、润肠道的作用。主治肾阳虚衰，精血不足之阳痿、遗精、白浊，尿频余沥、腰痛脚弱、耳鸣目花、月经愆期、宫寒不孕、肠燥便秘。现代研究肉苁蓉有抗衰老、调整内分泌、促进代谢、提高免疫功能等作用，与《神农本草经》"主五劳七伤，补中，除茎中寒热痛，养五脏，强阴，益精气，妇人癥瘕"的记载基本吻合。

酸枣仁，味甘、酸，性平，能滋养心肝，安神，敛汗。《神农本草经》中记载酸枣"主心腹寒热，邪结气聚，四肢酸疼，湿痹"。崔师常将其用于肝肾阴虚、大便秘结、烦躁不寐及不孕不育的治疗。常用量为肉苁蓉20g，酸枣仁15～30g。

### 连翘、莲子心

连翘，是木犀科连翘属植物。味苦，性凉，入心、肝、胆经。功能为清热、解毒、散结、消肿，治丹毒、斑疹、痈疡肿毒、瘰疬、小便淋闭。《神农本草经》载其"主寒热，鼠瘘，瘰疬，痈肿恶疮，瘿瘤，结热"。王好古言其治耳聋，李杲言其散诸经血结气聚，消肿。

莲子心为睡莲科植物莲的成熟种子中间的绿色胚根，取出，晒干。味苦，性寒。能清心、去热、止血、涩精，治心烦、口渴、吐血、遗精，平和五脏之气。《温病条辨》："莲心，由心走肾，能使心火下通于肾，又回环上升，能使肾水上潮于心。"

连翘早春先叶而开花，花开满枝金黄，香气淡艳，得初春之气虽清而气升，善解颜面咽喉之风热，善清心、肺、胃之郁热。莲子心其味清苦，但却具有极好的降压去脂之效。两药相须为用，清心降火，解郁除烦，常用于治疗郁热心烦之证。常用量为连翘12～20g，莲子心3～5g。

**天麻、钩藤**

天麻，又名赤箭，是兰科天麻属多年生草本植物，药用天麻为其根茎。味甘，性平。《本草新编》载："入脾、肾、肝、胆、心经。息风，定惊。治眩晕眼黑，头风头痛，肢体麻木，半身不遂，语言謇涩，小儿惊痫动风。"《本草汇言》载："主头风，头痛，头晕虚旋，癫痫强痉，四肢挛急，语言不顺，一切中风，风痰。"天麻中的主要成分是天麻素。

钩藤是茜草科钩藤属常绿藤本植物，以带钩的茎枝入药，味甘，性凉。归肝、心包经，息风定惊，清热平肝。用于肝风内动，惊痫抽搐、高热惊厥、感冒夹惊、小儿惊啼、妊娠子痫、头痛眩晕。崔师常将其用于治疗实证眩晕、偏头痛等。现代药理实验还证明天麻、钩藤均有降压作用。常用量为天麻20g，钩藤20g。

**煅龙骨、代赭石**

龙骨为古代哺乳动物如象类、犀牛类、三趾马等的骨骼化石。龙骨主要为碳酸钙、磷酸钙，尚含铁、钾、钠、氯、硫酸根等。取刷净的龙骨，在无烟的炉火上或坩埚内煅红透，取出，放凉，碾碎即为煅龙骨。煅龙骨味甘涩，性平，入心、肝、肾、大肠经，有镇惊安神、敛汗固精、止血涩肠、生肌敛疮的作用，治惊痫癫狂、怔忡健忘、失眠多梦、自汗盗汗、遗精淋浊、吐衄便血、崩漏带下、泻痢脱肛、溃疡久不收口。仲景柴胡加龙骨牡蛎汤、桂枝去芍药加蜀漆牡蛎龙骨救逆汤、桂枝甘草龙骨牡蛎汤、桂枝加龙骨牡蛎汤诸方都是取龙骨镇静安神、收敛精神之用，非单用于固涩。《医学衷中参西录》的作者张锡纯善用生龙骨，论述甚详，可以参看。所以崔师多用其收敛神气，外用生肌敛疮。

代赭石，氧化类矿物赤铁矿矿石。味苦、甘，性微寒，归肝、胃、心经。具有平肝潜阳、重镇降逆、凉血止血之功效。常用于治疗头痛、眩晕、心悸、癫狂、惊痫、呕吐、噫气、呃逆、噎膈、咳嗽、气喘、吐血、鼻衄、崩漏、便血、尿血。崔师善用此药对治疗胃气上逆、肝气上逆诸证，代赭石潜降，煅龙骨安神，且抑制胃酸分泌。常用量为20～30g。

## 郁金、香附

郁金味辛、苦，性寒，归肝、心、肺经，是姜科植物温郁金、姜黄、广西莪术或蓬莪术的干燥块根。功能为活血止痛、行气解郁、清心凉血、利胆退黄。用于治疗胸胁刺痛、胸痹心痛、经闭痛经、乳房胀痛、热病神昏、癫痫发狂、血热吐衄、黄疸尿赤。《本草求真》载郁金"其气先上行而微下达，凡有宿血凝积，及有恶血不堪之物，先于上处而行其气，若使其邪、其气、其痰、其血在于膈上而难消者，须审宜温宜凉，同于他味，兼为调治之"。

香附，为莎草科植物莎草的干燥根茎。味辛、微苦、微甘，性平，归肝、脾、三焦经。功能为疏肝解郁、理气宽中、调经止痛，用于治疗肝郁气滞、胸胁胀痛、疝气疼痛、乳房胀痛、脾胃气滞、脘腹痞闷、胀满疼痛、月经不调、经闭痛经。《本草纲目》载："香附之气平而不寒，香而能窜，其味多辛能散，微苦能降，微甘能和。"

崔师认为郁金与香附相须为用，调畅气血，疏肝解郁，常用于胸胁疼痛、月经不调、不孕不育的治疗。常用量为郁金20g，香附15g。

## 苏木、红花

苏木，为豆科苏木属植物苏木的干燥心材。味甘、咸、辛，性凉，入心、肝、胃、脾经。功能为活血祛瘀，消肿定痛。治疗妇人血滞经闭、痛经、产后瘀阻心腹痛、产后血晕、痈肿、跌打损伤、破伤风。

红花又名红蓝花，为菊科红花属植物红花的干燥管状花。花色鲜红，具特异香气，味辛，性温，无毒，入心、肝经。活血通经，散瘀止痛，治经闭、癥瘕、难产、死胎、产后恶露不行、瘀血作痛、痈肿、跌扑损伤。

《本草求真》载："苏木，功用有类红花，少用则能和血，多用则能破血。但红花性微温和，此则性微寒凉也。故凡病因表里风起，而致血滞不行，暨产后血晕胀满以（欲）死，及血痛血瘕、经闭气壅、痈肿、跌扑损伤等症，皆宜相症合以他药调治。"

崔师认为苏木、红花为经典活血化瘀药物，常相须为用，用于治疗脉络郁阻的血管病、闭经、外伤血肿等病症。另外，两药煎剂外用还有活血利湿止痒之功，常外用于治疗湿疹瘙痒证。内服各15g，外用各30~60g。

## 党参、黄芪

党参为桔梗科多年生草本植物党参的根。味甘，性平。补中益气，和胃生津，祛痰止咳。用于治疗脾虚食少便溏、四肢无力、心悸、气短、口干、自汗、脱肛，阴挺。

黄芪，又名绵芪，为豆科多年生草本植物蒙古黄芪或膜荚黄芪的干燥根。味甘，性温，归肺、脾经。补气固表，利尿托毒，排脓，敛疮生肌。用于治疗气虚乏力、食少便溏、中气下陷、久泻脱肛、便血崩漏、表虚自汗、气虚水肿、痈疽难溃、久溃不敛、血虚萎黄、内热消渴等证。关于黄芪的现代研究有很多，发现其有增强机体免疫功能、保肝、利尿、抗衰老、抗应激、降压和较广泛的抗菌作用。可用于治疗慢性肾炎蛋白尿、糖尿病等。

崔师认为很多血管病、痛风病都是本虚标实，治疗过程必须时时注意固护正气。黄芪具有生肌长肉之能，对于血管病肢端坏疽、溃疡尤其合适。常用量为黄芪30g，党参20g。

## 猪苓、泽泻

猪苓，多孔菌科真菌猪苓的干燥菌核。味甘、淡，性平，归心、脾、胃、肺、肾经。利水渗湿。治小便不利、水肿、泄泻、淋浊、带下。

泽泻，多年生水生或沼生草本植物泽泻的干燥块根。新鲜泽泻全株有毒，地下块茎毒性较大。味甘，性寒。利水，渗湿，泄热。治小便不利、水肿胀满、呕吐、泻痢、痰饮、脚气、淋病、尿血。《神农本草经》谓泽泻"主风寒湿痹，乳难，消水，养五脏，益气力，肥健"。《名医别录》载其"主补虚损五劳，除五脏痞满，起阴气，止泄精、消渴、淋沥，逐膀胱、三焦停水。主治肾炎水肿、肾盂肾炎、肠炎泄泻、小便不利等症"。现代研究证实泽泻有降血脂和抗动脉粥样硬化作用，对肝脏有保护作用，有益于心血管系统，可增加冠脉流量。

崔师认为，传统本草均言猪苓、泽泻有补养之功，不足采信。唯其利水消肿，似有轻身之便，诚非补益之功，宜明辨之。崔师多将其用于胃有水湿证、尿潴留、下肢水肿证等。常用猪苓20g，泽泻10~15g。

## 土茯苓、薏苡仁

土茯苓为百合科多年生常绿攀缘状灌木光叶菝葜的干燥根茎。味甘、淡，性平，归肝、胃经。能解毒、除湿、利关节。主治梅毒、淋浊、筋骨挛痛、脚气、疗疮、痈肿、瘰疬、梅毒及汞中毒所致的肢体拘挛、筋骨疼痛。根茎含皂苷、鞣质、树脂等。土茯苓与茯苓是两种不同的药物，应用中应注意区别。土茯苓解毒利湿通利关节为能，茯苓健脾宁心为上。茯苓是寄生在松科植物树根上的菌核，生长的营养主要靠菌丝在松树的根和树干中蔓延生长，而土茯苓是原植物的根茎。

薏苡仁，为禾本科植物薏苡的干燥成熟种仁，味甘、淡，性凉，归脾、胃、肺经。有利水渗湿、健脾止泻、除痹、排脓、解毒散结的作用。用于水肿，脚气、小便不利、脾虚泄泻、湿痹拘挛、肺痈、肠痈、赘疣、癌肿。《本草经疏》载其"性燥能除湿，味甘能入脾补脾，兼淡能渗湿，故主筋急拘挛不可屈伸及风湿痹，除筋骨邪气不仁，利肠胃，消水肿令人能食"。《本草新编》载其"最善利水，不至损耗真阴之气，凡湿盛在下身者，最适用之"。

崔师常将土茯苓、薏苡仁相须为用，增加解毒除湿、消肿止痛之效，常用于下肢静脉病、痛风病以及下肢动脉疾病红肿溃烂、湿毒热盛阶段的治疗。常用量为土茯苓、薏苡仁各30g。

# 三、角药

### 当归、丹参、鸡血藤

该药组是崔师治疗动脉性疾病最常应用的药物组合。

当归，为伞形科多年生草本植物当归的根，味辛、甘，性温，补血活血，调经止痛。崔师常讲当归味甘而重，故专能补血，其气轻而辛，故又能行血，补中有动，行中有补，为血中之要药。因而，它既能补血，又能活血；既可通经，又能活络。现代药理研究发现当归有抗血小板聚集、抗凝、改善血液循环、抗血栓形成等作用。

丹参，为唇形科植物丹参的干燥根和根茎，味苦，性微寒，有活血祛瘀、凉血消肿、止痛养神的功能。《名医别录》记载丹参"养血，去心腹痼疾结气，腰脊强，脚痹，除风邪留热。久服利人"。古人有"一味丹参功同四物"之说。现代药理学研究发现丹参对心肌有保护作用，可抗血小板聚集，增加红细胞膜的弹性，同时还有抗炎杀菌作用。

鸡血藤，味苦、微甘，性温，归肝、心、肾经，色赤入血，质润行散，具有活血舒筋、养血调经的功效。

崔师认为鸡血藤走守兼备，既补血行血，又能舒筋活络，故血虚、血滞之手足麻木、疼痛，以及内湿痹痛均可用之。崔师选此三味药作为他创制的通脉活血汤的君药具有深意。三药配合，温通为主，既有改善脉道、畅达血流，又有优化血质、减少凝滞、疏通络脉的功效，从而实现脉、血、络共调的目的，临床应用具有温脉通阳、养血活血、化瘀通络的功效。

常用量为当归20g，丹参30g，鸡血藤30g。

主要用于寒凝血瘀、阳虚血瘀型脉痹、脱疽等疾病的治疗。常见的动脉栓塞、大动脉炎、动脉硬化闭塞症、糖尿病足、血栓闭塞性脉管炎等动脉缺血性疾病治疗的全过程中，崔师将此组角药用为君药。也常将此组角药用于肢体静脉障碍性疾病及小血管疾病的治疗。

### 山慈菇、两头尖、金果榄

2010年版《中国药典》记载山慈菇来源为兰科植物杜鹃兰、独蒜兰或云南独蒜兰的干燥假鳞茎，前者习称"毛慈菇"，后二者习称"冰球子"。山慈菇味甘、微辛，性凉，归肝、脾经，具有清热解毒、化痰散结的功效，用于治疗痈肿疔毒、瘰疬痰核、蛇虫咬伤、症瘕痞块等症。用量 3~9g，外用适量。《本草新编》载其"玉枢丹中为君，可治怪病。大约怪病多起于痰，山慈菇正消痰之圣药，治痰而怪病自除也。或疑山慈菇非消痰之药，乃散毒之药也。不知毒之未成者为痰，而痰之已结者为毒，是痰与毒，正未可二视也"。《本草正义》谓其"用以荡涤肠胃，驱除积垢，以减邪毒凭陵之势，亦非能通行百脉，消除皮里膜外之坚积也。且气味俱淡，以质为用"，对山慈菇的认识比较深刻。现代研究发现山慈菇含黏液及葡甘露聚糖，不含秋水仙碱。崔师特别指出，山慈菇历史上就常有混淆品，现在常见的混淆品有光慈菇、丽江山慈菇两种。光慈菇为百合科植物老鸦瓣的鳞茎，味甘、辛，性寒，有小毒，功能为清热解毒、散结消肿，主治咽喉肿痛、瘰疬结核、瘀滞疼痛、痈疖肿毒、蛇虫咬伤等症。丽江山慈菇别名益辟坚、草贝母，来源为百合科植物丽江山慈菇的干燥鳞茎，味苦、微辛，性微温，有毒，功能散结止痛，主治乳腺癌、鼻咽癌、瘰疬等症。光慈菇和丽江山慈菇都含有秋水仙碱，确实能有效缓解痛风的发作，可能是通过降低白细胞活动和吞噬作用及减少乳酸形成从而减少尿酸结晶的沉积，减轻炎性反应，而起止痛作用。主要用于急性痛风，对一般疼痛、炎症和慢性痛风无效。秋水仙碱还有抗肿瘤作用。其治疗剂量与中毒剂量非常接近，药典规定量为0.3～0.9g，而且有肝肾毒性，不适合长期服用。崔师在痛风治疗中选用的是不含秋水仙碱的山慈菇。认为痛风的病本为虚，痰湿郁热为标，中医治病用药讲究的是病证结合和辨证用药，现代药理研究绝大多数时候只是证实了中医辨证施治的科学性和有效性，从而做出更可靠的实证，但鲜能指导中医临床辨证，所以中医辨证用药绝不能舍本逐末，唯药物有效成分论。

两头尖别名竹节香附，是毛茛科植物多被银莲花的干燥根茎。味辛，性热，有毒，归脾经。祛风湿、消痈肿，用于治疗风寒湿痹、四肢拘挛、骨节疼痛、痈肿溃烂。

金果榄，别名青牛胆，防己科植物青牛胆或金果榄的干燥块根。味苦，性寒，归肺、大肠经。清热解毒，利咽，消肿止痛。用于咽喉肿痛、痈疽疔毒、泄泻、痢疾、脘腹热痛。

崔师对这组药的应用非常广泛灵活。如痛风病各期，尤其湿热血瘀型病症，以山慈菇、金果榄清热涤荡逐邪，以两头尖止痛，并制山慈菇、金果榄寒凉凝滞之性，配伍非常精当，临床效果几与秋水仙碱相当，却没有秋水仙碱的毒副反应。常用量为山慈菇12g，两头尖12g，金果榄9～12g。

### 柴胡、黄芩、葛根

崔师主要将这组药用于治疗痛风发作期，以及过敏性紫癜、红斑肢痛症及因郁热内蕴所致的皮肤病。柴胡性散而黄芩清泻，相须而用，和少阳，清肝胆郁热。葛根升阳止泻，解肌退热，透疹，生津止渴。《神农本草经》载葛根"主消渴，身太热，呕吐，诸痹，起阴气，解诸毒"。葛根通行足阳明经。足阳明经起于鼻旁，经脉分支从大迎穴前方下行到人迎穴，沿喉咙向下后行至大椎，折向前行……"其支者，别跗上，入大趾间，出其端"。可见上至头颈，下至足大趾，皆为足阳明经所过，临床实际也是痛风病多首发于足大趾跖趾关节处。人皆以为葛根解颈项强痛，岂知葛根循经而至足大趾，亦解足大趾之疼痛。况葛根能抑制尿酸生成，促进尿素排泄，所以治疗痛风恰如其分。

崔师以三者为君，合山慈菇、金果榄、大黄、两头尖、薏苡仁等所组成的祛痹痛风饮，具有清热泻浊、祛湿解毒、化瘀通络之效。将三者与黄芪、党参、熟地、生首乌等合用组成的健脾固肾痹痛风饮，具有益气补虚、化瘀通络之效。三者为君，与浮萍、蝉蜕、茅根、水牛角、薏苡仁等合用所组成的血管炎经验方，有清热解毒、凉血消斑、祛湿化瘀的功效。

常用量为柴胡9～15g，黄芩6～15g，葛根15～30g。

### 羌活、独活、秦艽

羌活，味辛、苦，性温，入膀胱、肾经。功能为散表寒、祛风湿、利关节、止痛。

独活，味辛、苦，性微温，归肝、肾、膀胱经。功能为祛风胜湿、散寒止痛，用于治疗风寒湿痹、腰膝疼痛、少阴伏风头痛、头痛齿痛。崔师常将羌活、独活相须为用，治疗寒湿性头痛，而治疗寒湿性腰腿痛时，崔师多配合秦艽。

秦艽，味辛、苦，性微寒，归胃经、肝经、胆经。祛风湿，舒筋络，清虚热，可防羌活、独活之燥性，还能加强祛风止痛之效。《神农本草经》始载："秦艽主寒热邪气，寒湿风痹，肢节痛、下水、利小便。"所以羌活、独活、秦艽药组用于治疗风湿痹痛、筋脉拘挛、骨节酸痛，或湿郁有化热之象效果更佳。

一般羌活、独活各用20g，秦艽20g左右。

### 忍冬藤、络石藤、青风藤

忍冬藤为忍冬科植物忍冬的干燥茎枝。秋、冬二季采割，得秋凉之气，味甘苦，性微寒，归肺、胃、心经，清热解毒，疏风通络。用于治疗温病发热、热毒血痢、痈肿疮疡、风湿热痹、关节红肿热痛。《本草纲目》载其"治一切风湿气及诸肿痛，痈疽疥癣，杨梅恶疮，散热解毒"。现代药理研究揭示忍冬藤有抗菌、消炎、保护心血管、改善微循环、降低胆固醇、缓解支气管与胃肠道平滑肌痉挛等作用。

络石藤，别名白花藤，为夹竹桃科植物络石的带叶藤茎。性微寒，味苦。归心、肝、肾经，功能为通络止痛、凉血清热、解毒消肿。常用于治疗风湿痹痛、腰膝酸痛、筋脉拘挛、咽喉肿痛、疔疮肿毒、跌打损伤、外伤出血等症。《神农本草经》载其"主风热死肌痈伤，口干舌焦，痈肿不消，喉舌肿，水浆不下"。《中国药植志》载其"祛风止痛，通络消肿。适用于关节痛，肌肉痹痛，腰膝酸痛等症；也能消散诸疮，去咽喉肿痛"。

青风藤为防己科植物青藤或毛青藤的藤茎，味苦、辛，性平。归肝、脾经。功能为祛风湿，通经络，利小便。用于治疗风湿痹痛、鹤膝风、水肿、脚气。现代研究发现青风藤主要含有青风藤碱、青藤碱等，具有抗炎、镇痛、镇静、镇咳等作用。

崔师选用忍冬藤、络石藤、青风藤药组，药性平和，相须为用，祛风通络，消肿止痛效佳，常用于治疗风湿痹痛、血管病缺血性神经痛等病症。常用量为忍冬藤30g，络石藤20～30g，青风藤20g。

## 第五章

诊余随笔

# 第一节　谈下肢深静脉血栓形成

下肢深静脉血栓形成后综合征的发生率高达50%。如何提高急性期的治愈率，降低综合征发生率，避免由此出现的患肢痿废状态是至今尚未解决的问题。对于急性期是否选择血栓摘除术，近年来许多学者认为不论医生技术怎样高超，术后处理如何细致，复发率仍很高，治疗的趋向不是手术。溶栓疗法能有效溶解血栓，防止血栓的蔓延，从而保护静脉瓣膜功能。尿激酶（UK）作为目前临床上应用最为广泛的溶栓制剂，治疗深静脉血栓形成已有数十年的历史，应用剂量经历了一个由小到大的过程，虽然至今仍没有统一的剂量标准及疗程规定，但大剂量使用已成为趋势。因为传统的全身性输注方法增加了出血等副作用的发生率，而局部溶栓疗法因其具有用药量小、血药浓度高、出血副作用少等优点而受到推崇。国内外亦屡有通过介入插管方法治疗此病取得满意疗效的文献报道，但因技术设备的限制，其推广应用受到了极大影响。我们在此思想基础上采用患肢股动脉推注溶栓药物的疗法，使肢体局部病变部位形成高纤溶环境，促使血栓更加快速有效地溶解，使病变血管恢复通畅，取得了满意的疗效。这种疗法具有操作简便、重复性强、患者易于接受、并发症少、更加安全等优点。

下肢深静脉血栓形成的急性期中医辨证属于湿瘀交结，热邪下注，应治以清热利湿、化瘀通络。脉络宁注射液精选玄参、牛膝等中药制成，具有养阴清热、活血化瘀等功效。通过其对凝血机制及血液流变性影响的研究，证明脉络宁具有抗血小板聚集、延长凝血酶原时间、提高纤溶活性、降低纤维蛋白含量和血液黏度的功效，并且可以扩张血管，改善微循环；配合静脉点滴脉络宁可以明显地增强纤溶活性，提高溶栓效果。因此，我们认为中西医联合用药，发挥药物之间的协同作用，对提高治疗后血管再通率、保护静脉瓣膜功能、减少并发症的发生具有重要意义。

在治疗期间对溶栓过程的监测是防止出血等副作用发生和判定疗效的重要环节。凝血酶时间是纤维蛋白溶解指标，而纤维蛋白二聚体（D-Dimer）是血栓中交联纤维蛋白在降解进程中产生的一种特异性分子标记物，它在血清中浓度变化与机体血栓溶解密切相关，是血栓本身已被溶解的直接证据。因此，可将其经治疗后的短期内显著回落作为溶栓治疗急性期下肢深静脉血栓形成再通的指标之一。

# 第二节 微循环与肢体静脉功能障碍性疾病的关系

"微循环"一词，是1954年在美国召开的第1次国际微循环会议上正式提出的。微循环应包括三个系统的体液循环，即微血管的血液循环、毛细淋巴管的淋巴微循环、组织导管的超微系统。

1.微循环的特征　微血管分支走行循序渐进，无畸形、无狭窄、无扭曲，微循环中血流均为轴流；微循环中血液无长时期颗粒或摆动状态，血流不停滞，血管壁完整，无破裂或渗漏；微循环与相应组织物质交换无障碍。

2.微循环单位　不同组织有不同的微血管构型，由此组成各自的微循环单位是各组织器官内的最小功能形态联系单位，是循环系统中最基层的结构，负责物质交换、废物清除、组织与血液的平衡，是一个交换系统且维持一定灌注压，见图1。

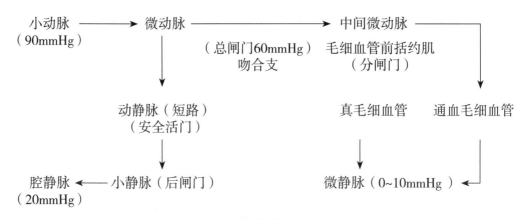

**图1　血液通过微循环的途径**

下肢静脉功能障碍性疾病后期，多伴有皮肤难治性静脉性溃疡。据报道，微循环发生障碍，可导致组织和细胞的缺氧和营养不济，甚至坏死。改善微循环，组织也会新生和恢复功能。实验性体表溃疡形成的病理过程：在手术创伤和松节油炎症刺激下，先有微血管的扩张、扭曲和血流加快，随即大量渗出，毛细血管排列紊乱，开放毛细血管数减少，血流缓慢，呈粒线或泥沙状流。继而出现微小动脉、静脉的栓塞，有血性渗出。病情进一步发展，导致整个局部微循环的凝血，组织缺血坏死，坏死区几乎见不到成形血管，或仅见血管残段。在溃疡早期，促进微循环的重建，纠正"局部休克"状态，就能预防溃疡形成，或促进其早日愈合。

近些年通过大量动物实验和临床验证，不少中草药有明显改善微循环的作用，如当归、川芎、红花、丹参、附子、洋金花等，都能增加血管管襻的数量，延长管襻的长度，减少管襻周围的渗液与渗血，从而起到减少红细胞聚集、加快血流速度的作用。中草药同样具有调节免疫系统，阻止、消除组织炎变作用。如人参、黄芪、黄连、金银花等对细胞免疫、体液免疫及巨噬细胞系统都有作用，当归、红花、三七等参与细胞免疫和体液免疫，丹参、石斛、黄芪等都具有诱生干扰素的作用，等等，丹参对很多伴有微循环改变的疾病具有很好的治疗效果。

国内外学者均证实植物药物七叶皂苷与用其原料生产的迈之灵，具有显著改善微循环的良好作用。归纳起来为：①增强毛细血管的封闭性，使组织液渗出减少，从而达到抗渗透、抗水肿及抗局部炎症的作用；②增强血管的紧张度和张力，促进血液回流，改善微循环，使组织缺氧状况得到改善，起到组织保护的作用；③抗氧化作用。

据报道，银杏叶提取物也能促进微循环。研究结果表明，银杏叶提取物60mg/kg剂量静脉注射，能明显改善正常小鼠的耳郭微循环，使相同视野范围的毛细血管数明显增加，细动脉和细静脉的管径显著扩大，并呈明显的剂量依赖关系，同时还能使细动脉流速积分明显增加。静脉使用银杏叶提取物，在一定剂量范围内能增加毛细血管数、细静脉管径、细动脉管径以及细动脉血流速度。这对于可能因微循环紊乱所致疾病（如突聋、噪声性聋、老年性聋等）的治疗具有一定的临床价值。

总之，随着医学技术水平的不断提高、手术方式的改变、介入技术的改进、替代治疗的合理化，肢体静脉功能障碍性疾病疗效有了长足的进步。但是尚有许多问题很难解决。通过以上论证，调整微循环是一种可行的治疗办法。对于采用改善微循环的治疗措施，今后还需中、西医临床工作者做出长期的努力，使其规模化、现代化。

# 第三节 谈中医性理学说

中医性理学说从中医的传统理论出发，有着悠久的历史。与中医的禀赋学说及现代医学的身心医学有着密切的联系。禀赋的概念在中医浩瀚的医籍中记述颇多。张景岳《类经》云："夫禀赋为胎元之本，精气受于父母者是也。"任继学教授曾指出禀赋内植"其精甚真，其中有信"，参与阴阳水火生克之调，"水火木金土之序"以及五行生克即易中消息之能。因此禀赋是指所有从先天获得的信息，其内涵包括体质因素、天资、性格、人格、品质、气质、行为等各种心理因素。不同禀赋之人具有个体性、地域性和可调性。通过分析不同的性行，根据不同的禀赋可将患者分为五行性理，不同禀赋之人，有阴阳之异，有五行之别，通过后天的调整，平衡阴阳，运用五行的生克制化，调理疾病，便是中医性理学在临床中治疗疾病的基点。

"性"是指人的气质与性格，"理"是指规律与法则。中医的性理学说是指用中医的五行学说说明人体的气质与性格阴阳消长变化规律的学说。

近些年来，国内外现代医学由"生物–医学模式"转向"生物–心理–社会–环境医学模式"。在人体患病的因素中，既有生物、物理、化学的因素，又有心理、社会、环境因素。由于心理因素的影响，高血压、心脏病、溃疡病、恶性肿瘤、糖尿病等疑难杂病在疾病谱中所占的比例越来越高，所以要冲破传统的医学模式，提出新的医学模式。这就是"身心医学"，又叫"心理–生理医学"。人的思想–躯体–精神是统一而平衡的，病理上则相互影响。中医学非常重视整体观和身心的统一。《素问·上古天真论》指出："恬淡虚无，真气从之，精神内守，病安从来，是以志闲而少欲，心安而不惧。"《灵枢·口问》："心者，五脏六腑之大主也……故悲哀愁忧则心动，心动则五脏六腑皆摇。"这些因素说明情志可以影响内脏，是致病的主要因素之一。

王凤仪先生，清末民国初年人士，在东北、内蒙古等地，应用心理疗法，根据不同的病情采用说服、暗示、启发等方法使患者的心理发生变化，达到治病的目的，故被称为"说医"。

王凤仪先生通过临床总结出了"怒伤肝，恨伤心，怨伤脾，恼伤肺，烦伤肾"的规律。现将其五行性理、阴阳特征及其转化特点简述如下。

## 木性属肝型性理

其形体瘦而露骨，上宽而下窄。肩背耸直，脚步有声，气度轩昂。其阴性的一般特点为：性情粗暴，因小失大，因私害公，以情悖理，情多偏执，高傲自大；气度小，易激动，不服人，好毁谤。人之所为，常悖自己意愿。病理特点为：怒以愚为始，多以悔告终，多怒则伤肝，肝气不舒，则胸胁疼痛，肚腹膨胀，头晕眼花。四肢麻木，情志郁闷。其阳性的一般特点为：阳木主仁慈，正直敢为，好生恶杀，心口如一。有定见，行为正，舍己为人。由阴转阳之法：常开怀大笑，怀仁爱之心。

## 火性属心型性理

其形体面部上尖下宽，多丰盈。面肤偏红，坐立摇摆不安，行动疾而摆，气度岸然，语言尖利多破绽。其阴性的一般特点：阴火性浮，急躁多贪，好夸张，喜虚荣，行为多狂妄，争名逐利，见人不见己，知进不知退，得理不让人，吹毛求疵。其行为则潜藏不满，伺机报复，耿耿于怀。病理特点为：阴火内存，恨多伤心，甚至心跳，吐血，头晕目眩，神经错乱，癫狂谵语。其阳性的一般特点：光明磊落，文采节制，表度有章，聪明谦让，考虑周详，高瞻远瞩，古人之大经大法之伟人、哲人皆为阳火为之而成就。由阴转阳之法：以辞让之心多责己，为己争功的正是败德之苗，不争理不争功才能化阴为阳。

## 土性属脾型性理

其形体面容丰富多方，面色多黄。脊隆腰厚，行为稳重，语音宽洪。其阴性的一般特点：性呆板，拙朴，过于愚直，不尚外表，是非不分，寡言少语，故步自封。其行为则受压抑而敢怒不言，吃亏不语，疑忌他人。病理特点：阴土内存，怨气伤脾，腹胀腹痛，胃寒泄泻。重者噎嗝转食，中亏气短，气滞血瘀。其阳性的一般特点：忠厚信实，笃诚淳利，容而能化，举止稳重，出言任事，内外如一。由阴转阳之法：化阴木为阳木，明因果，生信心，洁自然。

## 金性属肺型性理

其形体面圆稍长方，面色发白，颧骨高，唇薄齿利，气态活泼，语音响亮。其阴性的一般特点：虚假，好纷事，喜变更，嘴甜心苦，善于取媚，行事伤人，妒功害能，凶狠成性，凶奸之徒多由此出。其行为对环境不满，孤高自赏，琐事缠身，喋喋不休，处世虚伪，心情不舒。其病理特点：好恼伤肺，咳嗽，痰喘，元气不足，重者肺痨肺痈。其阳性特点：其主义气，心豪爽善言谈，知过必改，刚毅果断，劳元弗词，终成大功的奇才。由阴性转阳性之法：心出义气，遇事多想他人之好。

## 水性属肾型性理

其形体表现为面多肥，下稍宽。面色偏黑，眉粗大，行动迟缓，气度和蔼。语言慢低。其阴性表现：阴水多愚鲁，好烦闷，喜缓慢，性退缩，自卑自弃，优柔寡断，是非不明，多思多虑，缺独立性。其行为特点：多窝囊苦闷，不随流，不合群。易于后悔，自我封闭。其病象特点：腰腿疼，偏身痛，肾虚痨，气短身寒。其阳性特点：阳水活泼，沉稳雅静，智慧巧思，恬淡虚静，滋养力强。科学家多由此出。由阴转阳之法：要有自知之明，多认不是，生出柔和智慧。

## 五行性理的临床应用

五行在一个人身上呈多元性，但是每个人的表现可在五行之中有所偏重，且在实践上有相互生克关系。五行性理学说的精髓为"五行推转"。其关键在先阴后阳，转逆为顺，化克为生。

木克土：如心中对人不服，暗中生怨气，即称"木克土"。多现面色发黄，肌肤消瘦。不服人属木，生怨气属土，所以最易患肠道疾病。救治疾病方法，必须补阳火，即明理达时（属阳火），不生怨气，既知自己的苦恼，也要体会自己的心理，做到心胸开阔（属阳土），就转为木生火、火生土了，可消除木克土之害。

土克水：性格呆板固执，见识狭隘，愚而自用（属土）。当失意时，抑郁不乐，终日烦闷（属水），不知查找原因，只顾生回头气——越思越气，越忆越悔，阴气下凝，必伤肾水，面色发暗，易患腰腿痛病，缠绵不愈。解脱办法：必须生出真金，找外人好处，生出真义气（金），转为"土生金，金生水"，疾病便可向愈。

水克火：如心中常烦，窝囊苦闷，最不爱看心中不悦的人，心中常恨，这叫"水克火"，常见面色发红、坐立不安。烦闷属"水"，心怨恨为"火"，故易患高血压、中风等症。救治之法必须补阳火，以辞让为先，多责己，使恨急变谦让，转为"水生木，木生火"。

火克金：性格多急躁，狂妄，奔高贪好，常宜恨在心（属火），当生活不顺时，爱恼怒，琐事缠身，好纷争变更（属金），日久伤肺金，轻者咳嗽痰喘，重者肺痨肺痈。治疗则宜阳"金"生义气，遇事多想他人之好，使性格豪爽，见善勇为。

金克木：金性多虚假，好纷争，虚妄不实（属金），爱恼怒，事情不顺则性情粗暴，出言伤人（属木）；怒者伤肝，易患胁痛，腹胀，头迷眼花，四肢麻木之疾。治疗此病应化阴木为阳木，生出爱人爱物之仁慈之心。

男性20岁以前，女子18岁以前，属木为春，长身智，立志向。男性21～40岁，女子19～38岁，属火为夏，兴旺发达，长事业。男性41～60岁，女子39～58岁，属金为秋，事业有成，渐所收敛。男性60岁以上，女子58岁以上，属水为冬，功成名遂，身退。

在五行中还可遇到人我之间相克现象。如果本为火性，水性来克时，土上以避之；本为金性，火性来克时，水上以避之；本为土性，木性来克时，金上以避之；等等。例如，水克火：对方性格缓慢，办事因循，犹豫不决（属水），我性格急躁（火性），常在一起我就嫌对方性格太慢，产生烦恼（水克火）。

如果我变急躁为稳重，以宽厚待他（土性），这叫土上以避之（土克水）。余可类推。在特定的条件下，五行也可以反克，如人已到老年，冬季属水，本应功成身退，托底补漏（属水），但仍不放心，争权好胜（属火），这就是"火克水"了。同时五行相成，在阴阳混杂的情况下，如能够拨阴反阳，不但不克，反而相成。如木土关系：木主真主意，但木必须把根扎土里，人要有远大理想，有坚定信念（属土），他的主意（属木）才不会动摇。金木关系：金性能言善辩，但必须以仁为先，遇事有真主宰（木），才能始终不渝，和而不流，终成大就。

王凤仪性理学的精髓即拨阴反阳，永保光明，天性不受污染，达到健康长寿的目的。欲生真水必人不是。人不是即是儒家的"慎独"，真正认识到自己心性的阴面，因为他是以污染自性，这样才能生出智慧的真水（明心丹）。其他包括欲生真金必找好处（暖心丸），欲生真金必人因果，欲生真火必达天时，以上四则都能做到，才能生出仁慈的阳木而立起真主意。认不是，找好处，认因果，达因果，行真了，则通权达变，阳刚中正，立起仁慈的真木，达到"五行攒簇"，这是高超的养生之道。

五行率性法即是"问性法"。包括：①明确疾病是五行中某一行的阴面还是缺乏某一行。②淘汰阴气以补阳气。③选择适当空间，如一个清新的自然界，自然呼吸某两个字音，如肝病呼"主意"、心病呼"明理"、脾病呼"信实"、肺病呼"响亮"、肾病呼"柔和"。

什么样的性格易患什么样的疾病，这是当今世界"心身医学"研究的重点课题。总结王凤仪性理学说有以下几点：①人体有阴阳二气，阴气过盛则致病；②恨缘恼烦是致病主因；③疾病从何来应从何归；④心病还是要用心药解。

性理疗病准则：①必须明确患者由某种五行的阴面而致病；②强调变化致病的气秉性；③通过"悔过、到过"亮出思想，解开疙瘩；④找出因财或因事等思想根源；⑤转移注意力，扭转思想焦点。其中变化气秉性、悔过等是关键。此外，应多劝患者要有高尚品德，所以性理疗病不仅是方法问题，更是品德的感召力。

五行性理之人，有自己的独特的先天禀赋，禀赋的影响因素很多，遗传和环境是其主要因素。现代医学认为基因是遗传物质的功能单位，一定结构的DNA便产生一定结构的蛋白质，由此产生一定的形态和生理特征。由4种碱基排列方式所决定的无穷无尽的形态和心理特征，使世界上没有DNA排列次序完全相同的两个人。在新的"生物-心理-社会医学模式"下，只有充分认识禀赋的生理心理特征才能一方面远离病因，健康生活；另一方面制定个体化干预措施，使禀赋向健康方向优化发展。性理学说的研究和发展不仅对现代医学有重要意义，同时对于指导中医师建立气质诊断、护理方面的心理诊断，心理康复和调整不利的先天禀赋均具有很高的应用价值。

# 第四节　谈治"瘀"原则

周围血管疾病每从"瘀"论治。对"瘀"的认识，当代学者结合医学古籍，概括为：痛为血瘀，久病入络之血为血瘀，污秽之血为血瘀，离经之血为血瘀。这些"血瘀"的概念在周围血管疾病中，无论是动脉瘀或是静脉瘀，都可充分体现出来。在《黄帝内经》中，血瘀的病名有"恶血""留血""衃血"。汉代张仲景的《伤寒论》和《金匮要略》中始见"瘀血"病名。此外，张仲景创立了辨证论治体系，并研制了十余首活血化瘀方剂。外周动脉血管疾病发病之初，肢体瘀血缺血较轻，尚未坏疽者，属于中医"痹"的范畴；其症状是肢体不温、皮肤干燥、爪甲枯槁，属"不荣"。《素问·五脏生成》谓："血凝于肤者为痹，凝于脉者为泣，凝于足者为厥。"这是气血瘀滞、脉络凝泣、营卫失调，出现肢体血液循环和微循环障碍的结果。《素问·生气通天论》云："营气不从，逆于肉理，乃生痈肿。"《灵枢·痈疽》亦云："寒气客于经络之中则血泣，血泣则不通……故痈肿，寒气化为热，热盛则肉腐，肉腐则为脓，脓不泻则烂筋，筋烂则伤骨……"《灵枢·痈疽》谓："发于足指，名脱痈，其状赤黑死不治，不赤黑不死，不衰，急斩之，不则死矣。"由此可见，肢体动脉血管疾病发病之本为寒气客侵，阳气不足；发病之标为肉腐骨脱；治疗之法宜温阳散寒。但在肢体动脉血管缺血性疾病中，多数为久病入络之血所致之血瘀，长期污秽之血所致之血瘀，以及离经之血导致的血瘀，因不通而痛，所以问题的关键是"瘀"。既已成瘀，应予散瘀，瘀去则风寒湿热就无遗留之迹点。治疗此类疾病时，总原则是疏通血气，令其条达。《素问·至真要大论》曰："血气者，喜温而恶寒，寒者泣而不流，温则消而去之。"又云："结者散之，留者攻之。"《素问·三部九候论》云："必先去其血脉，而后调之。"因此，治疗"瘀"的总则应遵循《素问·调经论》的"病在脉，调之血；病在血，调之络"。

# 第五节　谈干性坏疽处理

坏死组织完全变干，且与健康组织分界清楚，称为干性坏疽。创面局部可用75%的酒精消毒后用乙醇纱布或无菌纱布包扎，保持创面干燥；也可应用黄马合剂，即马钱子（打碎）、黄连各30g浸泡于75%的酒精内，1周后备用，涂擦患处，一天数次，具有消炎止痛、通经活络的作用。当坏死组织与健康组织分界清楚时，可用硝酸银溶液进行溶脱：配制0.5%的硝酸银溶液，创面局部清洁消毒后，用硝酸银溶液纱布包裹在患指（趾）部，外用塑料套将硝酸银纱布封裹，再用无菌纱布包严避光。48小时后患处坏死组织变软，与健康组织自行解脱，将坏死组织清除，裸露的残骨咬短，创面将自行愈合。应用0.5%的硝酸银密封避光溶脱，方法简单、可靠、无痛苦，无须麻醉。

缺血坏死的肢体，若坏死组织局部干燥，且侧支循环已显著丰富后，也可行指（趾）端切除一期缝合术。注意，必须侧支循环已经建立，局部炎症已控制，坏死组织与健康组织分界已清楚，才能行此手术。手术时切口应位于坏死组织与健康组织分界处沿健康部位向上1～2cm处，设计左右或前后皮瓣，切开皮肤、皮下组织、骨骼。缝合时行减张缝合术，术后伤口处要放置引流条。这种手术适用于指（趾）远端坏死治疗，其优点是能促进伤口愈合，缩短疗程，减轻疼痛。缺点是需牺牲一段健康指（趾）。同时，医生要有耐心地等待手术指征的出现。由于这种手术是在缺血的肢体上操作，伤口易裂开，甚则加重感染，反而延误伤口愈合的时间。

由于机体有自行修补的能力，干性坏死的组织也可听其自然，自行解脱。这种任其自然解脱的方法适用于坏死仅局限于指（趾）部，又无手术清创条件的患者，或者全身情况较差的老年体弱患者。为促其坏死组织尽快干瘪、解脱，可采用75%的酒精对坏死指（趾）每日浸泡10分钟。

# 第六节　谈湿性坏疽处理

坏疽合并感染有脓性分泌物者称为湿性坏疽。湿性坏疽患者感染情况严重者可采用抗生素协同中药全身抗感染。局部坏死组织应用1∶3 000高锰酸钾或抗生素溶液湿敷，创面脓液细菌培养后选用对细菌敏感的抗生素更为科学。一般可根据创面脓液大体上区分出细菌感染的种属：脓液稠厚呈黄白色者为葡萄球菌感染；脓液稀薄呈乳白色者或淡红色者为链球菌感染；脓液黏稠有粪臭味者为大肠杆菌感染；脓液呈蓝绿色，创面肉芽有出血坏死者，为绿脓杆菌感染。对葡萄球菌、链球菌或大肠杆菌感染可用氯霉素、杆菌肽、新霉素、庆大霉素、四环素等一种或数种抗生素局部湿敷。绿脓杆菌感染者可选用黏菌素（多黏菌素）、阿米卡星（丁胺卡那霉素）、庆大霉素等局部湿敷，也可采用食醋涂抹，1%的明矾溶液浸泡。抗生素局部湿敷，病菌极易产生耐药性，可采用几种抗生素交替使用。

当创面感染控制后，对已形成的坏死组织可采用"鲸吞"与"蚕食"的方法将其清除。所谓"鲸吞"，即在腰麻或硬膜外麻醉情况下将坏死组织由健康组织分界外进行清创。在清创时要掌握以下原则：炎症急性期不清除或少清除，慢性炎变期适当清除，在肉芽组织出现后可大量清除，在好坏界线分清后彻底清除。清除时要依下列顺序进行处理：肢体远端的坏死组织先清除，近端的坏死组织后清除；疏松的坏死组织先清除，黏着牢固的坏死组织后清除；无血无痛的坏死组织先清除，有血有痛的坏死组织后清除；露出的骨残端先清除，埋藏在肉芽下的骨残端后清除。

在清除坏死组织时，必须了解下肢皮肤血液供应情况以及坏死程度。清除坏死组织时，腐骨清除至关重要，清除腐骨时要注意以下几个问题：①局部炎症已完全控制，健康组织的红肿消退，疼痛显著减轻，浅表静脉炎、淋巴管炎已完全控制；②组织水肿已完全消退，无论是炎性的水肿还是非炎性的水肿，都完全消失；③创面干净，脓性分泌物减少，肉芽组织鲜红，创面易出血，骨残端有血液供应，创面上坏死的肌腱、韧带都已基本清除，但在清除死骨时还要注意骨血液循环的情况。

在清除腐骨前，要做X线摄影，根据X底片骨残端的情况，确定清除腐骨范围：死骨部分如果距离近端关节很远，可将死骨部位咬去，直到见到血液流出为止；如果死骨部分距离近端关节很近，可将死骨与近端关节一同清除；当关节离断时，必须将近端关节的关节面软骨咬去，以便新鲜的肉芽覆盖。在骨残端的外围与近端的软组织分离的情况下，可将骨残端的骨缘一点点咬去，直至骨断端平滑为止，这样做可避免骨块遗留，形成异物，影响创面愈合。咬骨的多少要视创面具体情况而定，一般以骨残端有血液流出为准，但也要根据创口附近的组织而定。如果残端附近是健康组织，咬骨则以皮肤能缝合为准；如果残骨附近是瘢痕组织，咬骨则不可过少，否则创面难以愈合。

所谓"蚕食"，就是对手术后尚未完全清除的坏死组织在每次换药时视其具体情况逐次地将能清除的尽量清除，"蚕食"坏死组织时，也可应用中药红升丹或一定比例的白降丹，这些药物应用得当能起到祛腐生新的作用。

不论"鲸吞"或"蚕食"，在操作时对于裸露的肌腱不可拉至伤口外切断以免肌腱回缩引起深层感染，对裸露在外的神经，应及时在浸润麻醉条件下用利刀将其切断，令其自由回缩，这样可以减轻患者痛苦。清换敷料时应将伤口外的脓血痂、脱落的皮肤以及创面内的脓液清洗干净。若有脓腔，应放置引流条，由于放置引流条时会刺激伤口引起疼痛，对此切不可姑息迁就，应耐心说服患者，争得配合，术者应细心轻柔，减轻患者痛苦。

坏疽形成的溃疡面较一般伤口难以愈合，归纳起来有以下几个原因：①主干血管闭塞，血流量减少。②病程长，创面感染细菌菌种复杂。③创面大，斑痕组织形成较多，上皮组织不易爬行。④创面换药不当，用药不科学。⑤创面内遗留有坏死组织、死骨或异物。⑥肉芽组织过度增生、水肿，致使肉芽组织高出创面，影响上皮爬行。⑦坏疽指（趾）脱落，或手术切除后可能发生残骨性骨髓炎，有这种现象时伤口不易愈合，或者形成假性结痂愈合，反复溃破。X线平片提示指（趾）残端骨髓炎。⑧沿腱鞘上行感染，这种现象临床较多见，感染时沿腱鞘皮肤发红、发热、疼痛。可以发生腱鞘坏死或脓肿。

遇到以上情况时可以按下列原则处理：①注意观察创面，发现问题及时处理；②配合应用活血化瘀/改善循环的药物进行治疗；③清除异物，清洁创面，控制感染；④创面内分泌物较多时可每日换药1～2次，分泌物少时可视其情况隔日或数日换药一次，减少换药刺激以利伤口愈合；⑤视创面不同情况选择外用药物，若创面周围红肿、渗液、糜烂及有急性湿疹或皮炎存在时，以6～8层脱脂纱布浸湿药液，药液不可过热，纱布以不滴水为度贴敷患部。每隔数分钟取下，重复浸湿药液，继续敷贴。也可将药液频频滴于纱布上，使创面保持一定湿度，如急性炎症消退、渗液减少，可改为间歇性湿敷，即每日应用3～4次，每次1～2小时。药物可选用2%～3%的硼酸水、2%～3%的醋酸铅溶液、复方硫酸铜溶液、雷锁锌溶液及金银花60g、五倍子15g、诃子15g，加水2 000mL，煮沸后湿敷患处。为减少创面刺激，创面上覆盖软膏。所谓软膏，即适当的治疗药物与油脂类基质混合的膏体，这种膏体有较强的持续性渗入作用，适用于有炎变的伤口，同时还可以保护肉芽组织，促使肉芽组织生长，上皮修复，防止皮肤干燥、皲裂，同时使鳞屑、痂皮易于除去。如大黄的油纱条、全蝎膏、生肌玉红膏。

# 第七节　中医整体学说在急性肢体动脉栓塞防治中的应用

中医学理论体系的主要特点之一即是整体观念，它贯穿于中医学的生理、病理、诊法、辨证、论治等各个方面。人体是一个自我调节、自我适应的有机整体。正常的生命活动，一方面要靠各脏腑正常地发挥自己的功能，另一方面要依靠脏腑间的相辅相成的协同作用或相反相成的制约作用，才能维持协调平衡。在分析病症的病理机制时，着眼于整体；一般地说，局部病变大都是整体生理功能失调在局部的反映，即所谓"有诸内，必形诸外"。结合本病发病者多为老年患者，因老年人多脏腑功能不足，先出现肾阳虚，脾阳虚，继而肺气亦虚致使心阳虚，心气虚衰，帅血无力而致血瘀经脉。其气虚为本，心阳不足，则血脉瘀闭，运行不畅，而发生肢体血液循环障碍。《灵枢·经脉》曰："手少阴气绝则脉不通，脉不通则血不流，血不流则色泽去……"血瘀、寒凝为标，治疗时应采取急则治其标、缓则治其本的治疗原则，不能仅停留在逐瘀通络上，病情稳定后治疗重在益气温阳。"气血者，人之所赖以生者也。""气血虚损则诸邪辐辏，百病丛集。""气行则血行……""气血充盈，则百邪外御，病安从来？"通过标本兼治，各脏腑功能得到协调平衡，这无疑大大加强了对该病的预防及治疗作用，减少了并发症的发生。

# 第八节　谈肢体静脉功能障碍性疾病

静脉功能障碍性疾病，是在周围血管疾病中最常见的疾病。由于静脉结构的改变，血流动力学受到极大的影响，血管的形态与血液的流态在恶性循环中进一步加深，致使一连串的临床疾病发生。最具有代表性的临床病象，如静脉曲张、水肿、肌肉萎缩、疼痛、皮肤色素沉着、湿疹、顽固性蜂窝组织炎、静脉血栓形成与血栓性浅表静脉炎、感染、溃疡、骨骼系统病变，其原因均为受损静脉血管的液压、静水压和跨壁压三者力的改变的影响。随着医学的进步和认识程度的加深，近几年对肢体静脉功能障碍性疾病的治疗方法有了很大的进步，但由于人类在进化方面不完善，此类疾病仍然是医学上的难题。

归纳以上病象，属中医学"血瘀"之列。中医学将"血瘀"病因概括为血行失度、血脉不通、气滞血瘀等。李伶俐等报道，血瘀证相关疾病的球结膜微循环发生改变，形态方面主要表现为血管粗细不均，动静脉管径比增加，微血管迂曲或呈螺旋状，血管网交点增多，颜色变暗，可见微血管瘤，出血及缺血区；流态呈缓流、粒缓流，甚至摆动等变化。

在下肢静脉功能障碍性疾病中，各种"血瘀证"患者可因血液流变性和血管黏度的异常，产生血液循环和微循环障碍的共同表现，即由于静脉回流障碍，纤维蛋白大量在组织间隙聚集沉着，产生共性的病理基础。正常情况下，下肢皮肤内毛细血管分布均匀，平均40~50根/mm$^2$；肢体静脉功能障碍性疾病患者，皮肤内毛细血管的数目和形态都有很大的改变，数目可减少到10根/mm$^2$以下。毛细血管分布的密度越小，其形态的改变也越显著，主要表现为扩张和迂曲。0.5μm厚的毛细血管壁能耐受高达90mmHg的静水压，所以，毛细血管数目的减少，更加重血液回流的障碍，继而产生组织免疫系统紊乱，组织炎变细胞大量产生。在临床治疗中，可采用手术治疗或替代治疗。若在以上治疗基础上同时采用开通微循环的治疗方法，不管是从理论上，还是临床实践上，都是可行的。

# 第九节　谈中医外治三法

## 一、制动

制动在坏疽治疗中，在理论上已被人们肯定，这种简单的、行之有效的治疗手段，在实际工作中易被忽视。肢体坏疽是动脉缺血、缺氧所引起的，运动可增加缺血肢体的耗氧量，加速坏疽的形成；抬高肢体又可使缺血肢体高于心脏，不利于血液循环；下垂肢体可使静脉、淋巴回流障碍，促使组织水肿，渗出增多，给细菌感染创造有利条件。科学的处理方法是肢体严重缺血时，缺血肢体平放、保暖、避免加压，限制活动，以利于侧支循环建立。侧支循环建立后，要逐渐增加活动量，促使侧支循环更为丰富，但切不可超弹性运动。这种学术观点符合祖国医学的动静结合、以人为本的观点。

## 二、熏洗疗法

熏洗疗法是将药物煎汤，趁热在皮肤或患处进行熏洗、淋洗或浸浴的一种治疗方法。中草药具有活血、温阳、解毒、化瘀的功能，根据病情不同的阶段，可以采用不同的熏洗疗法。

患肢怕冷、发凉、麻木、胀痛、间歇性跛行，呈现慢性组织缺血时，可用活血通络之剂进行熏洗。例如：羌活、川芎各20g，当归、红花、艾叶、木瓜、食盐各30g，大葱5段，加水3 000mL，煮沸后冷却到30℃，每日熏洗1～2次，每次30分钟。

肢体缺血患者在尚未形成坏疽之前或创面虽已愈合，肢体仍有发凉、怕冷、麻木者，可以采用温阳、通络、散寒制剂进行熏洗。如用羌活、秦艽、艾叶、生川乌、木瓜、红花、食盐各30g，加水3 000mL，煮沸后冷却至适当温度熏洗30分钟，每日1～2次。

坏疽已形成且局限，侧支循环建立较为完好，坏死组织尚未清创，创面脓性分泌物较多者，可采用清热解毒的中药进行熏洗。例如，用金银花、大黄、黄柏各30g，蒲公英60g，加水3 000mL煮沸后冷却至适当温度熏洗患处；也可采用蜀羊泉、马齿苋各60g，加水3 000mL煮沸后续煮20分钟，冷却至适当温度熏洗患处；或用紫花地丁30g，连翘30g，蚤休30g，赤芍15g，甘草9g，加水2 000mL煮沸后冷却至适当温度熏洗患处。熏洗方法的应用必须结合患者病情采取科学的方法灵活应用，切不可千篇一律，这也是中医辨证论治的一种表现。对皮肤感染有脓性分泌物者，也可以采用下列方法进行湿敷治疗。湿敷的药液均为浓度较低的弱酸性或有收敛作用的药液，如2%～3%的硼酸溶液、2%～3%的醋酸铝溶液、复方硫酸铜溶液（含硫酸铜0.25%、硫酸锌1%）、1%～2%的雷锁锌溶液、复方间苯二酚（间苯二酚0.25%、硼酸0.75%）。有严重感染时，可采用1%的呋喃西林溶液，0.05%～0.1%的利凡诺溶液等。

对肢体坏疽合并感染并发过敏性皮炎者，可采用米泔水（淘米水），除去尘土煮沸后冷却，浸泡湿敷，有收敛、止痒、消炎的作用，若在其中再加入0.1%的利凡诺，效果会更好。

患肢形成慢性溃疡，创面长期不愈合者可采用具有温阳、通络的中药熏洗。如：桂枝、附片、伸筋草、苦参各15g，加水1 000mL煮沸后续煮15分钟冷却至适当温度熏洗。

应用中药熏洗可以清热解毒、温阳化瘀、祛腐生肌、改善肢体血液循环，可使肢体发热、疼痛减轻、肿胀消退、皮肤色泽改善或恢复，并有清洁创面、局部消炎收敛、促进伤口愈合的功能。

禁忌证：①肢体严重缺血，侧支循环尚未建立，坏疽处于发展阶段，病情尚未稳定者；②肢体干性坏疽，坏死组织局限者；③熏洗1～2次后伤口疼痛加剧，肉芽组织生长不鲜者。

# 三、涂擦法

采用具有温阳、活血、化瘀的中药加乙醇浸泡后，制备成药液，涂擦患肢局部，具有活血化瘀、温经通络的功能。

红灵酒：当归（切片）60g，花椒30g，红花30g，肉桂60g（捣碎），干姜30g（切片），细辛15g，樟脑15g，取75％的乙醇1 000mL，将以上诸药浸泡在酒精内7天后，过滤药液，用棉签蘸红灵酒涂擦发凉皮肤，每日2～3次，每次20分钟。适用于肢体缺血，寒凝脉络型及脉络瘀阻型。

开放伤口切勿涂擦药液。

# 第十节　从中医脏腑理论谈医院管理

十多年前，某市中医院面向全国招聘院长，七位英才参加竞聘，聘请我当评委。当时我出了一道题：如何应用中医理论来有效管理中医院。看似简单的问题，难倒了不少应聘者。

实际上，中医学是东方哲学的结晶，"上医治国，中医治人，下医治病。"自古以来，善治医者不但可治国，也可在不同的管理岗位发挥聪明才智。把中医脏腑理论应用于医院管理，可以起到执简驭繁、统领全局的作用。

中医理论中，肾为先天之本，生命之根，主人身之元气。医院之本在于建院方针，医院的根本目的是治病救人，一切改革、调整、规划必须围绕着这个根，它是我们医院管理的出发点和归宿。作为院领导，则必须以人为本，院风、党风要正，院风就如同人之元气。只有院风正，民风才正。群众言"村看村，户看户，群众看的是党员和领导干部"。一个良好的党风正派、管理能力强的院领导班子，才能使这所医院振兴发展。

脾为后天之本，主统血，主运化，在体合肉。这个功能，相当于医院的自我造血能力，或是软实力。这个软实力是在为人民健康服务的基础上，依靠精良的诊疗技术和周到的服务实现的。没有一定的物力、财力支持，医院设备无法正常运转，院内职工的生活得不到基本保障，就无法调动起工作的积极性。只有在先天肾气旺的基础上，才能激发脾的统血功能和运化功能。

肺者为华盖，朝百脉，主治节，输布津液。与医院管理部门上传下达功能类似，一方面指医院要将政府主管部门的方针政策、改革方向领会好，传达好；另一方面也是指医院各个中层管理部门，如院办、医务、财务、人事这些机构，通过专业的医疗管理，维持医院的正常运行，应对突发事件，做好组织协调和沟通联络的作用。只有管理流畅，职工才能按照医院管理制度协调工作。

心主血脉，心者不仅是君主之官，也是人体动力的源泉。大家自然而然地就会想到医院的领导班子。一个健康发展的现代化医院，必须有一个有作为的领导班子。新中国成立不到60年，中国大多数医院都尚处于发展中阶段。内在的医院特色、管理机制不断变革，外在的医改大局、医疗技术进步对医院提出的挑战，要求院领导班子提出远景规划，制订方案，动员员工，实现目标。心者，不仅是方案的制订者，也是推动方案实现的督导者。

肝为将军之官，主疏泄、主筋脉，条达人的气血、情志，运动四肢关节，人体的功能来源于以上四脏的正常运转。一家医院像一个人一样，有自己的性格特征，也就是这个医院的文化。这个是超出了制度、规范、奖罚办法外更为重要的东西，基于医疗基础上的慈悲心、同情心、爱心才是医院真正的立足之基。这个基础需要全院员工的投入与奉献，也需要政府、社会、每个公民的支持与理解。

那次院长招聘已过去十多年，我仍记忆犹新。现在看到习近平总书记在谈治国理政时多次引用中医学的理论，感触颇多。身在中国，继承中医文化的精髓，把握时代的脉搏，把现代医院管理方法与中医理论相结合，会创造出更适合中国国情的管理理论和方法。

# 第十一节　谈治未病

## 一、治未病思想初探

慢性病是目前人类面临的重大健康问题，我国现有高血压患者3.3亿、肥胖和超重者2.6亿、糖尿病患者1.3亿、高脂血症患者0.9亿。大量的慢性病患者是健康教育服务的主要对象。慢性病大多是由不健康的生活方式引起的。我国约有3.2亿人吸烟，有80%的家庭每日食用油和食盐摄入量超标，仅仅有33.9%的人经常参加体育锻炼。因慢性病导致的死亡人数已经占到我国总死亡人数的85%。排在城乡死因的前3位的疾病分别是心脑血管疾病、恶性肿瘤和呼吸系统疾病。全国因慢性病过早死亡人数占早死总人数的3/4。我国总疾病负担的70%为慢性病造成。

慢性病流行严重危害人民健康，增加疾病负担，威胁劳动力人口，是关系国民经济发展和人民幸福指数的重大社会问题。我们必须加强认识，充分认识慢性病给我国社会发展带来的威胁，对人民健康带来的挑战。慢性病实际上是可防可控的，加强慢性病防治一方面是个人、家庭和社会的义务，另一方面也是政府应该承担的社会职责。面对慢性病流行的严峻现状，我们必须应用整体思维，统筹考虑，发动全社会力量，全民动员，人人参与，打赢控制慢性病的翻身仗。

在慢性病防控中，必须应用中医治未病的思想，加强慢性病的预防：切断各种健康危害因素对人体的损害是一级预防；对疾病早发现早诊断早治疗是二级预防；对患者采取及时有效的治疗，阻止病情恶化是三级预防。其中一级预防最为重要，即加强居民自我保健，倡导戒烟限酒，适度运动和合理饮食，培养健康的生活习惯，掌握科学的保健知识和技能，提高防御慢病的能力。在社区、乡村、单位、学校、家庭推动健康教育，创造人人参与的氛围，建立健康社会危险因素干预机制，推动健康中国目标的实现。

崔师"治未病"思想来自对《黄帝内经》等中医经典的深刻理解，来自自己50多年的临床实践，更来自身体力行的经验总结。崔老将人的健康状态分为三种类型：健康、亚健康和生病。"治未病"就是针对这三种状态，达到保持健康、逆转亚健康和治病祛邪，强调未病先防、已病防变、瘥后防复。具体而言：一是未病养生，防病于先，即指患病之前先预防，避免疾病的发生，这是医学的理想目标，是健康未病态的治疗原则，也是一名医生应该追求的最高境界；二是欲病施治，防微杜渐，即指在疾病无明显症状之前要采取措施，治病于初始，避免机体的失衡状态继续发展，这是潜病未病态的治疗原则；三是已病早治，防止传变，即指疾病已经存在，要及早诊断，及早治疗，防其由浅入深，或发生脏腑之间的传变，这是欲病未病态、传变未病态的治疗原则。另外，还有瘥后调摄、防其复发，指疾病初愈正气尚虚，邪气留恋，机体处于不稳定状态，机体功能还没有完全恢复之时，此时机体或处于健康未病态、潜病未病态，或欲病未病态，故要注意调摄，防止疾病复发。

《素问·四气调神大论》中提出："是故圣人不治已病治未病，不治已乱治未乱，此之谓也。夫病已成而后药之，乱已成而后治之，譬犹渴而穿井，斗而铸锥，不亦晚乎？"深刻揭示了治未病对健康的重要意义，虽历时2 000多年而对当今防病治病仍有指导意义。崔师指出疾病的发生发展往往是一个漫长的发展过程，举例指出动脉粥样硬化的发生，起于儿童时期，发展于中青年时期，显现于老年时期，往往经历了几十年的缓慢发展。如果仅仅在症状显著时再采取治疗措施，显然是舍本求末，难以达到理想的防治效果。

《素问·刺热》记载："肝热病者左颊先赤，心热病者颜先赤，脾热病者鼻先赤，肺热病者右颊先赤，肾热病者颐先赤。病虽未发，见赤色者刺之，名曰治未病。""病虽未发"指机体已受邪，但尚未出现症状或症状较少、较轻的阶段。这种潜病态可发展成为某种具有明显症状和体征的疾病。因而，"治未病"就是通过一定的防治手段以阻断其发展，从而使这种潜病态向健康方向转化，属于疾病早期治疗的范围。崔师按照五脏传变的规律，强调"见肝之病，知肝传脾，当先实脾"，不但适用于脾胃病的防治，其理论也适合于各种脏腑疾病的预防。

《灵枢·逆顺》曰："上工，刺其未生者也。其次，刺其未盛者也。其次，刺其已衰者也……上工治未病，不治已病，此之谓也。"此处"治未病"对医生的治疗经验和水平提出了要求，要想成为一名高明的医生，要善于预防疾病，防患于未然。崔师发展了上述针刺、灸法理论，综合传统经络理论、现代解剖学理论和神经免疫理论，在中医阴阳理论的指导下，创立了"执两用中"疗法，将疾病防治的重点从治疗前移到预防，防治手段从药物发展到饮食补泻，再到非药物疗法，有效地降低了慢性病的发生率。

自《黄帝内经》以后，历代医家对于"治未病"的思想和内容进行了继承和发扬，在他们的著作中可以见到"治未病"的理论和应用。可见古人对于"治未病"思想之重视。医圣张仲景传承《黄帝内经》《难经》思想，在临床医学实践中贯彻"治未病"思想，他在《金匮要略·脏腑经络先后病脉证》中云："见肝之病，知肝传脾，当先实脾。"这是运用五行乘侮规律得出的治病防变的措施，是"治未病"思想既病防变的具体体现。唐代医家孙思邈提出了"上医医未病之病，中医医欲病之病，下医医已病之病"，将疾病分为"未病""欲病""已病"三个层次。在《备急千金要方》中提出用针刺预防中风的具体方法为"惟风宜防尔，针耳前动脉及风府神良"。元代朱丹溪指出："与其求疗于有疾之后，不若摄养于无疾之先。盖疾成而后药者，徒劳而已。是故已病而不治，所以为医家之法，未病而先治，所以明摄生之理。夫如是，则思患而预防之者，何患之有哉？"他提出了预防与养生的重要性。明代的杨继洲《针灸大成》中也有艾灸预防中风的详细记载，例如："但未中风时，一两月前，或三四月前，不时足胫发酸发重，良久方解，此将中风之候也，便宜急灸三里、绝骨四处，各三壮……如春交夏时，夏交秋时，俱宜灸，常令二足灸疮妙。"

作为血管疾病专家，崔师特别强调要善于从患者的症状、体征中发现端倪，认真筛选，辨识危险所在。例如在中风救治中，时间就是生命，延迟治疗往往会导致患者致伤致残，甚至危及生命。在中风发作前的两周内为"近中风期"，往往有多种先兆症状出现。识别中风先兆，超早期治疗，可以大大降低患者的致残、致死率。中风先兆：第一，乏力嗜睡，大约有3/4的人在中风前有全身乏力、嗜睡症状，这种乏力往往没有明确的诱因，比如运动、劳累等。无缘由乏力、嗜睡、频繁打哈欠是最大特点，常是大脑皮层和网状激活系统缺血的表现。第二，性情反常，患者在此时性格一反常态，好像换了一个人，或多语急躁，或沉默寡言，或幼稚滑稽，或出现短暂记忆力、反应能力减退。有些人对原来的兴趣爱好突然没了兴趣，有些爱吃的食物突然不爱吃了，面部表情也变得呆板。这些特点可以概括为"变脸"，多是大脑的额叶出现了供血不足。第三，突发头痛，出现难以忍受的局限性头痛，或头痛的形式与平常完全不同，如头痛由全头痛变为局限性头痛，间歇性头痛变为持续性的，或在头痛时伴有恶心呕吐的症状。这常是蛛网膜下隙出血或其他脑出血的先兆。第四，忽然头晕目眩、站立不稳，甚至晕倒在地，还可伴有耳鸣、复视或恶心欲呕，但很快恢复正常。这可能是小中风，也就是短暂性脑缺血发作，如能排除体位性低血压、低血糖、颈椎病等原因，常是中风前兆，系因椎-基底动脉系统供血不足，影响了小脑的平衡功能。第五，单眼发黑，一只眼睛忽然看不见东西，几秒钟到几十秒钟后恢复视力，这在医学上称一过性黑蒙，可能是脑缺血引起的视力障碍，是中风即将发作的信号。这与大脑供血不足，影响了视觉中枢的功能有关。第六，言语不利，脑局部缺血使语言中枢失灵，表现为舌头忽然变得僵硬，说话吐字不清，或突然听不懂别人的语言，常一过性出现。其发生的原因与患者在中风前出现大脑动脉供血不足，影响大脑皮层语言中枢的功能有关。第七，吞咽呛咳，部分患者发作前可出现吃饭或者喝水时呛咳，这是脑缺血后舌咽神经受损的表现。第八，半身麻木，突然出现半身麻木，以手足部位最为突出，可以同侧肢体无力。这些症状是因一侧大脑半球供血不足，影响了大脑调节肢体活动的区域所致。第九，莫名跌跤，有些患者中风发作前，会在平路正常行走时突然跌跤，有时甚至出现左脚绊右脚的情况，这常是小脑缺血的表现。患者中风前症状的出现先于头部CT、MRI检查的阳性结果，因而有更加重要的参考价值。

无论是现代的三级预防思想，还是中医的"治未病"思想，都有着许多契合之处，从而有了"体质三级预防学说"，就是针对不同人群制定相应的预防保健措施。一级预防是针对个体体质的特殊性，积极改善特殊体质，增强自身的抵抗力，从而实现对特殊人群的病因预防，阻止相关疾病的发生。二级预防也就是临床前期预防，即在疾病的临床前期做好早期发现、早期诊断、早期治疗的"三早"预防措施。三级预防即临床预防，对已患某些疾病者，结合体质的特异性及时治疗，防止恶化。

"治未病"原则在临床各科疾病的预防中都具有重要意义，甚至可以指导广泛开展疾病的预防。中医药"治未病"的理论和临床研究开展非常广泛，而且其防治意义已经逐渐为人们所公认。对于病因明确的疾病，人们可以主动远离各种致病危险因素。但是，目前大多数疾病的病因或危险因素并不明确，从对疾病的掌握上来看，不能实施有效预防。因此，根据中医"治未病"的思想，采用中医中药的方法，在疾病的预防与已病防变方面就显出了巨大的优势。崔师指出，调摄精神中医强调"形神合一"，重视精神情志因素在疾病发生、发展、预后等方面所起的作用。精神情志活动与人体的生理、病理变化有密切的关系。突然、强烈的精神刺激，或反复、持续的精神刺激，可使人体气机逆乱，容易导致气血阴阳的失调而发病。中医有"百病皆生于气""怒则气上，喜则气缓，悲则气消，恐则气下，惊则气乱，思则气结"的说法，情志刺激可致正气内虚，外邪入侵而致病。在疾病过程中，情志波动又能使疾病恶化。现代医学证实身心失调常源于负面情绪的刺激，如长期的高度紧张、心理压力、抑郁、低沉、悲哀等持续作用。心理刺激导致的心理改变主要是情绪异常，首先产生焦虑、愤怒、抑郁等，之后出现交感神经、自主神经、内分泌系统、免疫系统等一系列变化。而心情舒畅，精神愉快，则人体气机调畅，气血和平，对预防疾病的发生和发展有着积极的意义。《素问·上古天真论》说："恬淡虚无，真气从之，精神内守，病安从来？"《素问·生气通天论》也指出："清静则肉腠闭拒，虽有大风苛毒，弗之能害。"即指思想上安定清净，使真气和顺，精神内守，无从得病。所以，调摄精神，可以增强正气抗邪能力，预防疾病。

治未病，可以从以下几个方面着手。

（1）加强锻炼，强调需要通过体育锻炼来增强体质。恰当的锻炼可使机体的气血周流，关节滑利，耳聪目明，情志畅达，对于抵御病邪的入侵具有重要意义。汉代医家华佗根据"流水不腐，户枢不蠹"的理论创造了"五禽戏"健身运动，即模仿虎、鹿、熊、猿、鸟五种动物的动作来锻炼身体，促使血脉流通、关节流利、气机调畅，以增强体质，防治疾病。后世发展的太极拳、医疗气功、八段锦、易筋经等多种健身方法，不仅能增强体质，提高健康水平，预防疾病的发生，而且还对多种慢性病的防治有一定的作用。《吕氏春秋》指出："形不动则精不流，精不流则气郁。"现代研究表明运动可以活动一身肌肉、筋骨、关节，能疏经活络，振奋阳气，畅行气血，增强体质，适量的运动是预防和消除疲劳的重要手段，同时运动还可以使人心情舒畅，长期运动可促进新陈代谢，增强体质，是预防亚健康的有效方法。

（2）生活起居应有规律。《素问·上古天真论》说："其知道者，法于阴阳，和于术数，饮食有节，起居有常，不妄作劳，故能形与神俱，而尽终其天年，度百岁乃去。"意思是说，要保持身体健康，精神充沛，益寿延年，就应该懂得自然变化规律，适应自然环境的变化，对饮食起居、劳逸等有适当的节制和安排。不要"以酒为浆，以妄为常，醉以入房，以欲竭其精，以耗散其真，不知持满，不时御神，务快其心，逆于生乐，起居无节"。崔师指出，作为一个个体，自己是自身健康的第一责任人，应该遵从自然变化的规律，形神一体，保持个人与环境、脏与腑、表与里、气与血的动态平衡。

顺应四时节气变化，天地人合一。《素问·四气调神大论》说："夫四时阴阳者，万物之根本也。""故阴阳四时者，万物之终始也，死生之本也。逆之则灾害生，从之则苛疾不起，是谓得道。"充分体现了天地人相应的整体观念。强调个体必须适应自然气候变化，才能够避免疾病发生。而且引申到起居的规律性，要白天活动，夜晚休息，不能日夜颠倒，作息紊乱。

（3）节制饮食。古代很多文献记载了有关食治、宜食、忌食的养生知识。饮食要注意适当，在饮食时间、数量等方面均有记载。孙思邈说："凡欲治病，先以食疗，既食疗不愈，后乃药尔。"在讲究保健与健康生活的今天，食疗的意义显得比以往任何时候都更加重要，食疗安全、经济、简便易行，无创伤、无痛苦，无毒副作用，是治疗亚健康状态的重要疗法。

（4）药物预防。亚健康病机以心脾两虚或肝郁气滞为主，亦有脾虚湿盛、肝郁脾虚、肝肾不足、痰湿内生、湿热内蕴、阴虚火旺、气血亏虚、脾肾阳虚等证型。治疗的关键在于理气健脾、疏肝解郁、养心安神、健脾和胃、滋阴补肾等，多用四君子汤、四物汤、归脾汤、六味地黄丸、参苓白术散、养心汤、甘麦大枣汤、杞菊地黄丸、二陈汤、三仁汤、二妙丸、知柏地黄丸、人参归脾丸等加减。中医药调治亚健康的优势在于根据个体的不同情况辨证施治，综合调理。

（5）针灸推拿。运用针刺、艾灸、推拿手法作用于相应的穴位以调整阴阳，疏通经络，运行气血，从而调整脏腑功能，沟通内外上下，使人体恢复阴平阳秘、脏腑功能活动协调的状态。

通过各种手法刺激人体的皮肤、肌肉、关节、神经、血管以及淋巴等处，促进局部的血液循环，改善新陈代谢，从而促进机体的自然抗病能力，调节阴阳，增强脏腑功能，消除疲劳。经常接受推拿按摩治疗，能够增强心肌功能，加速血液运行，使代谢旺盛。能促进血氧和营养物质的吸收，使心脏得到充分的营养，预防冠心病及肌肉僵直、手足麻木、痉挛和疼痛等症状；调节神经功能，改善大脑皮质兴奋和抑制过程等。按摩还可以促进炎症的吸收，缓解肌肉的痉挛和疼痛。而对于亚健康状态中的肩背疼痛、肌肉关节疼痛等症状，运用推拿手法可疏通经络而达到缓急止痛的目的。

崔师正是应用中国传统哲学思想和中医理论，创造性地发展了中医治未病的理论，为中医大健康学的发展做出了贡献。

# 二、良好的生活习惯有益于养生

崔师经常强调日常起居培养良好的生活习惯，是逐步形成健康生活方式的关键。具体内容包括以下几个方面。

（1）戒烟。吸烟对人体的危害愈来愈受到人们的重视，烟草中含有近3 000种有毒物质，其中主要有尼古丁、烟焦油、氢氰酸、一氧化碳、丙烯醛和一氧化氮。吸烟者患肺癌、慢性支气管疾病、胃溃疡、十二指肠溃疡的概率显著高于不吸烟者。但吸烟的最大危害在于心血管系统。吸烟对心血管系统的伤害是多元的。吸烟后可使肾上腺素和去甲肾上腺素分泌增多，使动脉血管收缩和动脉内皮损伤。烟雾中所含一氧化碳与血红蛋白结合，使血红蛋白携氧不足，低氧血会使动脉内膜水肿，为血小板凝集和脂质渗入创造条件。烟草中的煤焦油内含一种芦丁蛋白，这种蛋白是一种促凝物质，它能激活凝血过程中起关键作用的第Ⅹ因子，使血液处于高凝状态，血液黏度增加，红细胞聚集增强，这都是在动脉硬化基础上形成血栓的重要因素。吸烟可刺激儿茶酚胺和其他激素分泌，激活脂肪组织内腺嘌呤环化酶，释放游离脂肪酸，使三酰甘油和极低密度脂蛋白在肝内合成增加，在血液中密度增高，而具有抗动脉硬化作用的高密度脂蛋白则明显减低。烟草中含有较多的金属镉，镉随着烟雾进入机体后，除能置换组织中的钙以外，可引起骨骼变形、变脆，伴周身疼痛及行走困难，还能沉积在血管壁上，可促使动脉硬化的发生和加重。烟草中的尼古丁能使动脉血管收缩压升高，还可刺激心脏，引起心肌耗氧量增加，加剧冠心病供氧与需氧的矛盾。此外，尼古丁可以引起冠状动脉痉挛，发生心肌梗死，有时也引起严重的心律失常而发生猝死。吸烟还可以使血液流动速度减慢，血小板容易黏附和凝集在血管壁上形成血栓。因此，发起全世界全民性禁烟活动已刻不容缓。

（2）限酒。酒是人类最重要的饮品之一，它与人体健康有着密切关系。《本草纲目》提出酒"少饮则和血行气，壮神御寒，消愁遣兴，痛饮则伤神耗血，损胃亡精，生疾助火"。说明少量饮酒对身体有益，过量饮酒对身体有害，我国酒的名目繁多，主要是用大米、高粱、小麦、玉米等粮食酿制而成，无论是白酒、黄酒还是果汁酒、啤酒，其主要成分都是乙醇。饮入体内的乙醇的代谢过程主要在肝内完成，少量由肾脏排出。由于长期饮酒，进入人体内的量大于机体代谢量，加重肝脏负担，因此会发生中毒性肝硬化。长时间大剂量饮酒，对动脉粥样硬化、高脂血症、冠心病的防治十分不利。长期过量饮酒可引起脂肪肝，从而导致继发性的高脂血症，促使动脉硬化症的发生和发展。此外，过量饮酒对心脏及动脉血管系统的结构和功能也有不利影响，它还能导致营养平衡失调。近代研究表明，适度饮酒在一定程度上可减少心脏病的发作，可起到与适当体力活动相当的效果。饮酒量度问题是饮酒是否有益于健康的关键。严重动脉硬化、冠心病患者最好戒酒，轻度者可适量地饮些低度酒，如米酒、黄酒、葡萄酒、啤酒等。少量地饮用黄酒对心脏还有一定的好处。患有动脉硬化者严禁天天饮酒，饮酒量以白酒换算，每日不宜超过两杯（20~30mL）。情绪不稳时对乙醇的耐受性降低，尤其在心里苦闷、烦恼、愤怒时饮酒，很容易发生乙醇中毒。患有动脉硬化伴有冠心病者，情绪低沉时饮酒要慎之又慎。

（3）睡眠充足。睡眠对机体运行来说是不可缺少的，其重要性不亚于饮食。

它是机体借以维持正常生命活动的自然休息。睡眠能保护大脑皮层免于衰竭和破坏。通过睡眠，可以恢复神经组织消耗的能量。动脉硬化闭塞症的患者由于大脑供血不足，会出现无意识的睡眠。这种睡眠的特点是睡眠者不能肯定自己睡过没有。另一种表现是夜晚睡得"零碎"。严重的动脉硬化并有脏器供血不足者，往往睡眠质量不佳。为了保证睡眠的质量和时间，中老年人睡眠时要注意：晚餐应吃清淡易消化的食物，切勿吃得过多过饱；睡眠前不看书、报纸，更不要看使人激动的电影和电视；睡眠之前洗热水澡或温水洗脚、泡脚，能使人安静下来，使肌肉放松。午睡时间不宜过长，一般0.5~1小时为好。睡眠时间因人而异，以醒后疲劳感消失，周身舒适，精力充沛，头脑清醒，能很好地工作、学习为准。此外，睡眠的姿势和枕头的高低也很重要。最好是右侧卧位，枕头不宜过高或过低，一般以8~15cm为佳。

（4）不饮浓茶。茶叶是一种纯天然保健饮品，茶叶含有100余种化学成分，最主要的是茶碱、咖啡因、鞣酸、维生素、儿茶素、氨基酸、叶绿素、芳香油和镁、铬、锰、锌、氟等矿物质。饮茶可以防病治病，延年益寿。茶碱能溶解脂肪，减低胆固醇，解腻消食，减少肥胖，强壮筋骨。咖啡因对大脑皮层有兴奋作用，能提神解困，振作精神，驱除疲劳，改善思维。咖啡因，茶碱还能兴奋呼吸中枢和心血管系统，加深呼吸，加强心肌收缩，扩张冠状血管和缓解胆道痉挛，有促进消化和利尿作用。鞣酸有收敛止泻、中和碱性食物的作用，还有抗菌消炎作用。茶叶中的儿茶素、维生素、氨基酸等对人体健康均有一定的好处。饮茶虽有一定的益处，但动脉硬化并发冠心病者，饮茶时应注意不要饮浓茶。由于浓茶中含有大量的咖啡因，饮用后易于兴奋，导致失眠和不安，也可造成心动过速和心律不齐。茶叶有扩张血管的作用，故胃溃疡者喝浓茶易引起胃出血。中老年人夜晚不要饮茶，它可引起失眠和夜晚多尿。茶水中的鞣酸有收敛作用，可与许多药物，如潘生丁、氯丙嗪、氨基比林、黄连素、洋地黄、乳酶生、多酶片、胃蛋白酶、硫酸亚铁、苏打片、安眠药等结合，发生沉淀，影响药物的治疗效果。鞣酸还可使大便秘结，因此习惯性便秘者不宜饮茶。此外，饭后立刻饮茶也不好，且过夜茶中的鞣酸全部被浸出，茶水中的成分也发生变化，对人体也是无益的。

（5）节制房事。关于性生活，动脉硬化早期无合并症者无禁忌，但严重动脉硬化伴有冠状动脉供血不足，髂内动脉供血不足者，应尽量减少性生活的次数和强度。对近期有急性心肌梗死发生者，3个月内严禁性生活，更不允许饱餐后、劳累后，以及饮酒后发生性生活。

（6）保持大便通畅。便秘对动脉粥样硬化合并有心脑血管病者是十分不利的。由于粪便在肠道停留时间过久，大量组胺吸收后可引起头疼。排便时用力急剧会使动、静脉内压力增高，心脏负荷加大，心肌缺血加剧，甚至发生心律失常，血管瘤破裂，下肢静脉血栓形成等严重后果。为防止动脉硬化患者大便秘结，要养成良好的排便习惯，每日按时排便，调节膳食结构，多食纤维素丰富的食物，如玉米、糙稻米、韭菜、芹菜、苹果、香蕉等。因为纤维素能吸收水分而增加排便量。适度的体育运动，能使胃肠蠕动增强，有助于排出大便。经常便秘者也可适当治疗。

# 三、乐观的情绪有益于养生

《灵枢·口问》："心者，五脏六脏之主也，……故悲哀愁忧则心动，心动则五脏六腑皆摇。"它指出了各种情志刺激都与心有关。在养生及诊病中，崔师尤为注意调"心"。他认为最为难治者为心病。"百病由心生。"有研究认为，动脉硬化、高血压、心脏病、溃疡、恶性肿瘤等常见疾病与心理状况关系密切。情绪的好坏直接影响人的生理活动。《素问·上古天真论》指出："恬淡虚无，真气从之，精神内守，病安从来？是以志闲而少欲，心安而不惧。"说明清除私心杂念对保持健康的重要性。

调节情绪对防治疾病极其重要。一切恶劣的精神因素最易打击机体最脆弱的地方——血管进而引发心肌梗死、高血压、中风等一系列疾病。

关于情绪对健康的影响，崔师主要有以下几点看法：

（1）乐观是健康的法宝。如动脉硬化病程长，长时期精神处于紧张状态，导致血管收缩，可促使病情加重。对于这些慢性病的情绪调节方法，崔师概括为要有乐观主义精神。乐观主义包括：明确的奋斗目标，井然有序的工作方法，坚韧不拔的工作作风，心胸宽广的情怀。

（2）调节情绪因人而异。慢性病病程长，合并症多，预后差，风险大。他归纳临床情绪变化主要有以下几种：①易激型。这类人心情紧张急躁，主要表现为情绪不稳，烦躁不安，常为小事而动怒。②恐惧型。这类人终日精神不振，忧心忡忡，不断向医护人员询问病情，常往坏处想，是影响疗效的最坏心理状态。③多疑型。这类人疑心重，容易疑神疑鬼，惶惶不可终日。④怨恨型。多有精神刺激，存有压抑心理，喜发牢骚，常因小事发怨气，于人于事斤斤计较，使人际关系紧张。⑤自卑自弃型。常表现为精神不振，情绪低落，对外界漠不关心，也不配合治疗。⑥药物依赖型。这类患者除相信药物治疗外，对其他任何方法都半信半疑。对某种药物尤为迷信，需天天应用。⑦麻痹型。机体存在诸多不适及影响身体健康的因素，但对身体健康漠不关心，有病不检查，不用药。对于以上情况，崔师认为应根据患者的不同情况，对症用"药"，建议患者：要树立信心，配合治疗，正视疾病，消除恐惧心理；避开刺激，遇事制怒，消除易激心理；自找乐趣，坚定信心，消除自卑心理；心胸开阔，宽容大度，消除怨恨心理；注意社交改善习惯、消除孤独心理。

# 四、健康的饮食有益于养生

在饮食方面，崔师认为应该遵守能量守恒定律，均衡、合理饮食。热能摄入量的多少，应该根据不同的年龄、性别、职业、劳动强度，以及自己的体重及肥胖程度来安排。蛋白质是人体各种组织细胞的重要组成成分，机体内的许多激素、酶和抗体也主要由蛋白质组成。它是体内许多器官组成所必需的物质，对代谢、免疫、遗传等生命过程都有重要的调节控制作用，同时也是机体的主要能量来源之一。植物蛋白容易被人体吸收和利用，在诸多植物蛋白中，崔师特别青睐黄豆。他认为大豆蛋白不亚于动物蛋白。如动脉粥样硬化症患者，动物蛋白不宜摄入过多，而大豆蛋白不受限制，大豆制品是很好的抗动脉硬化食品。卵磷脂是大脑所需要的主要能源之一，参与机体腺体的分泌，对人体有解毒和利尿作用。卵磷脂广泛地存在于动物、植物体内，但随着饮食加工的精化，饮食结构的细化，日常生活中大量减少了卵磷脂的食物来源。食物加工过程中的热处理，大量破坏了食物中卵磷脂的含量。目前，绝大多数人血中卵磷脂含量不足，补充一定量的天然卵磷脂有益于健康。碳水化合物的摄入一般不受限制，体重超重及糖尿病患者除外。饮食适当增加含有丰富纤维素和维生素C的食品，如粗粮、蔬菜、水果，以利于胆固醇向外排出。洋葱、大蒜、香葱、木耳、海带、紫菜等食品，有降低胆固醇的作用，可以适当多吃。食盐的摄入量也要适当减少。

崔师在一次采访中，风趣地总结道："我的养生之道中重要的一条，一年365天，天天都在'忆苦思甜'。我个人喜好豆卷馍、黑窝头和杂面条这类农家饭。杂面条是将绿豆、豌豆、黄豆、小豆、扁豆等8种杂粮磨成面后，由我老伴儿亲手擀制。我还喜欢吃老家叫'懒豆腐'的饭，那是以前农村过荒年时吃的。做法是将老白菜帮子洗净切碎，与已磨好的浓稠豆浆豆渣一起煮。煮熟后控干水，做成团，每次用葱花炒着吃。我每周都要吃两三次，每次吃一到两碗，既当菜又当饭，最后把自己的中度脂肪肝给吃好了。另外，我并非素食主义者，每周要吃两三次瘦肉，同时还保持着每天喝一杯牛奶的习惯。"

附

录

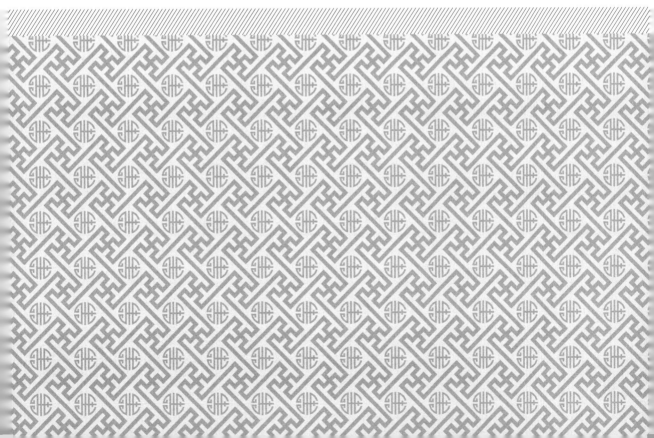

# 附录一　弟子感悟

## 一、熟读经典，勤于临证

"圣贤所以教人之法，俱存于经。"无论哪个学科，哪个领域，大凡前贤留给我们且已经传承了千年经久不衰，至今仍为我们所用的东西都可称为经典之作。中医经典讲述的多是中医方法论，其目的是让读者通过学习其思维方法，推而广之，用以灵活解决特殊情形下的复杂问题。《黄帝内经》《伤寒论》《金匮要略》及温病学巨著如《温热论》《湿热病篇》等，是集中医精华之大成的不朽典籍。崔师经常教导弟子们，要想学好中医，提高诊疗水平，必须系统学好中医基础理论。长期以来，这些经典书籍一直是中医学者必读之书和研究重点，如阴阳、五行、脏腑、经络等系统的中医理论，只有熟练掌握，才能为以后的临床实践打下牢固的基础。崔师要求弟子"勤求古训"并身体力行，只有勤奋好学，才能打下扎实的基本功。

"熟读王叔和，不如临证多。"在跟师侍诊的过程中，不仅要勤求古训，博采众方，更要亲自接诊、应诊。崔师每天上午的门诊量四五十人，除了痛风、脱疽、臁疮、颈肩腰腿痛等外科常见病的患者外，还有慕名而来的慢性胃炎、冠心病、不孕不育等内科、妇科杂病的患者。崔师在侍诊弟子跟师一段时间后，会考察弟子对常见病诊疗思路的理解、吸收程度，对合格者采取放手实践的办法。具体由弟子接诊患者，进行望闻问切，书写病例，并阐述自己的辨证思路，开出诊治方药。崔师在一旁督查，并对接诊中存在的问题一一指出，如望诊的内容，问诊中的语言特点，复杂辨证中的"舍脉从证"或"舍证从脉"，处方中的治则、配伍、药物加减，等等，并详细指导。对于弟子中卓有成见的观点则大加赞赏，并鼓励弟子尝试治疗，观察疗效。

"纸上得来终觉浅，绝知此事要躬行。"从书本得来的知识比较浅薄，只有经过亲身实践，才能变成自己的东西。学习名老中医的经验，总结学术特点，固然可使自己的理论水平得以提高，但必须亲身实践化为己有，转为己用。崔师鼓励弟子们在实践中夯实并进一步升华所学知识。同时推荐弟子业余时间认真学习名医医案临证实录，如《伤寒九十论》《临证医案指南》《吴鞠通医案》《医学衷中参西录》《丁甘仁医案》《蒲辅周医案》等，要求反复阅读、仔细揣摩理解和领会医案中的论述，前后对照、层层推敲病情及方药的变化，对于简略的医案更要以方测证，审症求因，在学习中总结自己的临床经验和方法，启迪思路，是学好中医的一种有效捷径。

总之，继承工作要求我们充实中华文化，跟师侍诊学习前辈经验，师古不泥、善思求新、开拓进取、发扬光大！正如张锡纯所言："吾人生古人之后，贵发古人所未发，不可以古人之才智囿我，实贵以古人之才智启我，然后医学有进步也。"

——第二批学术继承人：崔炎·崔公让名医传承工作室

# 二、继承创新，充实临床

崔师提出的"调脉、调血、调络是周围血管疾病的治疗总则"，寓意深刻。我作为第四批全国老中医药专家学术经验继承人，跟师学习，耳濡目染，感悟颇深。兹根据对崔师思路的体会和临证经验的体悟，从《黄帝内经》源头追溯，探讨老师学术路线，以期提高中医对周围血管疾病的认识水平，创新中医临床治疗的原则与方法，丰富中医学术。

## （一）渊源承继，发展学术

《素问·调经论》中说："五脏者，故得六腑与为表里，经络支节，各生虚实，其病所居，随而调之。病在脉，调之血；病在血，调之络。"考究文中义理，通常认为讲的是治疗血瘀于脉络病症的刺络放血疗法。对于周围血管（下或称"脉管"）疾病而言，这一外治疗法，显然不太适合肢体缺血性疾病的治疗，因为肢体动脉供血不足，即使是轻微的外伤，也易招致邪毒感染，导致病情迅速恶化。对于静脉淤积性疾病，放血疗法倒是可以相对减轻郁积症状，但因为可能导致患肢静脉压力升高，皮肤营养不良，会造成出血过多、止血困难、皮肤染毒、溃疡难愈等不良反应，很少应用。所以医家对这段经文多未给予足够的重视。崔师却敏锐地认识到，这段所谓讲刺络放血疗法的经文，在理念上至少包含两层含义：一是五脏虚实之病，必然会在血脉上有所表现；二是通过调血、调络可以治疗反映于脉的脏腑虚实病。这实际构建了脉（管）与脏腑双向联系的生态模式，是整体观念的体现，脉、络、血与脏腑互动，拓展了脉管病的辨证、治疗思路，以"调脉、调血、调络为周围血管病的治疗总则"，就可以落实到脏腑辨证的实处，达到执简驭繁、提纲挈领的作用。

## （二）舍法取理，阐幽发微

脉、络和运行于脉络之中的血液是周围血管疾病发生的场所和物质基础，周围血管与脏腑互通。所以，崔师秉承《黄帝内经》"守经隧"的思想理念。《素问·调经论》指出："五脏之道，皆出于经隧，以行气血，血气不和，百病乃变化而生，是故守经隧焉。""经隧"之病就是五脏疾病的外在表现。崔师确立"调脉、调血、调络"治疗周围血管病的总则，舍弃刺络放血这一具体疗法在周围血管病中的应用，继承其整体观念的思维模式，从理论高度上概括了周围血管病的中医治疗原则和方向，是谓舍其"法"，而取其"理"。

我们再来进一步剖析脉、血、络及其与脏腑关系：《黄帝内经》中的相关论述，内容丰富，根据周围血管疾病的特点，择其要者摘录如下：

脉，《素问·脉要精微论》："夫脉者，血之府也。"《灵枢·经脉》："手少阴气绝，则脉不通；少阴者，心脉也。心者，脉之合也，脉不通，则血不流。"《素问·五脏生成》："心之合脉也，其荣色也，其主肾也。"《素问·经脉别论》："脉气流经，经气归于肺，肺朝百脉，输精于皮毛。"

血，《灵枢·决气》："中焦受气取汁，变化而赤，是谓血。""壅遏营气，令无所避，是谓脉。"《素问·调经论》："肝藏血。"

络，《灵枢·脉度》："经脉为里，支而横者为络，络之别者为孙。"

这些经文记述，清晰说明络是脉的延续和分支，血是流动于脉络之中的红色液体。脉、络、血，关联五脏，是五脏功能的延伸和体现，所以《素问·调经论》中才说："五脏者，故得六腑与为表里，经络支节，各生虚实，其病所居，随而调之。"脉、血、络、脏腑构成了生理上密切联系、病理上相互影响的完整统一的生态系统，这就为周围血管病的认识与治疗奠定了基础。

1.指导辨证认识

学术的继承与发展，必须为临床诊疗服务，所谓"善言古者必验于今"。复习经典文献，结合现代认识，进行深入思考，进一步分析脉、血、络所表达的不同层次，阐明调脉、调血、调络法对周围血管病治疗的具体指导意义。

脉管的生物学实体主要是脉、血、络，脉管病就要落实到这个实体上来，所以，有必要对脉、血、络进一步细化认识。从空间架构上看，纵的层面，脉、血、络与上焦心、肺，中焦脾胃，下焦肝肾紧密相关；横的层面，络是脉的逐级分支，直至皮肉腠理，无处不到，而血灌溉其中。另外，脏腑为里，脉管为表，脉管病是脏腑疾病的外在表现。从时空上来看：脉络是组织架构，须具有相对的稳定性形态。而流经其内的血液，必须在脏腑动力功能的推动下，按照一定的规律时序，周流不息。从稳态多元化要素来看，脉、血、络功能系统正常的"行气血而营阴阳"作用维持需要多元条件的协调，而任何一元或多元条件缺陷或丧失都可能导致疾病的发生。综合脉管病多元的病因病机、生理病理认识，崔师总结出调脉、调血、调络的具体方法。

2.指导临床治疗

（1）调脉：崔师治动脉病的重点在于调心、肾。心、肾阳虚寒凝是病本，附子、丹参、当归等温心、肾之阳以通血脉，即是治本之法。治静脉病的重点在于调脾。崔师常说，脾主统血，又主运化水湿，所以治疗要从脾脏入手，这就把握了病机之关键。静脉病抓住一个脾就行了，静脉运行的线路或在肝经，或经肾经，或入肺脏，但病本在脾，脾统血、运湿功能正常，也就形成不了静脉病，今脾病而静脉病生，或因静脉病形成，导致了脾的统血与运湿功能受损，所以解铃还须系铃人，只有从脾论治。崔师多用黄芪、白术、党参以健脾气，助脾运。用茜草、泽兰、赤芍等化瘀血，以恢复脾的统血功能。用薏苡仁、萆薢、防己等健脾以除湿。另外，崔师根据中医"痛则不通"原理，将应用动脉支架或动静脉取栓等治疗方法也归于调脉之法，期待中医将来会有这方面的原创性成果。

（2）调血：从脾胃入手。崔师认为，脾胃为后天之本，气血生化之源，血管疾病无不源于后天脾胃失于调养，或不足，或过剩，或质劣，致使血液的质和量发生改变，气血紊乱，脉道不畅，积久结聚而病始成，治脾胃方为治本，于防于治均不可忽视；再者，血管病大多病程长，治疗期长，药物长期应用势必影响脾胃受纳、运化功能，如果脾胃受损，不能服药，势必影响进一步治疗。所以从调血的高度来认识脾胃的调治，包括后天将养、饮食居处、治疗宜忌，处处注意保护脾胃，以资气血生化之源，方中多用白术、陈皮、茯苓、山药等即寓此意。

（3）调络：血、脉根源于脏腑，而络既是脉的分支（动脉），又是脉的源头（静脉），更是血与脉实现功能作用的场所。络脉不通或功能失常，则血与脉的功能就不能实现。所以络包括侧支循环和微循环，调络即是要改善微循环，促使侧支循环建立，改善肢体血液供应。较大动脉闭塞后，可通过开放的侧支动脉供血，可以无症状或症状轻微，如果病情继续演变，侧支循环阻塞，即"久病入络"，轻则间歇性跛行，重则静息痛，脉络受累，微循环滞涩，组织严重营养障碍，则出现肢体坏疽；较大静脉瘀阻后，也是通过侧支循环来代偿，失代偿则出现络脉瘀阻，瘀积性皮炎或溃疡。关于调络之法，清代叶天士说"考仲景于劳伤血痹诸法，其通络方法，每取虫蚁迅速飞走诸灵，俾飞者升，走者降，血无凝著，气可宣通，与攻坚除积，徒入脏腑者有间"。结合周围血管疾病发病特点，崔师常用水蛭、土鳖虫、地龙、穿山甲（为国家一级保护野生动物，在临床中可用其他药代替）、僵蚕等虫蚁通络之品配合麻黄、细辛辛温通络，正气虚配合党参、当归、黄芪、白术辛甘补虚通络，阴液伤加用麦冬、石斛、芍药、桃仁育阴补虚通络。崔师还常用藤药如鸡血藤、青风藤、络石藤等加强通络之效。

## （三）继承创新，指导临床

1.述古意，倡新说，启迪心智　崔师继承《黄帝内经》脏腑虚实病调脉、调血、调络的治疗原则与方法，结合周围血管病病因病机、生理病理特点，在继承传统的基础上，拓展了对血管病深层次的理解与认识。崔师在继承的基础上加以创新，提出脉管病调脉、调血、调络的治法总则，细化延伸了脉、血、络具体治法，为中医整体观念辨治周围血管疾病指明了方向，提供了理论指导和实践方法，脉、血、络的同治与分治，体现了崔师辨病辨证施治的原则性与灵活性。个中意蕴，非深刻体悟，密切临床，实难体会。其创新思维过程，启人心智。

2.善思维，重实效，经验可贵　崔师基于对经文的全面把握，精确理解，采用逆向思维的方法，从外周脉管，逆推脏腑，溯根求源，找到了脉管病发病的根源，从而提高了中医学对周围血管疾病的深层次认识，使中医治疗有了靶向性，创新了治疗方法，提高了临床疗效，其经验弥足珍贵，我们必须认真继承学习，造福于患者。崔师对经典文献的研究，不拘于一证一法的线性思维模式，而是采取开放的、发散性思维，借古喻今，用今析古，密切结合临床实际，注重实用实效，注重切实的临床价值，更值得我们效法与学习。

3.学有源，法有宗，创制新方　崔师学有渊源，法宗经典，密切结合临床实践，创制了治疗周围血管疾病的效验方。如治疗静脉疾病之"赤芍甘草汤"方，配方为茜草20g，泽兰20g，赤芍60g，甘草10g，水蛭12g，两头尖12g。茜草、泽兰化血中之湿以通脉，水蛭、两头尖以通络。《医学衷中参西录》中说："凡破血之药，多伤气分，惟水蛭味咸专入血分，于气分丝毫无损。且服后腹不觉疼，并不觉开破，而瘀血默消于无形，真良药也。"治疗动脉疾病的通脉活血汤由当归、丹参、鸡血藤、甘草四味药组成。当归，养血活血；丹参"内之达脏腑而化瘀滞，故积聚消而癥瘕破，外之利关节而通脉络"；鸡血藤乃藤类通络之品，舒筋活络，行血补血，《本草纲目拾遗》载其"统治百病，能生血，和血，补血，破血，又能通七窍，走五脏，宣筋络"。两方药品虽极简略，但都是结合了动、静脉病变的不同特点，深寓调脉、调血、调络之意，值得细细玩味与揣摩。

——第四批学术继承人：张玉镇·商丘市第三人民医院

# 三、跟师侍诊，挖掘总结

跟师侍诊是学好中医临床技能的最佳途径。名老中医在长期的医疗实践中，通过细致入微的临证思考和反复的疗效观察，积累了丰富而宝贵的经验。如在审证上，有重视望诊而善于见微知著者，有详于脉诊而做到洞晓五脏者；在用药上，有方小量薄讲究轻可去实者，有方大量宏推崇重剂起沉疴者。这些都是医者临证多年智慧的结晶。通过跟师临诊抄方，可以直接观察老师的临证思路与用药规律，无疑可以最直观、最便捷地体悟和掌握其临床经验与学术特点。所以，在跟师抄方过程中通过亲身观摩、口传心授、直觉领悟等途径来继承老师的中医药经验，是年轻弟子成才的捷径和必要环节。

中医讲究辨证论治，而辨证为紧要。名老中医经过长年临证体悟，于辨证自有独到见解。跟师抄方时，应用心观察老师望、闻、问、切过程，深入领会，抓住辨证线索，学习辨证技巧。比如崔师擅长中医外科，主张"望诊"居于四诊之首，因其具有相对较高的客观性及易于掌握的特点。《难经·六十一难》曰："望而知之谓之神，闻而知之谓之圣，问而知之谓之工，切而知之谓之巧。"要求弟子灵活运用视觉，对人体全身和局部的神、色、形、态等进行有目的的观察，以了解人体健康或疾病进展状况。崔师常引用经典史料"扁鹊诊齐侯之色""仲景色诊王仲宣"等来告诫弟子望诊的价值及在中医诊断学中的地位。如

"崔氏观手指诊痛风"检查技巧，望诊内容应包括色、形、态三个方面，在规范中均有详细的描述，但是弟子在临床应用中，一致性仍有欠缺。因此在跟师的过程中，应认真学习掌握老师的望诊技巧，既需要详观察、细揣摩、勤总结，更需要自身知识水平的提高与经验的积累。

名老中医学术经验的传承，并非皆由其亲口或字字传授来完成，还要弟子门人通过跟师抄方、医案整理等临诊工作，不断挖掘、归纳总结得出。因此，跟师临诊抄方之余，学生不仅要学习老师的四诊特色、辨证技巧和方药运用，还要学会从宏观上有意识地分析归纳各种临证资料，且不断积累，逐渐管窥老师的学术特点乃至学术思想，从更高的层次上把握其学术精髓。

跟师侍诊的过程中，除了耳濡目染，心领神会，更需做到"三到"，即眼到、手到、心到。所谓眼到，指抄方时注重观察，观察患者的疾病相关症状和体征，观察老师诊疗时的顺序和重点，观察老师临诊时的态度和风采；所谓手到，指抄方时注重行动，临诊时的切诊及查体自然是必不可少，患者的病史需翔实记录，老师的言语教诲和点拨尤应着重记录；所谓心到，指抄方时注重思考，思考乃是跟师抄方以提高中医水平的关键所在，对患者的病情变化和老师的辨证施治、遣方用药等均应反复思考，提出问题继而解决问题。

——学术秘书：张榜·崔公让名医传承工作室

# 四、活血化瘀，师古不泥

有幸跟随崔师学习十余载，崔师在对周围血管疾病及一些疑难杂病的治疗上积累了丰富的临床经验，形成了自己独特的学术思想。

## （一）以"瘀"论治周围血管疾病

对于周围血管疾病，崔师时常称周围血管疾病可以以"瘀"论治，治"瘀"贯穿周围血管疾病的始末。《临证指南医案》载"病初在气，久病入血""初病在经，久病在络"。因此崔师认为"久病入络之血为血瘀"。在此基础上，提出治疗疾病的总原则为疏通气血，令其调达，即遵循《素问·调经论》的"病在脉，调之血；病在血，调之络"。比如对于脱疽病的治疗，崔师认为，脱疽的发生，多因肾阳虚、脾阳虚、肺气亦虚，致使心阳不足，不能鼓动血脉，气滞而血瘀，致脉络瘀阻。因此创立了通脉活血汤方以活血化瘀通络，方中有当归、丹参、鸡血藤。该三味药均为活血化瘀药，体现了崔师以"瘀"论治的思想。其中当归补血活血，可使离经之血归之当归之处；丹参凉血化瘀，止痛安神；鸡血藤守走兼备，既补血行血，又能舒筋活络。在此基础上，对于寒湿阻络型，崔师常合用麻黄附子细辛汤加减以增强散寒通络之力；热毒炽盛型，常合用四妙活血汤加减，加金银花、玄参清热解毒、滋阴凉血；气血两虚型常合用人参养荣汤或八珍汤，诸药相合，可以充气血，化血瘀，温血脉。崔师经常告诫弟子，临证千变万化，一定要仔细审证，治疗时随症加减，灵活掌握，方可收得良效。

## （二）经方的发挥应用

在周围血管疾病的诊治中，崔师特别强调在诊病时既要看到病人的"病"，又要看到病人的"人"。如肢体动脉狭窄或闭塞引起的肢体缺血患者，从临床分类中可分为血栓闭塞性脉管炎、动脉硬化闭塞症、大动脉炎等疾病，整体是肢体缺血，但患者背景不同、年龄不同，治疗方法就会有差异，即"同病异治"和"异病同治"。如崔师对于股肿、臁疮、青蛇毒中的湿热瘀阻型，擅用经方芍药甘草汤方加减治疗。该方出自《伤寒论》，主要治疗太阳病误服桂枝汤而使阴阳皆伤，经过治疗阳虽恢复，而营阴仍不足，无以养筋，致使脚挛急一证。崔师应用该经验方中赤芍用到60g，以发挥其凉血散瘀止痛、善清血分实热之长。大剂量赤芍有泻下之功，使湿热之邪从下而解，以遵循因势利导的原则。《药品化义》载："赤芍，味苦能泻……入六一顺气汤，泻大肠闭结，使血脉顺下。以其能主降，善行血滞调女人之经，消瘀通乳。以其性禀寒，能解热烦……"甘草常用30g，为臣药，助君药以祛湿化瘀。在此方基础上崔师常加用当归以养血活血，与赤芍合用，使邪去而不伤正；另常加两头尖、薏苡仁以清热祛湿，化瘀通络；加陈皮燥湿理气，气行则血行。诸药相合，共奏清热凉血、祛湿通络、活血化瘀之效。崔师还常用经方麻黄附子细辛汤治疗脱疽病之寒湿阻络型。该方出自《伤寒论》："少阴病，始得之，反发热脉沉者，麻黄附子细辛汤主之……"，主温少阴之经而发太阳之表，主治阳虚外感证。而崔师认为脱疽病机主要是脾肾阳虚而致心阳虚，无力推动血行，脉络瘀阻，四末不得温煦而成脱疽。因此在寒湿阻络型脱疽中，常在当归活血汤的基础上加用麻黄、细辛、白术辛散温通之品，生发阳气畅达四末。近代研究，细辛有抗组胺及抗变态反应的作用，能抑制组胺的吸收，在扩张血管、松弛平滑肌、增加脂质代谢方面尤其有效。文献记载本品有毒性，用量不宜过多，但崔师将细辛用到12~15g，应用多年未见临床有不适症状。麻黄和白术同用以温阳，麻黄有发汗、升压作用，与白术同用，发汗现象明显减轻。附子温阳通络，性善走，为通行十二经之要药。经方与经验方相结合在临床中取到了非常好的疗效。

崔师的临床经验非常丰富，以上仅粗略地写了老师的一些学术特点及用药特长，还有待进一步跟师，总结出老师的学术思想及经验以介绍给大家。

——吴建萍·河南中医药大学一附院

# 五、醍醐灌顶，煨脓长肉

有幸跟师学习，崔师像一座明亮的灯塔，照亮我不断前进的道路。在跟师临证学习中，结合学习经典理论，阅读崔师的论文著作，在临床实践中遇到疑难病例时，我总想方设法用老师的辨证思维来思考问题，并及时通过电话、书信，或当面请教的方式，以不断提高自己的中医辨证施治水平。我深深地体会到，在达到一定层次之后再拜师学习，尤其是能得到名家的点拨，常常有一种"豁然开朗"的感觉，从而使自己的学识上升到一个崭新的境界。因此我觉得跟师学习为我提供了一个高层次学习的契机，获得了一个再学习的原动力。

在崔师的悉心指导下，我通过努力，申报主持省市级中医管理局等课题多项，在医、教、研方面都得到了较为全面的锻炼和发展。其中，本人主持的"十一五"科技攻关计划项目"煨脓长肉理论在糖尿病性足病的临床研究"课题获得河南省中医管理局科技成果二等奖。

课题：煨脓长肉理论在糖尿病性足病的临床研究

方解：处方中没药、乳香均有消肿止痛、去腐生肌之效，为君药；赤石脂、血竭外用有收湿、生肌、敛疮的功效，为臣药；龙骨、白芷吸湿敛疮，为佐药；冰片防腐生肌为使药。诸药同用，共奏煨脓长肉、止痛收敛之效。

功用：煨脓长肉，止痛收敛。

主治：慢性顽固性溃疡不敛、下肢溃疡、放射性溃疡。

注意事项：忌烟、酒及辛辣、生冷、油腻食物。

禁忌证：孕妇禁用。

临床研究总结：多年使用，疗效甚佳，经临床观察，煨脓散具有煨脓长肉、止痛收敛作用，并且药源广泛，加工简单，经济方便，无毒副作用，患者容易接受。（引自河南中医学院附属医院崔公让教授《名老中医验方》）

糖尿病性足病外科处理原则：控制感染，由湿转干，分离坏死组织，促使愈合。应用"煨脓散"是在疮面愈合的后期阶段，运用中草药膏（散），经皮肤和创面对药物的吸收，促进局部的气血通畅，促使微血管生长丰富，建立侧支循环。增强其防御能力，使疮面脓液增多，载邪外出，从而达到促进疮面生长的目的。煨脓散临床疗效显著。

医案：买某，女，69岁。2010年12月30日初诊。主诉双足发凉、溃烂2个月，加重10天。素有糖尿病病史20年。

初诊：患者因脑梗死、左手腕部骨折长期卧床。2个月前洗脚时发现左足第4、5趾间出现溃疡连及足底约3cm×7cm，上附黑色坏死组织及少量脓性分泌物，深达骨膜，骨质暴露，伴右足背红肿，肤温高，触痛拒按，间歇性跛行，跛距约200m。双侧足背动脉及胫后动脉搏动未触及，肢体位置试验阳性，泛红试验阳性。今日来我院就诊，门诊以"脱疽"为诊断收住我科。随机血糖：17.8mmol/L，中医诊断为脱疽（湿热毒蕴，筋腐肉烂），西医诊断为糖尿病性足病。此为患者素体阳虚，血脉运行不畅，脉道瘀阻，气血不能通达肢端，复感外邪，邪郁于内，郁久化热，热盛肉腐而成。内治：清热利湿，凉血消肿，化瘀止痛。方药选用：清热化瘀脉炎消合剂。外治：煨脓长肉，载邪外出。

内治方药：金银花60g，玄参30g，当归15g，牛膝15g，黄柏15g，苍术15g，牡丹皮15g，柴胡15g，土茯苓20g，泽泻20g，薏仁20g，桂枝10g，赤芍15g，鸡血藤20g，甘草6g，25剂。每日1剂，水煎留汁400mL，分早晚两次空腹温服。

外治方法：红肿部位局部麻醉下切开，并切至正常组织，使坏死部位充分减压。坏死肌腱部撒上煨脓散。

三餐前注射胰岛素。静脉滴注低分子右旋糖酐注射液，依据伤口分泌物细菌培养选择药敏抗生素。

复诊：经上方治疗1个月，溃疡周围组织红肿基本消退，坏死肌腱已经彻底清除。肉芽新鲜，周围局限，开始有上皮生长。经过换药，配合中药内服近3个月的

——刘慧洁·洛阳市第一中医院

# 六、博学古今，德艺双馨

时光荏苒，转眼已过五年，细细回想追随崔师学习的时光，至今受益匪浅。

随崔师学习之初，师姐常说，崔师是台"小电脑"。接触学习之后发觉，崔师学识之渊，确是名不虚传。崔师从医六十载，着重于中西医结合治疗脱疽、深静脉血栓形成、大动脉炎、痛风、结缔组织病等，曾著书《脱疽》《中西医结合周围血管疾病学》《动脉硬化闭塞症》《缺血性肢体疼痛与镇痛》《周围静脉疾病学》《免疫性血管疾病学》《现代中西医结合血管外科手术学》等，对周围血管病的发展做出了卓越贡献。崔师不局限于自己的专业领域，常教导我们要有中医的大局观，要将现代医学技术为我所用，充分继承并发展中医，并常鼓励我们不要放弃，不可做中医的掘墓人，至今记忆深刻。崔师的学识还涉及传统文化及养生方面，曾主编著书《不可不知的中华饮食文化与健康》，将五谷杂粮与传统文化及健康联系在一起，让我们在品味文化的同时，吃出健康。一个耄耋老人，除了治病救人、教学、科研、著书，还时刻不忘给自己充电，经常查阅各种资料来丰富自己，这也激励着我们要时刻学习，奋发向前。

崔师总说自己"宁愿潇潇洒洒地多活一天，不愿苦苦楚楚地多活一年"，他把时间利用得很充分，每一天都是充实而有意义。崔师坐诊总要早到半小时，总是利用这个时间给我们"上课"。一台电脑，一杯清茶，一盆无名小花，一缕阳光，显得格外静谧，这时崔师或海阔天空或细致入微地讲解，让我们很是享受。他毫不保留地向我们传授着自己的知识，从"欲做事，先做人"到"怎样'偷'知识"；从"在天者为云，在瓶者为水"到"智者知人，慧者知事"；从"清心淡欲话茶香"到"水的哲学"；从"情绪与健康"到"生命与动脉血流同在"；等等。现在回想，感受颇多，受益匪浅。比如崔师讲到怎样"偷"别人的知识，首先要尊重对方，不动声色，欲擒故纵，凡事多问为什么。我工作以来就这样"偷"到了不少知识。我很骄傲有这样一位好老师。

现在不少医生为追求利益总喜欢开"大检查""大处方",但崔师总强调治病的关键在于顺其自然,忌过度治疗,最大限度地节约医疗资源,尽量为患者减少不必要的开支。他对工作精益求精,对患者一视同仁,一心救治,认真负责,淡泊名利,甘于奉献。坐诊不限号,救治结束再下班,辛苦了自己,方便了患者。崔师在用自己的言行践行着"大医精诚""医者仁心"。

崔师有精湛的医术,并诚心救人,在耄耋之年仍甘于奉献,传授着毕生所得,为我们的成长助力,为中医学的发展做出很大贡献。感恩崔师!

三年的时光,我提升了自己的医术,学会了怎样做人,怎样做个好大夫。感恩崔师!

——孙莎莎·兰考县中心医院

# 七、上善若水,承古拓新

崔师是国家级名老中医,出身于中医世家,自幼深受中华古典文化熏陶,并有着扎实的西医理论功底。在医事活动中特别强调以中华文化为底蕴,以中医辨证论治为基础,借鉴西医的思维方法,采用"形象思维"和"逻辑思维"相结合方法,"形象思维"在前,"逻辑思维"在后。他以中、西医理论为基础,"执两用中",以"中"为本,以"西"为用。他从事周围血管疾病临床诊疗与研究50余年,在国内同行及广大患者中备受好评与尊重。

## (一)上善若水

老子有云"上善若水"。崔公让老师言传身教,用亲身行动教育着我们。每天开诊前半小时,崔师就已坐到门诊,先把一天需要完成的工作梳理一遍,再给我们解答生活和工作中遇到的困惑,让我们感觉就像在家中一样温暖亲切。崔师对待每一个学生都是和蔼的,不管是否是自己的学生,都会把自己多年的经验和心得倾囊相授,毫不保留。遇到哪位学生有困难需要帮助的时候,也是毫不犹豫地尽力相帮。他总说:"帮助别人的同时也在帮助自己!"

当家乡的老村长找到他说要给村子修路的时候,他毫不犹豫地就把刚发的五千元工资捐给村里……就这样一位慷慨无私的老人,很少人知道他生活上非常勤俭节约。他几乎从来不接受别人的邀请去饭店吃饭，只是在家里吃一些粗茶淡饭。一次帮崔师搬家，看到崔师家里还有一箱陈旧的棉被，问崔师是否丢掉，崔师深情地道："我一直不舍得扔，留着吧！以后说不定有用呢，那是我刚结婚时做的被子啊！"崔师已经是七十五岁的老人，那床被子已经陪伴他近五十个春秋了！

# （二）医乃仁术

《孟子》云："医者，是乃仁术也。"唐代大医学家孙思邈也在其名著《千金要方》中写道："凡大医治病，必当安神定志，无欲无求，先发大慈恻隐之心，誓愿普救含灵之苦。"崔师时常告诫我们，做一名医生，要时时刻刻把患者的利益放在首位，仁者爱人。无仁心何来仁术？一个优秀的医生首先必须是一个品德高尚的人，否则只能成为害人的屠夫。崔师经常说，看病的时候我们要做到有爱心、有耐心、有细心、有责任心，才是一个真正的医生。我们要始终牢记医疗服务的对象是"人"，每个人脆弱的时候都希望得到关爱，这在患者身上体现得尤为明显，所以我们要细致观察、细心揣摩患者的心思，做到"动须礼节，举乃和柔"。美国一位医生墓碑上刻的铭文是："有时去治愈，常常去帮助，总是去安慰。"虽然，我们不可能治愈每一个患者的疾患，但我们要有一颗善良的心，让患者在接受我们专业技能帮助的同时也接受我们心灵的安慰！感人心者，莫先乎情！时常拂拭内心，不让其蒙尘而变得麻木，在帮助别人的同时我们能更深地体会到工作的意义和生命的价值！崔师的医术自无可非议，最重要的是他那颗善良而正直的内心，那是山巅的一面旗帜，黑暗中的一盏明灯，是大海中的一座灯塔，是我辈医者的楷模！

崔师教育我们，医生不仅需要高尚的医德，还需要有三要素：敏感性、洞察性、创造性。一个医生，对一些常见的事情一定要敏感，善于发现其中的不同之处；还要有渊博的知识，能够洞察其中的玄机所在；最重要的是创新，知其然，知其所以然，最后创造出新的治疗办法和治疗思路来。崔师在诊疗时经常让患者用最少的钱去尽可能多地解决病痛。一次一位中年男患者来到诊室，右足剧烈的疼痛致其号啕大哭，崔师详查病情后，在其左手掌和前臂上各捏一下，患者的疼痛立即大大缓解，后又在相同位置针刺几下，患者疼痛消失，崔师分文未取，让患者回家观察，惊得在场患者直呼崔师为"活神仙"。我却知道，这是崔师多年经验的结晶，用最有效和最简便的方法解除患者的痛苦，是我们每一个从医者的责任和使命！

崔师一向是和善可亲的，但在科学研究上却相当严肃认真，如果谁犯了错误，他会当头棒喝，严令其改正。崔师担任着"十二五"国家重点立项课题的科研工作，我们平时在收集资料和整理病例的时候，崔师绝对不允许为了达到科研目的而伪造病历，课题是允许失败的，但是弄虚作假不仅没有半点意义，而且劳民伤财，最重要的是违背自己的道德良心，失去了作为一个科研工作者最起码的尊严，这也是为什么许多人在做科研却做不出成绩。崔师的话一直激励着我们，在科研的道路上披荆斩棘，不图名利，潜心研究！他是一名优秀的医者、学者，总是有着高尚的情操、执着的追求，在适当的时候用适当的方法教会学生先做人，再做事！

## （三）承古拓新

崔师带教过程中，除一方一证讲解外，总是告诫我们，做人要四平八稳，但在科学的道路上，决不可四平八稳，慢慢腾腾的，不敢闯，不敢试。科学的道路是在不断的探索中实现的，在探索过程中一定要注意回头看。所谓"回头看"，就是勇于、敢于将自己探索时发现的问题进一步提升，不断地总结，不断地否定自己。所谓观念一变，天地放宽。历代中医名家都是在不断的观念改变中，不仅成就了自己，也发展了中医。翻开中医两千多年的历史会发现，中医是在不断的理论创新、不断的观念改变过程中发展的。

在百泉有一个古老的皇家行院，院中栽着数棵苍劲的古柏，其中有一棵柏树中间开权，形貌枯槁，在树缝中一株碗口粗细的桑树正在茁壮成长，形成了著名的"柏抱桑"奇观。柏树的枯槁不是因为桑树汲取养分，是自然的规律！崔公让老师用这个形象的故事告诉我们：弟子不必不如师，要敢于开创！承古拓新。中医的传承和发展需要不断地创新和开拓，这个过程中势必要有质疑和挑战的精神。崔师就是这么一位敢于提出质疑，又勇于接受挑战的学者。

师者，传道授业解惑也。崔师在教育弟子的时候，不仅授业、解惑，更像是一位慈祥的老父亲，用他温暖而宽厚的臂膀来呵护我们成长，润物无声，循循善诱，如和睦的春风，沥沥的细雨，把他高尚的品德、做人的准则悄然无声地融化进每一个弟子的心田！

——王永志·中牟县中医院

# 八、贤师良友，授业解惑

有幸被录取后就开始跟随崔炎老师坐诊。第一次去门诊，发现这间诊室里还有一个慈眉善目的老先生，师兄介绍说，这是崔炎老师的父亲，全国名老中医、硕士研究生导师崔公让教授，以后我们可以跟随两位崔师学习，也将会学到更多的知识。

崔公让教授今年80岁高龄，虽然有些步履蹒跚，却耳聪目明，思维敏捷。他的养生诀窍就是"少荤多素，经常散步，戒烟少酒，睡眠充足"。

一次，崔公让老师周六要去包头参加会议，为了不让远道而来的患者空跑，仍然坚持坐完周五的门诊，然后才飞往包头。我想也许此刻很多与他同龄的老人都在遛弯下棋，逗鸟观鱼，悠然自得，而我们的崔师却仍在医学的事业中乐此不疲。

崔师搬家时，最多的就是各种各样的书籍。在学术上他有自己的坚守，如今的学术风气甚是浮躁，他却依然如故，踏踏实实地做学问，并且常教育我们："科学来不得半点虚假。"

崔师是"传道、授业、解惑"的贤师。

有一天，门诊接连来了几位在其他医院行静脉曲张术后恢复效果不好的患者。崔师拿了一张纸，在上面写上"忠""恕"二字，并对我说："小王，认识这两个字吗？知道这是什么意思吗？"我回答认识，但不知是什么意思。"'夫子之道，忠恕而已矣'，忠恕就是'仁'，'忠'就是'中心'，把心放于正中，故孔子告诉子贡，'子欲立而立人，子欲达而达人'，这就是仁。'恕'就是'如心'，将心比心，孔子告诉仲弓，'己所不欲，勿施于人'，这就是恕。忠和恕是统一的，忠是从正面讲的，恕是从反面讲的，医既要调和社会，又得调和医患，同时还需调和疾病，更要调和自己。医者要仁术。"我点点头，崔师的境界我达不到，但他的意思我明白了，他的很多心得都需要我们慢慢体会，细细品味……

虽然我已经成为一名研究生了，但还没能尽快地进入角色。研究生应该干什么？网上有解释——研究生，即通过研究将自己不熟悉的问题与他人进行讨论和交流，追根溯源、刨根问底，取得研究成果。对于这个解释我还是迷迷糊糊的，然而崔师的解释和分析却令人茅塞顿开。他把做学问、做科研的思路精练地概括为"敏感性、洞察性、创新性"。我们要认认真真地在临床上去发现问题，思考问题，而不是自己胡编乱造，凭空想象，勇于发现问题和思考问题需要敏感性；发现问题后，我们要踏踏实实地做学问去追根溯源，这个过程就是洞察；经过探索后形成自己的科研成果也就是创新。真是言简意赅。

教师节那天，我们怀着感恩的心去感谢我们的两位恩师。崔公让老师依然早早地到达诊室上班。看到我们到来他笑容满面。崔师说，看到我们这群孩子，他就更有青春活力了。我们捧了两束花，献给我们敬爱的老师，崔师认真地告诫我们："明年这天写张贺卡或发个短信就行了，你们都是学生，不要乱花这些钱，留着吃好点儿。"接着又送给我们几句值得品味的话语，要求我们：一是好好学习，二是搞好交际，三是珍惜每一天，四是处理好成家与立业的关系。崔师又跟我们深入探讨了一下成家与立业的关系：可以先成家后立业，也可以先立业后成家，但要恰当处理好两者的关系。我们听了内心都深有感触，崔师把我们当成孩子一样教育和爱护，在各个方面都给我们以指引。

崔师德高望重，很多人慕名而来，在他那里各类病人都有，从他那儿我发现其实与病人接触也是一门艺术。他经常说，除了谈话内容，病人的一举一动也都传递着与疾病有关的信息。一位病人从他进门那一刻起，我们的观察就可以开始，我们可以观察他们的衣着、体态、精神、面色等各个方面，捕捉一些最真实的信息。由此，我们可以大概了解病人的性格和心态，在诊察时兼顾这些就会更好地与病人交流。仔细想来，这正是崔师对中医整体观念的运用，既看到病人的"病"，又看到病人的"人"。

很多时候，对于一些问题，我都不知道该如何回答，老师的一些很形象的比喻却让人恍然大悟。有些人总爱问："这病还会复发吗？""地上的草今年锄了明年还会长吗？"老师这样回答。有些时候病人对确诊的病不能接受或不愿接受，老师常这样开导他们："地里的玉米，种下的种子刚发芽叫玉米吗？长了叶子又叫不叫玉米？结棒子了才叫玉米？你现在的这个病就是刚长叶子的阶段。"

对于特别不好沟通的病人，崔师总是能耐心做通病人的思想工作，以理服人；对于那些穷苦的病人，崔师总会给他们想一些省钱又有效的妙招；对于一些情况特殊的病人，崔师也能想方设法尽力满足他们的要求。

这就是我眼中的崔公让老师，他总是努力地做好自己，默默地影响着身边的人。

——王平·中牟县中医院

# 九、谨言慎行，仁心仁德

时光荏苒，岁月如梭，弹指间三年的研究生学习生涯即将结束，我将要离开"家"，离开可亲可敬的恩师——崔公让老师，心中有无尽的留恋与不舍。崔师在我心中既是恩师，亦是"爷爷"。崔师虽年已八旬，仍身体硬朗，睿智过人，坚持工作在第一线。

跟师三年以来，我感触颇多，受益匪浅。在此我无法一一言表，还是举几个生活及工作中的实例吧！

**教学理念**：崔师常说"授人以鱼"，不如"授人以渔"，更要"授之以欲"。崔师常说：你们已经是研究生，而不是专科生或本科生，研究生就要学会掌握科研方法，在继承崔师经验的基础上，要有所创新，争取在本专业领域内有所突破，要充分利用现有资源和现代科技，查阅更多中外文献，了解领域前沿，要有求知之"欲"，创新之"欲"。继承的同时，要放开眼界，吐故纳新，大胆创新，勇于尝试。

**科研精神**：崔师在科研上持有极其严谨的态度，精益求精。他常常教导我们：临床医生做科研不仅需要一定的敏感性、创造性，更需要植根于临床，实事求是。及时发现问题并解决问题，将科研的思维与方法应用于临床。切实地解决病人的疾患是我们的目标。而且医学本身就是一门实践学科，医生的经验与进步，都来自病人，病人如此信任我们，把身体交给我们，作为医生的我们，要更加认真负责，容不得一丝疏忽。再者，疾病多呈单轨道，医生仅能使疾病进展慢些或是不再进展。医者的一个小小的失误，就可能会对患者的身心造成不可逆的伤害。记得在研二开题时，崔师把我带到工作室，不厌其烦地帮我修改设计立题方案，看到我有点儿不耐烦了，崔师给我讲述了他当时为了研制中药外治方，掌握精准的用药量，降低药物的毒副作用，曾多次在自己身上试验，至今在腿上还留下了几十个大小不等的瘢痕。当我听闻了这一切时，内心肃然起敬，更感到羞愧难当！崔师在我们的学习和工作中，从来没有过多的批评与指责，总是和蔼可亲，以身试教，如春风化雨般滋润着我们，教导着我们。

工作作风：崔师工作上总是兢兢业业，细致入微，一丝不苟，急患者之所急，想患者之所想，视患者如亲人。上班时间，几十年如一日，每天早晨7：30准时入科。如今他已是八旬的老人，每日坐诊，虽然已经限号，但每次门诊总是2~3倍地加号，忙得几乎没时间去厕所，有时真的很心疼他，担心他身体吃不消，可他总是笑着说："我没事儿，患者大老远跑来看病不容易，尤其是农村来的，更不容易，吃住都要花费不少钱，能让他们当天看上病，抓上药的，就别让他们等到第二天；能用便宜药代替的，就不开贵的；能用体格检查方法诊断的，就别给病人开太多的检查单！"这些我都铭记于心。崔师是周围血管疾病方面的专家，泰斗级人物，从全国各地慕名而来的患者络绎不绝，每当看到患者带着一大堆的检查单、化验单来就诊时，他总是无奈地摇头叹息道："这得花费患者多少钱啊！我们当医生的，看病、看病，首先要看到病在哪里，再去听，去摸，去想，更不能嫌患者脏，嫌患者臭，否则很容易误诊、漏诊！"确实如此，举个简单的例子，临床常见的动脉缺血性疾病，此类患者多见脉管炎、糖尿病足、动脉硬化闭塞等症，前来就诊时，多数患者脚趾局部出现感染、红肿，甚至发生坏死。崔师在诊断时，从不放过任何一个细节，此类疾病多是由于脚癣奇痒之下抓破皮肤，细菌乘虚而入所致。而不少医生只看到局部的感染、缺血坏死，并急于给患者下导管、做搭桥手术，以期快速改善局部循环，而忽视了出现感染甚至坏死的诱因。不追问患者的生活习惯，比如患者是否经常用热水烫洗双脚，不查看患者是否有霉菌感染，不追问患者是否用了一些不该用的药膏涂擦伤口，等等。

育人之道："师者，所以传道授业解惑也。"一个好的老师不仅强调专业知识与技能的学习，更应注重学生道德品行的培养。崔师常教育我们："要想做事，先学做人，最后才能做学问。人要以孝为先，知恩图报，诚信为本，宽以待人，有容乃大。"记得恩师给我讲了一则故事，叫"柏抱槐"。听似一则普通的寓言故事，实则寓意深远，耐人寻味！

从前有棵千年柏树，怀中养了一棵小小的幼槐树，老柏树每天都给予小槐树甘甜的乳汁，并为其遮风挡雨。小槐树在老柏树的关爱下，茁壮成长，一年，两年，数十载过去。有一天，槐树终于挣脱了老柏树的怀抱，傲立空中，而此时苍老的柏树自感欣慰地对槐树说："槐儿啊，我老了，你也长大了，足以立于众林之中，成为有用之才了。"谁知，槐树狠狠地向老柏树甩出一句话："你这老不死的，如果没有你的束缚，我早就可以成为栋梁，飞黄腾达了！"老柏树听罢，含泪而去……

这则寓言至今令我仍记忆深刻，永生难忘，时刻鞭策着我。

是啊，恩师！

学业上，您似春风化雨，润物无声！

人生上，您如雾海明灯，引我远航！

——赵计轩·河南中医药大学一附院

# 十、多智多法，寓教于乐

崔公让教授是个专业严谨又可爱幽默的人。对待不同的患者都一视同仁，也具有多样性。"一"是指从诊断到具体用药都细致交代，耐心解释。"多"是指：①沟通方式因人而异，尤其针对不同年龄层用不同的沟通方式，起到了锦上添花的作用，更加有助于加强患者对自身疾病的认识。②对于不同疾病引起的溃疡，有着许多简便、价廉又高效的方法。③对待疾病的认识，思维开阔。④教育引导学生的方法多，简直就是"行走的百科全书"。

下面我主要来谈谈这个"多"。

临床上很多疾病都有自身的发病人群。如皮肤变应性血管炎的患者多是青少年，中学生尤多。这些小患者，因病情反反复复困扰，不能像正常同龄人一样进行一些室外运动，性格多为内向型。崔师每次看到这些小患者，就会亲切地喊"妞妞"或是"小伙子"，询问过病情，给以专业的解释后，会肯定地告诉他们，会好起来的。在短暂的门诊时间中，崔师会同小患者沟通最近的学习情况，向他们提问一些中学的化学、语文等基础知识，患者会认真地回答这些问题，崔师会再跟他们提出一些生活中的问题，扩展他们的思维和视野。小患者们往往入门时一脸阴霾，临走时却眉开眼笑。崔师说，这也是医者职责的一部分。

周围血管疾病患者很多都伴有不同程度的溃疡，常见下肢动脉硬化闭塞、变应性血管炎、压疮、糖尿病足等不同原发病引起的局部溃疡。除了针对原发病进行治疗外，对于不同的溃疡，崔师有很多治疗小妙招。比如血管炎病情多反复，恢复期会在皮肤表面留下褐色的瘢痕，不高于皮肤，但皮肤脆性较高，易摩擦后继发感染。氯霉素眼药水对于皮肤刺激较小，滴在局部溃疡处，效果不错。再如，对压疮后的慢性溃疡应给以蛋黄油外用涂擦，临床效果甚佳，他还耐心告知患者如何制作蛋黄油。糖尿病足因下肢循环障碍引起的小溃疡不愈合，崔师自制的生肌白玉膏，气味芳香，结合控制血糖、改善循环，局部溃疡愈合速度很快。每次看到患者的溃疡面愈合，老师会告诉我们，没事儿要多留心一些生活的小妙招，同时思考它的可行性，然后进行探索性的治疗，逐渐摸索出自己的治疗经验。

崔师门诊上的痛风患者是极多的，以中青年肥胖男性为主。这些患者他们多已成家立业，多数伴有不同程度的焦虑和抑郁，且有根深蒂固的不良生活习惯，如若不是急性痛风关节炎的反复发作，多是采用习惯拖拉战术，吃几粒止痛消炎药后，继续随心所欲。对待此类患者，崔师会一本正经地跟患者沟通，常说："小伙子，我好像在哪里见过你。"初诊的患者，总是一脸狐疑。崔师会一本正经地翻开关于痛风患者的特征体型图片，展示给患者看，说道："身体胖嘟嘟，肚子圆鼓鼓，脑门油乎乎，睡觉打呼噜，身困肢体乏，精疲力不足，四肢多寒凉，夜晚自汗出。"患者就会不好意思地笑笑。人是有羞耻心的，自我意识是患者进行治疗的第一步。患者自我管理是治疗疾病的关键之一，尤其对痛风患者，给以明确诊断后，要再给予一些针对性的生活指导。这样患者才会认真执行治疗方案。崔师称这是"欲擒故纵"，令其悦然信服，是治愈疾病的第一步。

对于学生的教育，他也常用寓教于乐的形式。7月底的郑州恰逢雨季，暑湿重，常令人昏昏沉沉，没有气力，头晕、困乏，精神倦怠。一天清晨，依旧是7：30，老师如往常一样，走入诊室，与以往不同的是，他手中拿着4种不同的植物，都是刚刚摘下来的。接下来一场妙趣横生的中药课开始了。老师给了我们每人一种植物，让回答是什么，有什么功效。清晨的困意，瞬间被芳香辛凉的藿香、紫苏、薄荷、石香菜给驱散了。老师说，这叫芳香化浊，可以醒脾。暑湿季节，阻遏脾脏的运化，芳香化浊，同时加上草果醒脾开胃，是此季节疾病的治疗原则。课讲完了，我们把叶子洗洗干净，泡茶喝，沁人心脾，神清气爽。这种获得知识的方式，真是生动活泼。

在每个清晨，这样的小课堂都开阔着我们的视野。老师每日都会将最新的前沿知识和技术与我们分享。比如为什么类风湿关节炎患者在气候稍微变化时就会出现关节不适，然后告知周围人天气要变了，结果往往不出所"感"，准确度堪比气象站。我们一般都会说，这是因为患者感受到风寒湿气加重等。崔师会引领我们换个角度，从气压、磁场的角度来认知这个问题。虽然我们不能干预气候变化，但崔师思维之广是我们必须学习的。

崔师常说，医学是一门综合学科，要想当一名优秀的医生，首先必须具备扎实的中医基础理论，同时还要掌握西医的解剖、生理、病理、药理知识，了解物理、化学、材料学等学科，这样才能融会贯通，进而有所领悟和创新。老师的教育如春风细雨，润物无声地滋润着我的心田。很幸运可以遇见如此可爱的老师，我会带上这份幸运在人生道路上寻找自己的田野。

——张玉坤·鹤壁市人民医院

# 附录二　墨宝

承继中华
文化为己
任，充实中
医临床是
天职。

崔公让
二〇一七·十　郑州

与其求疗于有疾之后，
不若摄养于无疾之先。
盖疾成而后药者，徒
劳而已。是故已病而
不治，所以为医家之
法，未病而先治，所
以明摄生之理。夫如
是，则思患而预防之
者，何患之有哉？

元·朱丹溪
《丹溪心法》

崔公让
二〇一七·十　郑州

般若波罗蜜多心经

唐三藏法师玄奘译

观自在菩萨，行深般若波罗蜜多时，照见五蕴皆空，度一切苦厄。舍利子，色不异空，空不异色，色即是空，空即是色，受想行识，亦复如是。舍利子，是诸法空相，不生不灭，不垢不净，不增不减。是故空中无色，无受想行识，无眼耳鼻舌身意，无色声香味触法，无眼界，乃至无意识界，无无明，亦无无明尽，乃至无老死，亦无老死尽，无苦集灭道，无智亦无得。以无所得故，菩提萨埵，依般若波罗蜜多故，心无罣碍，无罣碍故，无有恐怖，远离颠倒梦想，究竟涅槃。三世诸佛，依般若波罗蜜多故，得阿耨多罗三藐三菩提。故知般若波罗蜜多，是大神咒，是大明咒，是无上咒，是无等等咒，能除一切苦，真实不虚。故说般若波罗蜜多咒，即说咒曰：揭谛揭谛，波罗揭谛，波罗僧揭谛，菩提萨婆诃。

沐手敬书

二〇一七年十二月五日

崔公让

崔师习作《般若波罗蜜多心经》

270

琴賦

余少時好音聲，長而翫之。以為物有盛衰，而此無變；滋味有猒，而此不勌。可以導養神氣，宣和情志，處窮獨而不悶者，莫近於音聲也。是故復之而不足，則吟詠以肆志；吟詠之不足，則寄言以廣意。然八音之器，歌舞之象，歷世才士，並為之賦頌。其體制風流，莫不相襲。稱其材幹，則以危苦為上；賦其聲音，則以悲哀為主；美其感化，則以垂涕為貴。麗則麗矣，然未盡其理也。推其所由，似元不解音聲；覽其旨趣，亦未達禮樂之情也。眾器之中，琴德最優，故綴敘所懷，以為之賦。

崔师习作《琴赋》

# 附录三　年谱

1938年9月，出生于河南省郾城县十五里店乡崔宅村。

1947年9月至1952年7月，在郾城县十五里店乡二郎庙村小学读书。

1952年9月至1955年7月，在河南省立郾中初中部读书。

1955年8月至1956年8月，在郾城县十五里店小学担任教师。

1956年9月至1958年6月，在河南省漯河高中读书。

1958年7月，在郑州市管城回族区清真寺小学担任语文教师。

1959年7月至1962年7月，入河南中医学院学徒班学习，并跟随河南省著名中医学家张望之、司万青老师侍诊学习。

1962年8月，开始在河南中医学院附属医院从事眼科及中医外科工作。

1962年12月，在河南中医学院附属医院诊治第一个脉管炎患者。

1963年3月，先后赴天津血液病研究所王书桂教授处、河北沧州地区人民医院脉管炎专科、山东中医学院附属医院尚德俊教授处参观学习。

1963年5月至1966年5月，报名参加河南省职工业余医大培训，每周周二、周五晚上2小时及周日全天学习西医基础。

1963年6月至1963年12月，随医疗队在虞城县从事当地防疫卫生工作。

1963年12月，在河南中医学院附属医院设立脉管炎病床。

1965年8月，在《上海中医药杂志》撰文发表首篇论文《中医药治疗前列腺良性肥大合并急性尿潴留1例》。

1965年7月，受河南省卫生厅中医处委派，到河南邓县中医院跟随扶阳派代表周连三先生学习并总结临床经验。

1966年9月至1966年10月，在河南兰考县下乡助农。

1966年12月至1967年6月，在河南桐柏县下乡，从事脑膜炎防治工作，并开办"赤脚医生学习班"，担任主讲。

1967年7月至1967年12月，在郑州市第二人民医院进修普外科及麻醉。

1970年3月至1970年5月，在河南安阳地区下乡参加"文革斗批改"工作。

1971年3月，受当时新闻报道影响，赴广州五华县考察学习毛冬青根皮治疗脉管炎情况。

1971年9月至1971年10月，在济南参加卫生部委派的山东中医学院尚德俊教授主办的全国脉管炎学习班。

1972年11月，在河南中医学院附属医院成立河南省首家周围血管疾病专科。

1972年12月至1973年1月，受河南省卫生厅中医处委派，赴商丘、周口、信阳等地，考察河南民间中医外科发展情况。

1973年4月至1973年5月，在河南省卫生厅支持下主办河南省首届"脉管炎诊疗学习班"，学员30多名，学期2周。学习班由他一人主讲，他毫不保留地将自己积累的丰富临证经验传授给学员，使河南的脉管炎疾病防治工作走在国内的前列。

1975年3月至1975年9月，在河南禹县（今禹州市）下乡，到河南中医学院附属医院禹县分诊部工作。

1976年4月，在《河南中医》杂志上发表《中西医结合治疗血栓闭塞性脉管炎71例临床观察》科研论文。

1978年5月至1978年11月，在河南信阳市下乡，在五里店乡卫生院工作半年。

1978年11月，主持项目"中医药治疗血栓闭塞性脉管炎临床研究"，获卫生部科学技术进步奖二等奖，荣获河南省科学技术奖。

1978年12月，晋升主治医师。

1980年1月，在山东中医药大学学报上撰文发表《灼烙疗法治疗血管球瘤六例》，详细介绍灼烙疗法，引起业内关注。

1981年5月，在《临床医学》杂志上发表《丹参与活血化瘀》一文。

1983年4月，在《中国实用医刊》杂志上发表《治疗血栓闭塞性脉管炎三期Ⅱ级72例体会》一文，介绍其治疗脉管炎的临床经验。

1985年4月，组织河南省内唐祖宣、李在明等专家编写《脱疽》一书，由河南科学技术出版社出版，详细介绍了该病的病因病机、诊断、治疗、护理、临床验案，受到业内的广泛好评。

1985年6月，在《上海中医药杂志》上发表《幼少年"脱疽"（附5例报告）》，在国内首次报道幼少年类型脱疽。

1987年9月，被推举为中国中西医结合研究会周围血管疾病专业委员会首届委员。

1988年1月，在《中医研究》杂志上发表《"愈创速药霜"对缺血性坏疽临床应用观察》。愈创速药霜为崔师临床经验自配药，获得很好的临床疗效。

1991年3月，在《中医研究》发表《周围血管疾病与微量元素——锌、铜、铁关系的研究》学术论文，引起业界轰动。

1992年10月，主持"周围血管疾病与微量元素关系的研究"课题，获河南省教育委员会科技进步二等奖，同年12月，获河南省科技进步三等奖。

1993年4月，在《辽宁医学杂志》发表《肢体动脉硬化性闭塞症的临床表现与早期诊断》一文。

1993年5月，晋升副主任医师，获河南省人事厅奖励，提升工资一级。

1993年10月，因其为我国高等教育事业做出的特殊贡献获国务院表彰，获国务院颁发的特殊津贴及证书。

1994年11月，被河南中医学院第一附属医院评为年度先进工作者暨示范医院建设有突出贡献人员。

1995年4月，编写《中西医结合实用周围血管疾病学》一书，担任副主编，由海南出版社出版。

1995年10月，在《中国中西医结合外科杂志》发表《重症下肢深静脉血栓形成的治疗》科研论文。

1995年11月，参加中国残疾人康复协会中医康复委员会第一届中医外科分会，并被聘为委员。

1995年11月，参加中国中医药学会第三届脉管专业委员会，并被聘为副主任委员。

1996年1月，获河南省人民政府颁发的"河南省文史研究馆馆员"聘书。

1997年3月，在《中国中西医结合外科杂志》撰文发表《中西医结合防治周围血管疾病工作设想》，广受业内好评。

1997年1月，被确定为第二批全国老中医药专家学术经验继承工作指导老师，崔炎为学术继承人。

1997年12月，获河南省人事厅、卫生厅、中医管理局颁发的"河南省中医工作先进工作者"荣誉证书。

1999年2月，获郑州市总工会"职业道德建设十佳职工"称号及五一劳动奖章。

1999年6月，在《河南中医》杂志发表总结《脱疽临床治疗经验》。

1999年9月，被推举为中国中西医结合学会第五届周围血管疾病专业委员会主任委员，同年被选举为中国中西医结合学会第五届理事，主持全国中西医结合防治周围血管病工作。

2000年5月，在河南郑州主办中国中西医结合学会周围血管疾病专业委员会学术年会及学术新进展学习班。后逐年依次在贵阳、天津、济南、哈尔滨、深圳、郑州等主办12次全国学术年会。

2000年7月，参加国际传统医药大会，并发表《闭塞性动脉硬化症今后研究方向与思路》论文，被评为获得大会优秀论文。

2000年10月，和挚友谭鸿雁教授一起主编《动脉硬化闭塞症》一书，由人民军医出版社出版。此书是我国医学界系统介绍动脉硬化闭塞症的第一本专著。

2000年12月，获人事部、卫生部、国家中医药管理局颁发的第二批全国老中医药专家学术经验继承工作指导老师贡献证书。

2001年2月，带领团队做客中央电视台《健康之路》栏目，讲解血栓闭塞性脉管炎的诊断与防治。

2001年7月，在《中国中西医结合外科杂志》发表《中药防治血管介入治疗再狭窄的机理探讨》《中西医结合周围血管疾病研究思路与方向》，引起业内广泛关注。

2002年9月，参加中国中西医结合学会在北京主办的第二次世界中西医结合大会，发表《中西医结合治疗痛风性关节炎168例临床总结》，被评为大会优秀论文。

2002年9月，被安阳市脉管炎医院聘请为医院技术顾问、导师。

2003年8月，获得河南省中医管理局颁发的继承型高级中医人才指导老师突出贡献证书。

2003年8月，主持项目"药物注射硬化复合手术疗法治疗下肢静脉曲张的实验与临床研究"，获河南省教育厅科技成果奖二等奖。

2003年9月，先后在《中国中西医结合外科杂志》上发表《糖尿病肢体动脉闭塞症临床诊断》《糖尿病肢体动脉闭塞症坏疽与溃疡的外治疗法》两篇专家论文。

2004年4月，被河南省药品评审中心聘请为评审专家。

2004年9月，被推举为中国中西医结合学会第六届周围血管疾病专业委员会主任委员，同年被选举为中国中西医结合学会第六届理事，主持全国中西医结合防治周围血管病工作。

2005年11月，在《中国中西医结合外科杂志》发表《动脉硬化闭塞症中西医结合治疗的必然性与可行性》，为我国中西医结合防治动脉硬化闭塞症指明了方向。

2006年12月，在《中国中西医结合外科杂志》发表《肢体深静脉血栓性疾病研究现状与展望》。

2007年1月，担任国家"十一五"科技支撑计划之《崔公让名老中医临床经验、学术思想传承研究》课题指导老师。

2007年5月，在《中国中西医结合外科杂志》发表《急性肢体动脉栓塞中西医结合诊疗的可行性与必要性》，为我国中西医结合诊治急性动脉栓塞指明了方向。

2008年6月，被河南省卫生厅、中医管理局授予"河南中医事业终身成就奖"。

2008年6月，在《中国中西医结合外科杂志》总结发表《下肢静脉性溃疡的中西医研究概况》。

2008年8月，被确定为第四批全国老中医药专家学术经验继承工作指导老师，周涛、张玉镇为学术继承人。

2009年3月，在《中国中西医结合外科杂志》发表《中药外治糖尿病肢体动脉闭塞症》。

2009年4月，被河南中医学院聘请为临床医学（中医师承）硕士生导师。

2009年4月，在《中国中西医结合外科杂志》上发表《肢体静脉功能障碍性疾病与微循环的关系》。

2009年9月，被聘为中国中西医结合学会第七届周围血管疾病专业委员会名誉主任委员。

2009年11月，崔公让名医工作室被中华中医药学会评为"全国先进名医工作室"。

2010年5月，受聘中华中医药学会外科分会第四届学术顾问。

2010年5月，应中共河南省委党校邀请，担任客聘教授主讲中医养生。

2010年12月，担任首批全国名老中医药专家崔公让工作室建设项目指导老师。

2011年5月，受广东省中医院邀请，前往会诊。

2011年6月，当选为河南省中医药学会外科分会名誉会长。

2011年10月，被济华中医馆聘为特约会诊专家。

2011年12月，应邀在国家中医药发展论坛——珠江论坛第五届学术研讨会做专题发言，发言内容刊登于《中国中医药报》12月26日刊。

2012年1月，被《中国中西医结合外科杂志》杂志社聘为编委会副主任委员。

2012年9月，获人力资源和社会保障部学位委员会、教育部、卫生部、国家中医药管理局颁发的第四批全国老中医药专家学术经验继承工作指导老师贡献证书。

2012年9月，主编《不可不知的中华饮食文化与健康》，由中原农民出版社出版。

2013年1月，担任国家"十二五"科技支撑计划之《崔公让观手指诊痛风技术传承研究》课题指导老师。

2013年4月，在《中医学报》撰写发表《中西医结合治疗静脉性溃疡临床观察》学术论文。

2013年5月，应北京中医药大学东方医院邀请，主讲《尿酸盐结晶与痛风》。

2013年6月，《全国名老中医药专家崔公让工作室建设项目》通过国家验收，并被评为优秀工作室。

2013年7月，被《世界中医药杂志》杂志社聘为编委会顾问。

2013年10月，河南省人民政府副省长率团在河南中医学院第一附属医院调研中医现状，崔公让教授在会上提出"重视中医传承与发展""总结河南中医流派及学术传承""组织书写河南省名医传记及学术思想"等建议。

2013年12月，在河南文史馆年会上，向省人民政府提出"写好馆员传记及学术思想的重要性""重视河南历史文化的传承及发展"等建议。

2014年2月，被聘为郑州市保健委员会干部保健特聘专家。

2014年5月，被聘为寻医问药网医学专家顾问。

2014年9月，出版的《不可不知的中华饮食文化与健康》一书被国家新闻出版广电总局、全国老龄工作委员会办公室评委推荐为优秀出版物。

2014年9月，被洛阳市第一中医院聘为周围血管病防治中心特聘专家。

2014年12月，被河南中西医结合学会第一届周围血管病分会聘为顾问。

2015年3月，主编《崔公让临证经验辑要》一书，由中原农民出版社出版。

2015年4月，应北京中医药学会外科分会邀请，赴北京做"下肢溃疡炎症的中医治疗"主题演讲。

2015年10月，当选为中华中医药学会外科分会第五届委员会顾问。

2017年6月，应阿联酋王室邀请，开展为期一周的学术访问。

2017年6月，获人力资源和社会保障部、国家卫生计生委、国家中医药管理局授予的"全国名中医"称号及证书表彰。

2017年9月，在郑州市举办崔公让教授八十寿辰收徒仪式及首届《崔氏中医外科学术论坛》。

2017年9月，应南阳仲景书院邀请，为首届"仲景国医传人"精英班讲授《读金匮·悟痛风》。

2017年10月，应邀参加河南省中医外科学会学术年会，演讲《中医外科丹剂的配制与使用》，被授予"河南省中医外科终身成就奖"。《崔公让临证经验辑要》获得"河南省中医外科优秀著作奖"。

2017年11月，应中国民间中医医药研究开发协会抗衰老医学分会学术年会暨第四届全国经方临床应用高级研修班邀请，主讲《衰老与防衰老》。

2017年12月，应洛阳市第一中医院邀请，参加糖尿病性足病新进展培训班暨颈动脉狭窄的CEA治疗学术会议，主讲《糖尿病下肢病变的鉴别与诊断》，并现场演示"崔氏针灸快速镇痛法"。

2018年3月，应南阳仲景书院邀请，为首届"仲景国医传人"精英班讲授《病之在脉，责之于血》。

2018年10月，中国中医药信息研究会中药外治分会在郑州成立，被聘为首届名誉主任委员，现场演讲《中药粉剂的配制与应用》。

2018年12月，《崔公让临证经验辑要》获得"河南省中医药科技成果奖二等奖"。